STREPTOMYCIN

UND DIE BEHANDLUNG HAEMATOGENER TUBERKULOSEFORMEN

VON

DR. OTTO RUZICZKA

UNIVERSITÄTS-KINDERKLINIK WIEN

MIT 20 TEXTABBILDUNGEN

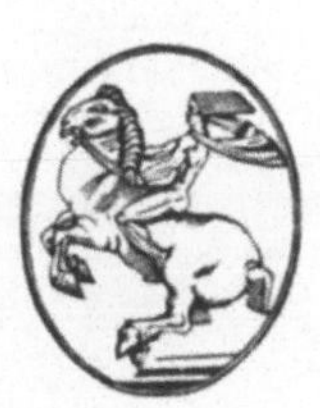

WIEN

SPRINGER-VERLAG

1949

ISBN-13: 978-3-211-80116-1   e-ISBN-13: 978-3-7091-5057-3
DOI: 10.1007/978-3-7091-5057-3

Zum Geleit.

Das „autistisch-undisziplinierte Denken" *(Bleuler)*, der größte Feind des Wirklichen, bringt den Wissenschaftler, besonders den Arzt, der ändernd und heilend in das so komplexe Getriebe der lebendigen Kräfte eingreifen will, allzu leicht in Gefahr, das zu finden und zu sehen, was er zu finden und zu sehen wünscht. Das täuscht ihm oft Erfolge vor, es schießen meteorgleich neue „Entdeckungen", neue Therapien auf, bis sich schließlich die unerbittliche Realität doch durchsetzt und Gras über den vermeintlichen neuen Weg wächst. Daher muß beim Arzt immer wieder eine gesunde Skepsis der schöpferischen Phantasie die Waage halten. Nur selten bewährt sich ein neuer Gedanke, nur selten wird ein neuer Weg eröffnet, der dann freilich die Menschheit ein Stück weiterführt.

Ein solcher Weg ist die Entdeckung der antibiotisch wirkenden Substanzen, die tatsächlich eine neue Ära der Medizin einleitet. Der alte Traum von der Therapia sterilisans magna scheint verwirklicht. Jede Skepsis muß schweigen, wenn man sieht, wie etwa eine Dermatitis exfoliativa bei einem jungen Säugling, um dessen Leben man sonst die größte Sorge hatte, unter Penicillin förmlich unter Stunden abheilt, wie eitrige Meningitiden, die früher mit Sicherheit oder doch mit größter Wahrscheinlichkeit zum Tode führten, jetzt durch Penicillin und Sulfonamide geheilt werden.

Vielleicht der größte Schritt in verheißungsvolles Neuland war aber die Entwicklung des Streptomycins, die Entdeckung seiner Wirksamkeit gewissen Tuberkuloseformen gegenüber. War die Tuberkulose schon stets eine der größten Gefahren für Gesundheit und Leben der Kinder, so war das in unserer heutigen Situation bei den so viel ungünstigeren Ansteckungs-, Ernährungs- und hygienischen Bedingungen noch in viel höherem Grade der Fall. Daher kommt es, daß die Entwicklung und klinische Anwendung dieses Mittels auf der ganzen Welt mit geradezu leidenschaftlicher Anteilnahme verfolgt wurde. So haben auch wir selbst, sobald uns nur die erste Nachricht darüber erreichbar wurde und auch nur entfernt die Möglichkeit sich zeigte, Streptomycin zu erhalten, mit angestrengtestem Bemühen darnach gestrebt. Nach vielen vergeblichen Versuchen wurden wir, zuerst durch Spenden von Hilfsorganisationen, instand gesetzt, Streptomycin klinisch anwenden zu können.

Nun begann an der Klinik eine spannende und erregende Zeit: wohl versuchten wir in alle nur erreichbare Literatur Einsicht zu erhalten, suchten durch Besuche an Stätten, wo bereits mit Str. gearbeitet wurde und durch persönliche Rücksprache mit Menschen, welche damit Erfahrungen hatten, einen noch lebendigeren Kontakt mit dem Problem zu erlangen. Aber es war uns von vornherein klar und wurde im Verlauf der Geschehnisse immer klarer, daß man sich in einer Situation, wo die meisten noch tasteten, verhängnisvolle Irrwege einbekennen mußten, nur zögernd über Erfolge berichteten, daß man sich da nicht an ein Schema halten konnte, sondern sich weithin auf eigene Erfahrungen, den eigenen ärztlichen Blick verlassen mußte. Ebenso war es klar, daß die Problematik der Str.-Anwendung bei den hämatogenen Tuberkuloseformen sehr viel schwieriger sein mußte, als die des Penicillin. Das lag sowohl an dem Mittel wie auch an der Krankheit. Str. ist ein viel differenteres Medikament als Penicillin. Während bei diesem kaum überdosiert werden kann, wurden sehr bald schwere Schädigungen durch das Str. selbst beschrieben. Man mußte also mit der Anwendung sehr vorsichtig sein. Andererseits ist die Tuberkulose ihrem Wesen nach grundsätzlich anders zu bewerten als die akuten septischen Prozesse, bei denen Penicillin angewendet wurde und so große Erfolge hatte: sie ist die Krankheit mit dem am meisten chronischen Verlauf. Das mußte auch ihre Behandlung so sehr erschweren.

Über die Schwierigkeiten und über die Erfolge gibt die vorliegende Arbeit Auskunft, die vielleicht berufen ist, die Problematik der Streptomycintherapie ein Stück weiter vorzutreiben.

Immer noch harren entscheidend wichtige Fragen ihrer Lösung, Fragen, auf die derzeit weder wir selbst noch sonst jemand in der Welt eine Antwort geben können: ist die miliare Lungentuberkulose, die Meningitis tuberculosa der bei uns „geheilten" Kinder wirklich und endgültig geheilt? Wann kann es noch zu Rezidiven kommen? Wie kann man die Rezidive verhindern? Was geschieht mit den Kindern, selbst wenn sie jetzt noch so erfreulich aussehen, sobald es in irgendeinem Augenblick zu einer Senkung der Immunitätslage kommt? Was geschieht vor allem in der Pubertätszeit mit ihnen, also in jener für das tuberkulöse Geschehen so kritischen Lebensphase? Möge die Zukunft diese Fragen in günstigem Sinn beantworten! Möge die Therapie, vielleicht in weiter verbesserter Weise, das halten, was die bisherigen Ergebnisse versprechen!

Wien, im März 1949.

Doz. Dr. *Hans Asperger,*
supplierender Leiter der Universitäts-
Kinderklinik Wien.

Vorwort.

Als im Jahre 1946 aus Amerika die ersten kurzen Berichte über das neue Antibiotikum Streptomycin (Str.), über dessen Wirksamkeit auf die Tuberkelbazillen in vitro, über die ersten erfolgreichen Tierversuche und über günstige Behandlungsergebnisse bei gewissen Tuberkuloseformen des Menschen bekannt wurden, war unser Interesse an diesen Ergebnissen groß. Bald darauf kamen auch Nachrichten über die ersten Versuche in Europa und ein Arzt unserer Klinik hatte Gelegenheit, die Str.-Behandlung bei Professor *Dubois* in Brüssel zu studieren. Als wir im Februar 1947 erfuhren, daß die ersten geringen Str.-Mengen in Wien eingelangt waren, bekamen wir durch Prof. *Schönbauer* das erste Str. und begannen am 15. Februar 1947 mit der Str.-Behandlung bei einem $7^1/_2$jährigen Mädchen, das an Meningitis tuberculosa und an miliarer Lungentuberkulose erkrankt war. Am nächsten Tag wurde die Behandlung bei einem $2^1/_2$ Monate alten Säugling mit miliarer Lungentuberkulose und Zerfallsherd im rechten Oberlappen, sowie tuberkulotoxischer Meningitis eingeleitet. Nach einer Behandlungsdauer von kaum drei Wochen war aber trotz eifrigsten Bemühens auch höchster Stellen kein Str. mehr zu erhalten. Das Mädchen starb nach eingetretener Besserung am Tag nach Absetzen der Behandlung ganz plötzlich, der Säugling lebte zwar noch einige Wochen, starb dann aber während eines neuerlichen Fieberanstieges.

Während der nächsten Monate konnten wir trotz aller Bemühungen kein Str. mehr erhalten und erst im Herbst 1947 war es uns infolge einer hochherzigen Spende von 625 g Str. durch das International Rescue and Relief Committee möglich, die Str.-Behandlung bei miliarer Lungentuberkulose und tuberkulöser Hirnhautentzündung wieder aufzunehmen. In der Folgezeit hatten wir oft noch Schwierigkeiten, die nötigen Str.-Mengen zu erhalten. Eine weitere und große Hilfe bedeutete für uns das Geschenk von 425 g Str. durch das Unitarian Service Committee. Seit Frühjahr 1948 steht uns durch Zuwendung aus dem Marshallplan Str. in genügender Menge zur Verfügung.

Die Behandlung der Kinder mit Meningitis tuberculosa und miliarer Lungentuberkulose hat alle Beteiligten vor manches neue und schwierige Problem gestellt. Im Februar 1947 stand uns noch keine Literatur zur Verfügung. Es handelte sich bei den ersten beiden Fällen um tastende Versuche, da die Angaben auf den Gebrauchsanweisungen der einzelnen Packungen besonders für die Tuberkulose sehr allgemein und vorsichtig lauteten. Im Herbst 1947 kannten wir bereits einen Teil der ausländischen, besonders der amerikanischen Literatur, wodurch auf den Erfahrungen der andern aufgebaut und zahlreiche Fehler der Zeit von 1945 bis 1947 vermieden werden konnten. Die übrige Literatur wurde in mühsamer Kleinarbeit im Verlaufe des Jahres 1948 zusammengetragen.

Um ein möglichst abgerundetes Bild über das Str. und seine Anwendung bei den akuten miliaren Tuberkuloseformen zu geben, wurden zahlreiche Autoren berücksichtigt, die sich zum Teil ergänzen, zum Teil auch widersprechen. Da mit der Str.-Behandlung vor nicht langer Zeit begonnen wurde, ist es zunächst schwierig abzuschätzen, was dauernden Wert behalten wird. Wenn mehrere Arbeiten zu dem gleichen Ergebnis kamen, wurden nicht alle einzeln ausführlich dargelegt. Es sollte vermieden werden, die betreffenden Abschnitte zu umfangreich und damit weniger übersichtlich werden zu lassen. Zahlreiche neue Fragen werden bei der raschen Entwicklung auf diesem Gebiete noch auftauchen, manches von den bisherigen Ergebnissen wird bleiben, anderes dürfte sich als unrichtig herausstellen. Als Hilfe für alle, die sich mit diesen Fragen beschäftigen wollen oder müssen, soll der gegenwärtige Stand festgehalten werden.

Durch die Literaturstudien, durch intensivste Beobachtung der eigenen Patienten und durch das Sammeln von Erfahrungen am Krankenbett konnten die später zu schildernden Ergebnisse erzielt und eine eigene Behandlungsweise ausgearbeitet werden, die sich in einigen Einzelheiten von den sonst üblichen Behandlungsmethoden unterscheidet. Viele klinische Fragen sind auch heute noch nicht eindeutig geklärt. Ich erwähne nur die Dosierung, die Häufigkeit der täglichen Injektionen, das Auftreten von Str.-resistenten Tuberkelbazillen während der Behandlung, ferner, wie man das Auftreten eines spinalen Blocks, eines Hydrocephalus internus und anderer Komplikationen auf ein Mindestmaß reduzieren kann und wie man das Str. an verkäste Herde heranbringen soll. Von nicht geringerer Wichtigkeit sind die Fragen, in welchen Fällen man wegen des weit vorgeschrittenen Zustandes der Erkrankung eine Str.-Behandlung von vornherein ablehnen soll und wann man bei durchgeführter Behandlung sowohl in günstig verlaufenden Fällen, als auch bei ungünstigem Verlauf die Str.-Behandlung abbrechen darf.

Es wäre notwendig, möglichst bald die Behandlungsmöglichkeiten abzugrenzen, die genauen Indikationen und Kontraindikationen festzulegen, um das Str. nicht in Mißkredit zu bringen, da sich nicht jede Form der Tuberkulose gleichmäßig für die Behandlung eignet. Während das Antibiotikum bei der einen Form hilft, wird es bei der anderen fast erfolglos gegeben. Selbst bei den einzelnen Formen, bei denen das Str. einen günstigen Einfluß hat, gibt es recht große Unterschiede im Endergebnis. Wenn die Erkrankung zu weit fortgeschritten ist und zu viel wichtiges Gewebe zerstört wurde, kann das Str. den Gewebszerfall auch nicht mehr rückgängig machen. Unter günstigen Umständen ist dann nur noch eine Heilung mit schweren Ausfallserscheinungen möglich.

Inzwischen wurde Str. in den einzelnen Bundesländern an bestimmte Krankenhäuser verteilt. Da es vielfach recht schwierig ist, die entsprechende Literatur zu bekommen, ist es der Hauptzweck dieser Arbeit, zunächst allgemein über Str. zu berichten, dann die bisherigen und mir zugänglichen Ergebnisse der Str.-Behandlung bei miliarer Lungentuberkulose und tuberkulöser Hirnhautentzündung auszugsweise wiederzugeben und abschließend unsere Erfahrungen und Ergebnisse auf diesem Gebiete eingehend zu schildern. Möge diese Arbeit verhindern, daß alle Stellen, die mit der Str.-Behandlung betraut worden sind, wieder dort beginnen müssen, wo die Universitäts-Kinderklinik in Wien im Februar 1947 beginnen mußte.

Bei den Angehörigen der erkrankten Kinder herrscht oft allzu großer Optimismus. Besonders für die weit vorgeschrittenen Fälle und für Kinder unter drei Jahren ist er sicher nicht am Platz. Aber auch völliger Pessimismus ist auf Grund der bisherigen Ergebnisse nicht berechtigt, selbst wenn wir wegen der kurzen Beobachtungszeit der in der Literatur angeführten Fälle und auch unserer eigenen Beobachtungen noch nicht endgültig urteilen können. In einigen Jahren wird man leichter und vor allem objektiver urteilen können und wird sehen, ob aus den jetzigen Erfolgen auch Dauererfolge werden.

Die derzeit übliche Behandlungsweise bringt für die Patienten eine schwere Belastung mit sich. Die dauernden Injektionen und Punktionen sind auch für die behandelnden Ärzte nicht sehr erfreulich. Die Pflege der schwerkranken Kinder stellt die Schwestern vor die schwierigsten Aufgaben und die unklare Prognose läßt die Eltern Wochen und Monate um ihre Kinder bangen. So wäre es im Interesse aller Beteiligten wünschenswert, wenn man die Behandlungsweise recht bald vereinfachen könnte, wenn in absehbarer Zeit ein wirksameres Mittel gefunden würde oder wenn die Kombination des Str. mit einem anderen Mittel die Prognose günstiger gestalten würde.

Für die pathologisch-anatomischen Befunde und die entsprechenden Bilder schulde ich Herrn Prof. Dr. *H. Chiari* ganz besonderen Dank.

Die Zusammenarbeit mit anderen Fachgebieten ist unbedingt notwendig und hat sich bestens bewährt. So sind wir Herrn Primarius Dr. *E. H. Majer* und seinen Mitarbeitern für die laufenden Cochlearis- und Vestibularis-Prüfungen und Herrn Assistenten Doktor *F. Mejer* für die Augenuntersuchungen zu vielem Dank verpflichtet.

Der Unterausschuß für Streptomycin des Expertenkomitees für Tuberkulose der World Health Organisation hat 1948 Richtlinien empfohlen, um einheitliche Berichte über die Ergebnisse der Str.-Behandlung bei Tuberkulose zu bekommen. Diese Richtlinien wurden mir erst bekannt, als das Manuskript über unsere Ergebnisse schon fertig war. Die dort gewünschten Angaben werden daher in einer Übersichtstabelle zusammengefaßt.

Der klinische Teil der Arbeit wurde mit 31. Dezember 1948 abgeschlossen, auch die Literatur wurde bis zu diesem Tage berücksichtigt.

Danken möchte ich noch dem Verleger für das große Entgegenkommen bei der raschen Drucklegung des Buches.

Wien, im März 1949.

Otto Ruziczka.

Inhaltsverzeichnis.

I. Streptomycin.

1. Geschichte.

Durch die Entdeckung des Penicillins und durch die Tatsache, daß dieses Mittel nur gegen bestimmte Krankheitserreger eine antibiotische Wirkung verschiedenen Grades ausübt, wurde eine Reihe weiterer Untersuchungen ausgelöst, um noch andere Antibiotika zu finden, die entweder wirksamer wären als das Penicillin oder auch auf Mikroorganismen keimhemmend oder keimtötend wirken würden, die durch das Penicillin unbeeinflußt bleiben. So wurde eine ganze Reihe verschiedener Stoffe isoliert und deren Wirksamkeit geprüft. Unser besonderes Interesse gilt hier dem Streptomycin.

Dieses Antibiotikum wurde im Januar 1944 von *Waksman* und Mitarbeitern (1) beschrieben. Sie gewannen es aus einem Pilz, dem *Actinomyces griseus*. Das Str. zeigte sich wirksam bei einer Reihe von gramnegativen und einigen grampositiven Keimen und es schien wahrscheinlich, daß damit ein neues Antibiotikum gefunden war, mit dem eine Reihe von Krankheiten behandelt werden könnte, bei denen sich das Penicillin und andere Antibiotika unwirksam erwiesen hatten. Im Verlauf des Jahres 1944 und zu Beginn des Jahres 1945 berichtete *Heilman* (2, 3, 4) über seine Ergebnisse der Str.-Behandlung bei experimenteller Tularämie, Weilscher Erkrankung, Rückfallfieber u. a.

Der erste Bericht über die klinische Verwendung des Str. erschien im Mai 1945 von *Reimann* (5) und Mitarbeitern. Es handelte sich um 5 Patienten, die an Typhus erkrankt waren und mit Str. behandelt wurden. Bald darauf berichtete *Herrell* und *Nichols* (6) im November 1945 über 45 Patienten, die wegen verschiedener Erkrankungen nichttuberkulöser Art ebenfalls mit Str. behandelt worden waren.

Nachdem die antibakterielle Wirkung des Str. gegenüber dem *Mycobacterium tuberculosis, typus humanus,* durch Untersuchungen in vitro von *Schatz* und *Waksman* (7) festgestellt worden war, begannen im April 1944 *Feldman* und *Hinshaw* (8) ihre Tierversuche, um die Wirksamkeit dieses Antibiotikums bei der experimentellen Tuberkulose zu erproben und berichteten darüber im Dezember 1944. Als diese Untersuchungen eine deutlichere Wirksamkeit des Str. ergaben, als alle bisher versuchten Chemotherapeutika, begannen sie mit ihren ersten Behandlungsversuchen bei der menschlichen Tuberkulose. Diese ersten Ergebnisse wurden von den genannten Autoren im September 1945 (9) und dann im September und November 1946 (10, 11) veröffentlicht. In der Folge erschienen rasch nacheinander zahlreiche Publikationen über Ergebnisse, die mit Str. sowohl bei nichttuberkulösen als auch bei tuberkulösen Erkrankungen erzielt worden waren. Manche übertriebene Hoffnung hat sich als unbegründet erwiesen. Es wurden aber auch Erfolge erzielt, die vor etwa 4 bis 5 Jahren noch niemand zu träumen gewagt hätte. Die einzelnen Indikationen wurden schärfer umrissen und wenn sie auch heute in manchen Fällen noch nicht endgültig feststehen, so ist bei den zahlreichen Untersuchungen, die an den verschiedensten Stellen laufend durchgeführt werden und bei den dauernd zunehmenden Str.-Mengen, die jetzt erzeugt und für solche Untersuchungen zur Verfügung gestellt werden, zu erwarten, daß auch in Grenzfällen, in denen derzeit der Wert der Str.-Behandlung noch verschieden beurteilt wird, in absehbarer Zeit Klarheit geschaffen wird.

Wegen der besseren Übersicht sei noch erwähnt, daß aus den *Streptomyces-Stämmen* (12, 13, 14) neben dem Str. auch das Streptothricin, das Grisein und das Chloromycetin isoliert wurde. Aus dem *Streptomyces aureofaciens* gelang es einen Stoff, das Aureomycin (15, 16, 17, 18, 19) zu gewinnen, das per os gegeben wird. Diese Antibiotika haben oft ganz andere Eigenschaften als das Str. und bewähren sich manchmal auch bei Erkrankungen, bei denen das Str. nur wenig oder gar nicht wirkt. Von besonderer Bedeutung ist das Aureomycin, da es in vitro und in vivo neben Bakterien noch bei verschiedenen Arten von Rickettsien und auf Virus der Psittakosis und *Lymphogranuloma venereum*-Gruppe wirkt.

2. Allgemeines.

Str. ist eine komplexe organische Base und bildet gut wasserlösliche Salze. Die Summenformel wird mit $C_{21} H_{39} N_7 O_{12}$ angegeben. Nach *H. Fischer* (20) hat es folgende Strukturformel (s. S. 3).

In den üblichen organischen Lösungsmitteln wie Äther, Chloroform und Aceton ist es unlöslich.

In den Handel kommt es wie das Penicillin in kleinen Fläschchen, die etwas über 20 ccm fassen. Die handelsüblichen Verbindungen sind das Str.-Sulfat, das Str.-Chlorid und ein Calcium-Chlorid-Komplex, weiße, manchmal etwas gelbliche Pulver. Der Inhalt jedes Fläschchens beträgt das Äquivalent von nicht weniger als 1 g der reinen Streptomycinbase. In letzter Zeit wurden auch

Fläschchen mit 5 g in den Handel gebracht. Neben der Firmenbezeichnung ist bei den einzelnen Packungen noch angegeben, bis wann sie verwendet werden können. Verschlossen sind die Fläschchen mit einem Gummistöpsel und einer Blechkappe, um das Str. vor dem Zutritt von Feuchtigkeit zu schützen. An der Klinik standen uns Str.-Mengen der Firmen Abbott, Merck, Pfizer, Squibb, Lilly und Wyeth zur Verfügung. Die Packungen mit 5 g waren von der Fa. Merck.

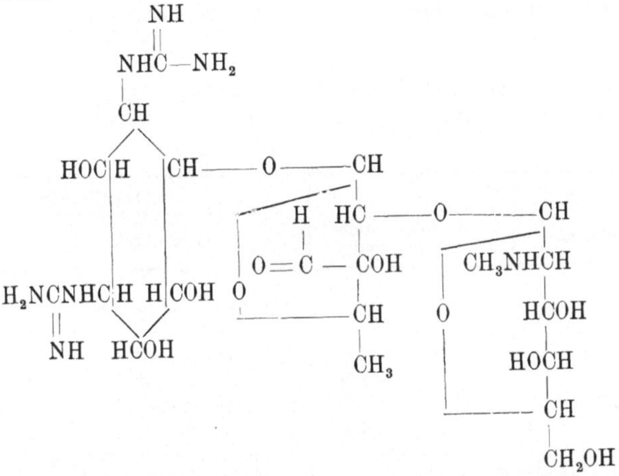

$$
\begin{array}{c}
NH \\
\parallel \\
NHC\!-\!NH_2 \\
| \\
CH \\
\end{array}
$$

Die ursprüngliche Str.-Einheit war jene geringste Menge, die das Wachstum eines bestimmten Stammes von *Escherichia coli* in 1 ccm einer Nährlösung verhinderte. Dies war die sogenannte S-Einheit. Diese biologische Einheit wurde in letzter Zeit durch eine Gewichtseinheit ersetzt. Ein Mikrogramm einer reinen Str.-Base entspricht einer S-Einheit. Da in allen früheren Publikationen noch die biologischen Einheiten aufscheinen, sei hier kurz der Umrechnungsschlüssel wiedergegeben.

$$
\begin{array}{llll}
1 \text{ S Einheit} & = 1\,\gamma\ (\text{Gamma}) & = 1 \text{ Mikrogramm} & \\
1000 \text{ S Einheiten} & = 1 \text{ L Einheit} & = 1 \text{ Milligramm} & \text{reiner} \\
1{,}000.000 \text{ S Einheiten} & = 1 \text{ G Einheit} & = 1 \text{ Gramm} & \text{Str.-Base}
\end{array}
$$

Die Wirksamkeit des Str.-Salzes wird durch das Gewicht der darin enthaltenen reinen Str.-Base ausgedrückt. So entsprechen 1,3 g Str.-Chlorid in der Wirkung einem Gramm reiner Str.-Base.

Das Str. ist gegenüber Wärme widerstandsfähiger als das Penicillin. In seiner Pulverform kann es bei Temperaturen bis 30^0 C ohne eindeutigen Verlust seiner Wirksamkeit ein Jahr lang gelagert werden, wenn der Flüssigkeitsgehalt nicht mehr als 3% des Gesamtgewichtes beträgt. Lösungen von Str. sind weniger beständig, können aber einige Tage bei Zimmertemperatur gehalten werden, ohne an Wirksamkeit zu verlieren. Trotzdem wird von verschiedenen Seiten empfohlen, die Lösungen im Eisschrank aufzubewahren. Str.-Lösungen sollen nicht sterilisiert werden.

Das Str. wird durch Produkte anderer Organismen nicht zersetzt, wie dies beim Penicillin durch die Penicillinase der Fall ist. Die Str.-Wirkung wird aber durch hohe Temperaturen und bei stärker saurer und alkalischer Reaktion vermindert. Sie kann ferner durch Zusatz verschiedener chemischer Verbindungen neutralisiert werden.

Tab. 1. Antibakterielle Wirkung des Streptomycin.
Nach *Kolmer* (21) aus *Waksman, S. A.* und *A. Schatz*, J. Am. Pharm. Assoc. (Scientific Ed.) 1945, 34, 273.

Gram-pos.		Gram-neg.	
Organismen	Mikrogramm per ccm	Organismen	Mikrogramm per ccm
A. bovis	3,75	Aerobact. aerogenes	0,5—2,5
B. anthracis	0,375	B. mallei	10,0—>10,0
B. megatherium	0,25—3,0	Br. abortus	0,5—3,75
B. mycoides	0,1—3,8	Br. suis	0,5
B. mesentericus	1,67	Br. melitensis	0,5
B. subtilis	0,12—1,0	Eber. typhi	1,0—37,5
Cl. butyricum	8,34	Esch. coli communis	0,3—3,75
Cl. perfringens (welchii)	> 104,0	Esch. coli communior	1,0—4,0
Cl. septicum	> 105,0	H. influenzae	1,56—5,0
Cl. sordelli	> 105,0	H. pertussis	1,25—3,0
Cl. tetani	> 104,0	Kleb. pneumoniae	0,625—8,0
Cl. diphtheriae	0,375—3,75	Kleb. ozenae	0,375—1,5
Diplo. pneumoniae	8,0	N. gonorrhoeae	5,0
Myco. tuberculosis (hominis)	0,15	N. intracellularis	5,0
Staph. aureus	0,5—>16,0	Past. leptiseptica	0,5—2,5
Str. fecalis	50,0	Past. pestis	0,75—1,5
Str. haemolyticus	2,0—>16,0	Past. tularensis	0,15—0,3
Str. lactis	4,0	Proteus vulgaris	0,4—3,0
Str. salivarius	5,0—25,0	Ps. eruginosa	2,5—25,0
Str. viridans	16,0	S. aertrycke	4,0—10,0
		S. enteritidis	0,5
		S. schottmülleri	2,0
		Serratia marcescens	1,0
		Shig. paradysenteriae	0,25—3,75
		V. cholerae	6,0—37,5

Die handelsüblichen Salze müssen frei von fiebererregenden Substanzen und steril sein und sollen möglichst wenig toxisch wirken. Der Feuchtigkeitsgehalt darf nicht 3% überschreiten. Auch die histaminähnlichen und blutdrucksenkenden Verunreinigungen müssen auf ein Mindestmaß reduziert werden. Von der Menge der Verunreinigungen hängt die Farbe der einzelnen Salze ab.

Wenn es notwendig erscheint, kann die Str.-Behandlung mit Sulfonamiden kombiniert werden. Falls bei einer Erkrankung zwei verschiedene Erreger nachgewiesen werden, von denen der eine nur Str.-empfindlich und der andere nur Penicillin-empfindlich ist, kann man die Behandlung mit beiden Antibioticis gleichzeitig durchführen.

Um eine akute Infektion, bei der man die Empfindlichkeit des Erregers kennt, möglichst rasch zu beherrschen, ist im Blut und den Körperflüssigkeiten eine 4- bis 8mal höhere Str.-Konzentration notwendig als in vitro (10).

3. Erzeugung.

Wenn über die Erzeugung des Str. geschrieben werden soll, dann kann es sich nur um allgemeine Richtlinien handeln, denn Einzelheiten der Erzeugung sind wohl von Fabrik zu Fabrik verschieden und dürften auch nicht ohne weiteres bekanntgegeben werden.

Zu den wesentlichen Faktoren, die für die Menge des erzeugten Str. entscheidend sind, zählt in erster Linie ein geeigneter Stamm von *Streptomyces griseus,* von dem man die größtmögliche Menge Str. gewinnen kann. Es ist bekannt, daß nicht alle Stämme dieses Pilzes Str. erzeugen und auch diejenigen, bei denen dies der Fall ist, nicht in gleicher Menge (22). Ist dann ein entsprechender Stamm gefunden, muß er sorgfältig gezüchtet werden. Es soll zu keiner Verunreinigung kommen und auch sonst darf er sich in seinen biologischen Eigenarten nicht ändern. Dieser Stamm dient zur Herstellung von Subkulturen, von denen wieder die Beimpfung der Nährböden erfolgt.

Der zweite wesentliche Faktor ist die Auswahl des geeigneten Nährbodens. Seine Zusammensetzung ist von entscheidendem Einfluß auf das Wachstum der Pilze und auf die Menge des gebildeten Str. Im wesentlichen hängt diese Str.-Menge von dem Ausmaß des Wachstums der Kulturen ab, doch gibt es Nährböden, auf denen schönes Wachstum der Kultur nicht mit der Produktion einer großen Str.-Menge parallel geht.

Bei der Auswahl der Nährböden mußten auch wirtschaftliche Gesichtspunkte, sowie die Möglichkeit, die einzelnen Bestandteile in ausreichender Menge zu bekommen, berücksichtigt werden. Unter den verschiedenen Stickstoffträgern gebührt dem Fleischextrakt eine besondere Rolle. Versuche, die einzelnen Kohlehydrate gegeneinander auszutauschen, ergaben bei bestimmter mengenmäßiger Verteilung eine Überlegenheit der Glukose gegenüber der Laktose. Auch das Verhältnis des Stickstoffes zu den Kohlehydraten ist wesentlich. So sind einige grundlegende wichtige Eigenschaften des

Nährbodens bekannt, die in zahlreichen Abänderungen und mit verschiedenen Zusätzen verwendet werden. Nach dem Abfüllen der
Nährböden in die einzelnen Behälter müssen diese sterilisiert werden, wobei ein allzulanges Verweilen im Sterilisator die Nährböden
für das Wachstum des Pilzes vollkommen ungeeignet machen
kann. Beim Auskühlen der sterilisierten Nährböden ist eine Verunreinigung am leichtesten möglich.

Die für das Wachstum des *Streptomyces griseus* am besten geeignete Temperatur beträgt 28°. Bei 25° ist das Wachstum und die
Str.-Produktion schon geringer und auch 31° erscheinen weniger
geeignet.

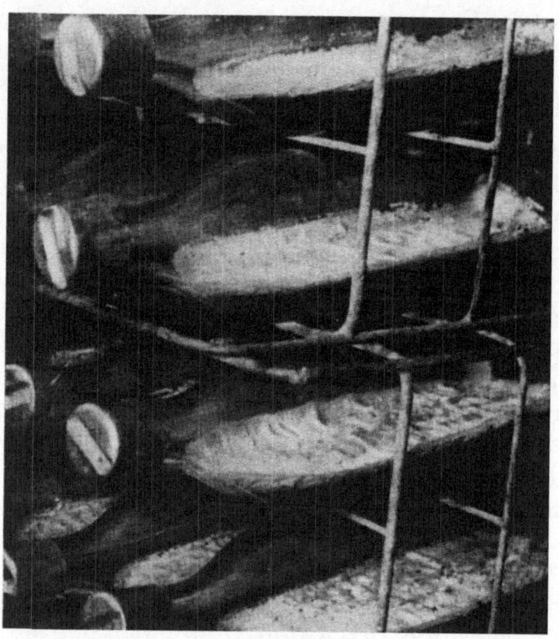

Abb. 1. Streptomyces griseus-Kulturen mit Wachstum an der Oberfläche des Nährbodens.
Aus Ainsworth und Mitarbeiter, J. Gen. Microbiol, 1947, 1, 335 (22).

Die günstigste Konzentration der Wasserstoffionen liegt etwa bei
pH 7,0 und ändert sich nach der Beimpfung im Laufe der Tage
während der Str.-Produktion. Nach 10 bis 14 Tagen kann das
Rohstr. gewonnen werden.

Da der *Streptomyces griseus* ein Aerobier ist, muß bei seinem
Wachstum für den Zutritt von Luft gesorgt werden. Wenn es sich
um kleine Gefäße handelt, in denen sich die Kultur an der Oberfläche des Nährbodens entwickelt (Abb. 1), muß der Verschluß so

locker sein, daß Luft hinzutreten kann. Bei einem Versuch, etwas dichter abzuschließen, zeigte es sich, daß mit vermindertem Luftzutritt die Str.-Produktion geringer wurde. Bei einer Str.-Erzeugung in großen Gefäßen unter der Oberfläche des Nährbodens (Submersverfahren, Tieftankverfahren) muß für den Zutritt steriler Luft in ausreichender Menge gesorgt werden.

Kurz zusammengefaßt erfolgt die Str.-Produktion so, daß auf einen geeigneten Nährboden ein Stamm des *Streptomyces griseus* überimpft wird und nach 10 bis 14 Tagen Aufenthalt bei 28⁰ das Rohstr. gewonnen werden kann. Die Reindarstellung des Str. ist dann noch ein langer und schwieriger Weg. Es handelt sich dabei im wesentlichen um eine Adsorption des Str. an Tierkohle bei einem pH 7,0 und ein Herauswaschen mit Salzsäure in Methanol, dann um eine Anreicherung und schließlich um eine Präzipitation des Str.

Nachstehend soll eine Methode beschrieben werden, die von *Woodthorpe* und *Ireland* (23) angegeben wurde. Aus dem Rohfiltrat wird das Str. bei pH 6—8,0 an Tierkohle adsorbiert, von dort mit einer 1,2% wäßrigen Phosphorsäure bei einem pH 1,0 bis 2,0 herausgelöst und neuerlich bei pH 7,0 an Tierkohle adsorbiert. Dieses Filtrat wird mit 40 Teilen Wasser und dann mit neutralem Methanol gewaschen und durch Verdampfung unter reduziertem Druck bei 30 bis 40⁰ auf ein Achtel des ursprünglichen Volumen reduziert und wieder filtriert. Schließlich wird das Str. durch Präzipitation nach Zusatz von Aceton gewonnen und unter reduziertem Druck über Schwefelsäure getrocknet. Die Str.-Verluste betragen bei dieser Methode nicht mehr als 1%.

Als in der ersten Zeit der Penicillinbehandlung nur geringe Mengen dieses Antibiotikums zur Verfügung standen, bemühte man sich, einen Teil der zur Behandlung verwendeten Mengen aus dem Harn wieder zu gewinnen. Als dann genügende Penicillinmengen vorhanden waren, wurde diese Art der Rückgewinnung wieder aufgegeben.

Ebenso bemühte man sich in der ersten Zeit der Str.-Behandlung, als das Mittel nur schwer zu bekommen war, möglichst viel Str. aus dem Harn zurückzugewinnen. Man fand, daß mindestens 50% des injizierten Medikamentes mit dem Harn ausgeschieden werden, und dies bis zu 1 mg pro Kubikzentimeter und darüber. Im Gegensatz dazu zeigen die Kulturfiltrate zur Erzeugung von Str. im Großen nur 200 bis 400 γ im Kubikzentimeter (*Woodthorpe* und *Ireland* [23]).

Miller und *Rowley* (24) gaben zum Harn 50% H_2SO_4 bis zu einem pH 2,0 und fügten Tierkohle hinzu. Nach 10 Minuten Umrühren wurde filtriert. Das klare und farblose Filtrat enthielt den größten Teil des Str., wurde mit 50% Na OH auf pH 7,0 gebracht und wieder Tierkohle hinzugefügt. Nach 30 Minuten Umrühren

war das Str. vollständig an die Tierkohle adsorbiert. Diese wurde
dann wegfiltriert, 10% Aceton hinzugefügt und wieder mit 50%iger
H_2SO_4 auf pH 2,5 gebracht. Die Suspension wurde wiederholt filtriert und aus dem weißen flockigen Niederschlag von un-
reinem Str.-Sulfat das Str. mit destilliertem Wasser herausgelöst.
Nach Zusatz einer 10% Na OH-Lösung bis zu einem pH 7,0 wurde
ein geringer Restniederschlag noch wegfiltriert und das Str. aseptisch eingetrocknet. Das weiße feste Str. zeigte 500—700.000 E pro
Gramm. Auf diese Art konnten 50—60% des Str. aus dem Harn gewonnen werden und es wies nicht weniger als vier Fünftel seiner
ursprünglichen Wirksamkeit auf. Dies bedeutet, daß 25—30% der
ursprünglich injizierten Str.-Menge aus dem Harn wieder gewonnen werden konnten und in einer Form, die die Wiederverwendung
am Menschen ermöglichte.

In einer Anstalt, in der eine große Anzahl Patienten mit Str. behandelt wird und eine entsprechende Menge Harn für die Wiedergewinnung des Str. zur Verfügung steht, mag dieser Weg gangbar
erscheinen. Da aber das Str. jetzt in größerer Menge zur Verfügung
steht und auch der Preis sich fortlaufend senkt, wird man wohl von
einer Wiedergewinnung auf diese Art Abstand nehmen können.

Die anfangs erzeugte Str.-Menge war noch sehr gering und
konnte nicht einmal den Eigenbedarf der Vereinigten Staaten
decken. Die Produktion stieg aber sehr rasch und erreichte im
Jahre 1947 fast 10.000 kg, das Acht- bis Zehnfache der Produktion
von 1946 (25). Im Jahre 1948 betrug der monatliche Export der
USA. schon etwa 2500 kg. Auch der Preis ist seit 1946 rasch auf
etwa ein Zehntel gesunken und dürfte noch weiter sinken.

Bei Verdacht auf Fälschungen wird folgende Prüfung der ver-
dächtigen Packungen empfohlen (26). Das angebliche Str. wird
einer anaeroben Kultur von *Bact. coli* hinzugefügt, die Methylen-
blau enthält. Wirkliches Str. verhindert bei genügender Konzentration das Wachstum der Colistämme. Auf Grund der eintretenden
Farbveränderungen kann eine Fälschung innerhalb von 3 Stunden
nachgewiesen werden.

4. Pharmakologie.

Um eine Infektionskrankheit mit Str. erfolgreich behandeln zu
können, ist es notwendig, die nötige Konzentration im Blut und in den
Geweben, bei akuten Krankheiten für einige Tage, bei chronischen
Krankheiten für Wochen und Monate zu erhalten. Diese Konzentration soll Tag und Nacht möglichst gleich sein.

Bei der peroralen Anwendung des Str. wird es von der Salzsäure
des Magens zwar nicht zerstört, wie das beim Penicillin der Fall

ist, es ist aber infolge der schlechten Resorption aus dem Darm ein höherer Blutspiegel nicht zu erreichen. Daher muß das Str. parenteral injiziert werden, was bei der leichten Löslichkeit des Medikamentes keine Schwierigkeiten bereitet. Die Str.-Lösung schädigt auch in hoher Konzentration das Gewebe an der Injektionsstelle nicht und wird sehr rasch resorbiert.

Die gleichmäßige Str.-Konzentration kann am leichtesten durch Dauertropfinfusionen erreicht werden, sei es nun intravenös, intramuskulär oder subkutan. Diese drei Methoden wird man leichter bei akuten Erkrankungen anwenden können als bei chronischen, da man dem Patienten nicht zumuten kann, daß er längere Zeit durch das Anlegen der Dauertropfinfusion in eine bestimmte Lage gezwungen wird. Bei der intravenösen Dauertropfinfusion besteht die Gefahr einer Thrombose. Die intramuskuläre Dauertropfinfusion führt fast zur selben günstigen Str.-Konzentration im Blut, doch muß hier die Menge der infundierten Flüssigkeit gering gehalten werden, um eine entsprechend rasche Resorption im Muskel zu ermöglichen und eine Stauung der infundierten Flüssigkeitsmengen zu verhindern. Auch besteht die Möglichkeit, daß sich die Infusionsnadel verstopft. Ebenso bietet die subkutane Dauertropfinfusion fast die gleichen Vorteile wie die intravenöse, doch muß man auch hier eine Stauung der infundierten Flüssigkeit im subkutanen Bindegewebe verhindern und eventuell auftretende Schmerzen durch nicht vollkommen gereinigte Str.-Präparate durch Anwendung von anästhesierenden Mitteln mildern. Für die leichtere Durchführung der erwähnten drei Infusionsarten wurden verschiedene Apparate angegeben, sogar mit einem elektrischen Uhrwerk, das den Kolben der Spritze bewegt und so eine gleichmäßige Infusion gewährleistet.

Da die Patienten durch all diese Maßnahmen sehr in ihrer Bewegung behindert werden und auch die technischen Schwierigkeiten bei den Infusionen manchmal unüberwindlich sind, verwendet man besonders bei den chronischen Erkrankungen mit monatelanger Behandlungsdauer ausschließlich die Einzelinjektionen.

Drei Injektionsarten sind möglich. Die intravenöse, die in kürzester Zeit einen sehr hohen Blutspiegel ergibt, welcher in den folgenden Minuten rasch wieder absinkt, die intramuskuläre Injektion, nach welcher der höchste Blutspiegel ebenfalls nach kurzer Zeit erreicht wird, dann aber langsamer absinkt und die subkutane Injektion, bei der die Resorption und die Ausscheidung noch langsamer erfolgen als bei der intramuskulären Applikation. Die Unterschiede zwischen den beiden letztgenannten Injektionsarten sind aber nicht sehr groß. Nur bei einer subkutanen Injektion in besonders gefäßarmes Bindegewebe erfolgt die Resorption deutlich langsamer als bei der intramuskulären Anwendung. Die Resorption, die Diffusion und Ausscheidung des Str. erfolgt ähnlich wie beim Penicillin, sie ist bloß etwas langsamer. Nach einer anfänglichen Blutkonzentration, die oft höher ist, als sie aus therapeutischen Gründen erforderlich wäre, kommt es zu einem raschen Absinken unter das therapeutisch notwendige Niveau.

Die Höhe des Str.-Spiegels im Blut und das Absinken unter das wirksame Niveau hängen von der injizierten Str.-Menge und der Häufigkeit der Injektionen ab. Nach i. m. Injektionen von 0,25 g Str. alle vier Stunden konnten *Martin, Sureau* und *Chabbert* (27) nachweisen, daß die Blutkonzentration ein Maximum von 20 bis 40 γ am Ende der ersten Stunde aufwies. Dann sank sie rasch und erreichte in der vierten Stunde 3 γ. Wenn keine weitere Injektion folgte, blieb dieser Str.-Spiegel etwa zwei Stunden. Auch hier gibt es individuelle Unterschiede. Wenn man den Blutspiegel bei 20 Patienten eineinhalb Stunden nach einer Injektion von 0,25 g Str. bestimmt, ergibt sich eine mittlere Konzentration von etwa 25 γ, doch zeigen sich individuelle Schwankungen von 3 bis 60 γ.

Die Höhe des Str.-Spiegels im Blut hängt zwar von der Menge des injizierten Str. ab, doch steigt die Konzentration im Blute nicht so hoch, als im Hinblick auf die Steigerung der injizierten Menge zu erwarten wäre.

Nach der parenteralen Anwendung kann das Str. außer im Blut noch in den anderen Gewebsflüssigkeiten, im Pleuraerguß, im Glaskörper und im Kammerwasser, in der Aszitesflüssigkeit, in Galle und Harn nachgewiesen werden. Etwa 90% der Str.-Menge im Blut befinden sich im Serum und kaum 10% in den Erythrozyten.

Das Str. tritt während der Schwangerschaft vom mütterlichen Kreislauf auf das Kind über. *Smith, Vollum* und *Cairns* (28) schildern den Krankheitsverlauf bei einer 24jährigen Frau, die im sechsten Monat ihrer zweiten Schwangerschaft an einer *Meningitis tuberculosa* erkrankte. Sie bekam täglich 1 g Str. i. m. und 0,1 g i. l. Am 12. Tag dieser Behandlung wurde eine *sectio caesarea* vorgenommen. In der Amnionflüssigkeit und im Blut des Fötus wurde Str. nachgewiesen.

Watson und *Stow* (29) beobachteten zwei Mütter, bei denen nach vier bzw. fünfeinhalb Monaten Schwangerschaft eine hämatogene Lungentuberkulose, bzw. eine Nieren- und Blasentuberkulose festgestellt wurde. Beide Mütter bekamen 2 g Str. täglich, auf fünf Injektionen aufgeteilt, durch drei Monate. Die tuberkulöse Erkrankung zeigte während und nach der Str.-Behandlung eine deutliche Besserung, doch trat eine schwere Vestibularisschädigung auf. Die beiden Kinder entwickelten sich nach der Geburt in jeder Hinsicht normal und im neunten bzw. zehnten Lebensmonat konnten bei ihnen keine pathologischen Befunde erhoben werden.

Die Str.-Behandlung im zweiten und dritten Drittel der Schwangerschaft hat also in zwei Fällen trotz toxischer Schäden bei den Müttern den Kindern keinen sichtlichen Schaden gebracht. Die Frage, ob man in den ersten drei Monaten der Gravidität wegen der großen Empfindlichkeit des fötalen Gewebes die Mütter mit Str. behandeln darf, bleibt zunächst noch ungeklärt.

Nach der i. v. oder i. m. Injektion ist jedoch fast kein Str. im normalen Liquor nachzuweisen. Bei entzündlich veränderten Meningen kann etwas mehr Str. in den Liquor übertreten. Da diese geringen Mengen bei einer Meningitis aber nicht ausreichen, muß das Str. in geeigneter Weise direkt in die Liquorräume appliziert werden.

Nach einer i. l. Str.-Applikation steigt der Str.-Spiegel im Liquor sehr rasch und fällt in den nächsten Stunden schnell, später etwas langsamer wieder ab. Nach 24 Stunden konnte Str. noch in 80%, nach 48 Stunden nur in 40% der Fälle nachgewiesen werden. Wenige Stunden nach einer i. l. Str.-Injektion wurden in den ersten Kubikzentimetern des abgelassenen Liquor eine höhere Str.-Konzentration festgestellt als in den folgenden. Nach zehn Stunden war die Konzentration in den ersten und letzten Kubikzentimetern gleich, da sich das Str. in dieser Zeit im Liquor gleichmäßig verteilt hatte. Kurze Zeit nach der i. l. Str.-Injektion ist es auch bei der suboccipitalen Punktion nachweisbar und hat nach fünf Stunden an beiden Stellen die gleiche Konzentration erreicht. Zehn Stunden nach der i. l. Injektion wurde das Str. bei der Ventrikelpunktion im Liquor nachgewiesen. Das besonders rasche Absinken im Liquor wird verhindert, wenn gleichzeitig auch i. m. Str. injiziert wird. Bei einer geringen Anzahl von i. m. Str.-Injektionen empfiehlt es sich, das Str. i. l. genau zwischen diesen Injektionen zu geben.

Das Str. kann auch suboccipital und in die Hirnventrikel eingebracht werden, besonders dann, wenn ein Spinalblock oder ausgedehnte Verklebungen an der Hirnbasis mit Verschluß der ableitenden Liquorwege aufgetreten sind.

Bei einer Inhalation wird nur wenig Str. resorbiert. Es ist noch ungeklärt, ob und wieviel Str. nach intralumbaler und intraabdomineller Applikation im Blut vorhanden ist.

Etwa 60 bis 80% des Str. werden durch den Harn ausgeschieden, am schnellsten nach der i. v. Injektion. Die rascheste Ausscheidung erfolgt in den ersten zwei Stunden, dann wird sie geringer und nach 12 Stunden erscheinen nur noch Spuren im Harn. Bei Nephritis oder Schrumpfniere wird das Str. langsamer ausgeschieden und es besteht in solchen Fällen die Gefahr, daß bei der sonst ungefährlichen Str.-Dosierung die Konzentration im Blut zu hoch steigt und Anzeichen einer Intoxikation auftreten. Diese Gefahr ist bei Anurie besonders groß. In solchen Fällen muß man öfters den Str.-Spiegel bestimmen. Durch kleinere sowie seltenere Injektionen kann man die toxische Konzentration verhindern.

Eine weitere Menge Str. wird durch die Leber in die Galle ausgeschieden und ist in den Stühlen nachweisbar. Etwas Str. wird in den Geweben zurückgehalten, doch ist das weitere Schicksal dieser Menge unbekannt.

Auch hier gilt also der Vergleich, den *Florey* für die Penicillinbehandlung gebracht hat: da wir trotz der raschen Ausscheidung des Str. aus dem Körper trachten müssen, einen möglichst gleichmäßigen und entsprechend hohen Spiegel zu erhalten, gleichen unsere Bemühungen dem Versuch, den Wasserspiegel in einem Gefäß konstant zu erhalten, in dessen Boden sich ein Loch befindet.

Bei der Str.-Behandlung von Infektionen der Harnwege bei Diabetikern fand *Oakley* (30), daß es wichtig war, den Harn zuckerfrei zu bekommen, bevor mit der Behandlung begonnen wurde.

Wood (31) schilderte einen Patienten, der an *Diabetes mellitus* und Lungentuberkulose erkrankt war. Während einer Str.-Behandlung von zweimal 0,5 g pro Tag stieg sein Insulinbedarf bei der gleichen Diät von 55 bis 60 E auf 77 E täglich. Außerdem traten heftige Schmerzen auf, wenn er das Insulin und das Str. nahe beieinander und kurz nacheinander injizierte. Die Beschwerden waren wesentlich geringer, wenn die Injektionen mit großem zeitlichen Abstand und an verschiedenen Stellen gegeben wurden. Als das Str. einmal mit einer 1%igen Procainlösung injiziert wurde, traten die Schmerzen erst nach etwa fünf Stunden auf.

Es ist im Interesse der Patienten gelegen, durch Verzögerung der raschen Resorption nach parenteraler Str.-Applikation oder durch Verzögerung der Ausscheidung den nötigen Blutspiegel auch bei geringerer Anzahl von Injektionen möglichst konstant zu erhalten. Diese Behandlungsweise wäre auch wirtschaftlicher und mit weniger Kosten verbunden. Auf Grund der Erfahrung, daß bei Patienten mit Nierenfunktionsstörung der Str.-Spiegel im Blut langsamer absinkt, hat man versucht, die Ausscheidung der gesunden Niere durch Anwendung von Substanzen, die auf die Nierentubuli einwirken, zu verzögern. Ob sich diese Methode bewähren wird, bleibt abzuwarten.

Der andere Weg führt über die verzögerte Resorption. Durch Zusatz verschiedener Stoffe wird versucht, die Absorption des Str. zu verlangsamen und so den Blutspiegel für längere Zeit auf einem wirksamen Niveau zu halten.

5. Richtlinien für Streptomycin-Behandlung.

Bei einigen Infektionskrankheiten konnte die Wirkung des Str. einwandfrei nachgewiesen werden, bei anderen erscheint diese zunächst noch fraglich, bei einer dritten Gruppe erwies sich das Str. vollkommen wirkungslos. In erster Linie ist es wichtig zu wissen, bei welchen Mikroorganismen des Str. überhaupt wirksam ist.

Die einzelnen Keimarten werden durch sehr verschiedene Str.-Konzentrationen beeinflußt. (Tab. 1 und Abb. 2.) Aber auch unter den

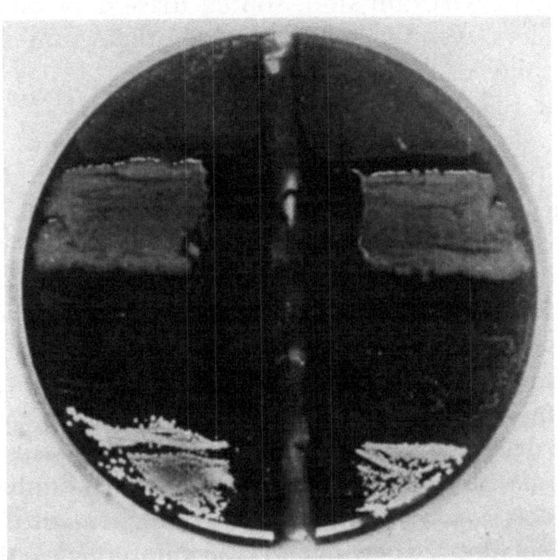

Abb. 2. Von 100 γ Streptomycin pro ccm in der Mittelrinne werden 24 Stunden nach Beimpfung Bact. pyocyaneum gar nicht, Bact. coli commune stark, Enterokokken nur wenig und Staph. pyogenes aureus wieder stark im Wachstum gehemmt.

Keimen derselben Art gibt es einzelne, die wesentlich weniger empfindlich sind als andere. Es ist daher wichtig, zu Beginn jeder Infektionskrankheit, die man mit Str. behandeln möchte, festzustellen, welcher Erreger die Krankheit verursacht und ob dieser Str. empfindlich ist. Da die Zahl der Antibiotika zunimmt, ist diese Feststellung notwendig, da ein sehr empfindlicher Keim schon bei geringer Konzentration des einen Antibiotikums vernichtet wird, während von einem anderen Antibiotikum, demgegenüber er nur wenig empfindlich ist, eine viel höhere Konzentration notwendig wäre. Diese ist aber schwer zu erzielen und zu erhalten, führt eventuell zu Schädigungen des Organismus und hat einen großen Verbrauch des Medikamentes zur Folge.

Sollten sich berechtigte Anhaltspunkte ergeben, daß eine Infektionskrankheit durch Str. zu beeinflussen ist, und sollte durch das

Abwarten eines bakteriologischen Befundes, sowie des Ergebnisses einer Empfindlichkeitsprüfung die Gefahr nicht wieder gutzumachender Schäden am Patienten entstehen, dann darf man mit dem Beginn der Str.-Behandlung natürlich nicht allzulange warten. In so einem Fall muß die Behandlung mit Str. begonnen werden. Ein allzu straffes Festhalten an der strikten Forderung einer absolut sicheren bakteriologischen Diagnose könnte unter Umständen das Leben der Patienten gefährden. Wenn bei Erkrankungen auch andere Antibiotika wirksam sind, sollten diese dem Str. vorgezogen werden, besonders wenn sie leichter erhältlich sind und weniger Nebenerscheinungen zur Folge haben.

Selbst wenn die Str.-Empfindlichkeit des betreffenden Krankheitserregers feststeht, darf man chronische Erkrankungen nicht wahllos mit Str. behandeln. Bei der Tuberkulose muß man sich genau über die Art und den Charakter des jeweiligen Krankheitszustandes informieren, ehe man mit der Behandlung beginnt, denn nur bei einigen Formen dieser Erkrankung steht die günstige Str.-Wirkung fest, bei anderen ist sie noch nicht mit Sicherheit erwiesen.

Nicht jede Form der Tuberkulose muß mit Str. behandelt werden. Es gibt Patienten mit leichten tuberkulösen Erkrankungen, die ohne Str. gesund werden, wenn auch vielleicht nach etwas längerer Zeit. Diesen würde das Str. durch die Nebenwirkungen eventuell mehr schaden als nützen. Bei solchen Patienten könnten durch die Behandlung auch Str.-resistente Tuberkelbazillen auftreten. Wenn sich später in solchen Fällen eine Tuberkuloseform entwickelt, bei der die Str.-Behandlung dringend notwendig wäre, erscheint es mehr als fraglich, ob diese Behandlung dann Erfolg hätte.

Es gibt auch Fälle, in denen die Tuberkulose so weit fortgeschritten ist und so wichtige Organe zerstört hat, daß durch das Str. keine Heilung mehr erreicht werden kann. Nur die Gruppe von Patienten, die zwischen diesen beiden Extremen liegt, soll der Str.-Behandlung zugeführt werden. Bei chronischen Tuberkuloseformen wurde wiederholt das Auftreten Str.-resistenter Tuberkelbazillen beobachtet. In diesem Zusammenhang wurde die berechtigte Frage aufgeworfen, ob bei einer Neuinfektion mit solchen Bazillen durch eine Str.-Behandlung der Krankheitsverlauf überhaupt günstig beeinflußt werden kann. Die Ausbreitung dieser Str.-resistenten Stämme auf gesunde Personen würde eine besondere Gefahr für die Öffentlichkeit bedeuten.

Wenn die Str.-Empfindlichkeit eines Krankheitserregers feststeht, muß das Str. so verabreicht werden, daß es mit diesen Keimen in Kontakt kommt. Bei Vorliegen einer Darmerkrankung (unspezifische Enteritis der Säuglinge) genügt unter günstigen Voraussetzungen die perorale Verabreichung. Wenn sich die Krankheitserreger im Blut oder in den Geweben befinden, muß das Str. parenteral injiziert werden. Bei bestimmten Krankheitsformen genügt die parenterale Applikation nicht, das Str. muß dann auch lokal in den Lumbalsack, intrapleural, intraperitoneal, in kalte Abszesse, Cavernen, Gelenke u. a. verabreicht werden. Auch eine lokale Verwendung von Str.-Salben bei tiefgelegenen Hautveränderungen und eine Str.-Inhalation ist möglich.

Die nächste Voraussetzung für eine erfolgreiche Str.-Behandlung besteht in einer genügend hohen Str.-Dosierung, um die nötige wirksame Konzentration zu erreichen. Da man sowohl die Str.-Empfindlichkeit der Krankheitserreger als auch den Str.-Spiegel im Blut und in den Körperflüssigkeiten feststellen kann, liegt es in den meisten Fällen in unserer Hand, eine Str.-Unterdosierung zu vermeiden. Bedenken muß man allerdings, daß in Gegenwart von Blut oder Serum eine vier- bis achtfache Str.-Konzentration nötig ist, um die gleiche Wirkung zu erreichen, wie in vitro (10). Bei einer Str.-Unterdosierung bleibt das Antibiotikum nicht nur unwirksam, es besteht auch die große Gefahr, daß der betreffende Keim besonders rasch Str.-resistent wird. Bei aller Notwendigkeit einer genügenden Str.-Konzentration muß gleichzeitig vor Überdosierung gewarnt werden, um eventuelle toxische Nebenerscheinungen zu vermeiden.

Auch die Behandlungsdauer ist von großer Wichtigkeit. Bei akuten Erkrankungen kann man die notwendige Dauer verhältnismäßig leicht feststellen. Bei Erkrankungen mit protrahiertem Verlauf gibt es aber noch sehr viel ungeklärte Fragen. Wird die Behandlung zu kurz durchgeführt, dann besteht die Gefahr eines Rezidivs, besonders bei miliarer Lungentuberkulose und *Meningitis tuberculosa*. Wird die Behandlung zu lange fortgesetzt, dann treten vor allem bei chronischen Tuberkuloseformen Str. resistente Tuberkelbazillen auf. Die Häufigkeit dieser Resistenzsteigerung hängt direkt von der Dauer der Str.-Behandlung und der Zahl der täglichen Injektionen ab.

Mit einer voraussichtlich längeren Str.-Behandlung soll man erst beginnen, wenn die nötige Str.-Menge schon vorhanden ist oder wenn die weitere Zuweisung gesichert erscheint. Die Prognose aller Fälle, die mit geringen Mengen anbehandelt wurden, und bei denen die Behandlung wegen Str.-Mangel für längere Zeit ausgesetzt werden mußte, ist wesentlich ungünstiger als bei ähnlich gearteten Patienten, deren Behandlungsplan ohne Unterbrechung durchgeführt werden konnte. Auch für den Arzt ist es sehr unerfreulich, wenn er etwa während der Behandlung einer *Meningitis tuberculosa* von

Tag zu Tag mit dem Einlangen von Str. vertröstet wird und schon die Gefahr droht, die Behandlung vorzeitig abbrechen zu müssen. Diese Sorge, die im Jahre 1947 und auch zu Beginn 1948 noch oft an uns herangetreten ist, konnte in der letzten Zeit durch regelmäßige Str.-Zuweisungen vermieden werden. Ob man in der Behandlung von tuberkulöser Hirnhautentzündung, um mit wenig Str. auszukommen, mit einer zeitweise ausschließlich i. l. Str.-Applikation Erfolg haben wird, ist noch ungeklärt.

Eine Kontraindikation der Str.-Behandlung besteht nur dann, wenn die betreffenden Krankheitserreger nicht Str. empfindlich sind und wahrscheinlich auch dann, wenn sie während einer Str.-Behandlung vollkommen Str. resistent geworden sind. Das Auftreten von toxischen Nebenerscheinungen während einer Str.-Behandlung ist nur in seltenen Fällen ein Grund für das Absetzen dieser Therapie. Bei Nierenfunktionsstörung mit verzögerter Str.-Ausscheidung genügt es nach den bisherigen Erfahrungen, durch geringere Str.-Dosierung die Konzentration im Blute auf der gewünschten Höhe zu halten.

Die zahlreichen Str.-Injektionen bedeuten für die Patienten, besonders für manche Kinder eine arge Störung des Alltages. Die Menge des zur Verfügung gestellten Str. ist noch immer beschränkt. All das sind Gründe, die eine genaue Indikationsstellung notwendig machen. Nur wenn man die Möglichkeiten einer Str.-Behandlung richtig im Auge behält und vor übertriebenen Hoffnungen warnt, wird es möglich sein, manchen Patienten und dessen Angehörige vor Enttäuschungen zu bewahren und zu verhindern, daß das Str. unberechtigterweise in Mißkredit gerät.

6. Dosierung (32, 33, 34).

Die optimale Dosierung und die Häufigkeit der einzelnen Str.-Injektionen ist derzeit noch nicht bei allen Erkrankungen mit Sicherheit festzulegen. Bei den akuten Infektionskrankheiten mit einer Behandlungsdauer von wenigen Tagen, kann man rasch einen Erfolg sehen und es ist daher verhältnismäßig leicht, den Wert einzelner unterschiedlicher Maßnahmen festzustellen und so die wirksamste Methode auszuarbeiten. Jedoch bei der Tuberkulose, die einige Monate mit Str. behandelt werden muß und die in ihrem chronischen Verlauf manchmal ganz spontan einen unerwarteten Verlauf nehmen kann, ist die Bewertung der einzelnen therapeutischen Maßnahmen besonders schwierig. Soweit es die miliare Lungentuberkulose und besonders die tuberkulöse Hirnhautentzündung betrifft, soll auf die Dosierungsfrage im II. und III. Teil noch besonders eingegangen werden. Es scheint schon jetzt sicher, daß bei akuten tuberkulösen Streuungen und bei chronischen Tuberkuloseformen eine verschiedene Str.-Dosierung nötig ist.

Im allgemeinen ist die Dosierung von Patient zu Patient verschieden, abhängig von der Art der Erreger und von deren Str.-Empfindlichkeit, sowie von der Lokalisierung und der Schwere der Erkrankung. Die nötige Str.-Konzentration im Blute muß möglichst rasch erreicht und genügend lange erhalten werden, um zu verhindern, daß sich Str.-resistente Krankheitserreger entwickeln. Im allgemeinen werden 40—50 mg Str. pro Kilogramm Körpergewicht und Tag als genügend angegeben, doch soll man 2 g pro Tag außer in dringenden Fällen und für kurze Zeit nicht überschreiten. Von Dosierungen bis 6 und 10 g im Tag, wie sie früher gelegentlich vorgekommen sind, ist man wegen der toxischen Schäden abgekommen und nur in den schwersten Fällen entschließt man sich, in den ersten Tagen 3, höchstens 4 g zu geben. Bei chronischer Tuberkulose werden jetzt nur 0,5—1,0 g Str. im Tag injiziert (35).

Für die parenterale Anwendung des Str. wird fast ausschließlich die intramuskuläre oder die subkutane Injektion gewählt. Der Inhalt des Str.-Fläschchens wird in physiologischer Kochsalzlösung oder in Aqua dest. gelöst und auf zwei bis sechs Injektionen pro Tag verteilt.

Die tägliche intralumbale Dosierung soll 100 mg nicht überschreiten. Wegen der zahlreichen Schäden, die man früher nach höherer Dosierung gesehen hat, wurde von der St. Louis-Konferenz (36) bestimmt, daß man nicht mehr als 1 mg pro Kilogramm Körpergewicht und Tag i. l. geben soll. Doch wurden in letzter Zeit Kinder und besonders Säuglinge mit *Meningitis tuberculosa* von verschiedenen Autoren i. l. anfangs auch mit 2 und 3 mg Str. pro Kilogramm Körpergewicht täglich behandelt. Es werden Verdünnungen von 10 bis 20 mg pro Kubikzentimeter empfohlen, doch haben Verdünnungen von 2,5 bis 5 mg pro Kubikzentimeter weniger Nebenwirkungen.

Bei der intrapleuralen oder intraperitonealen Injektion werden 0,5 bis 1 g Str. in 20 bis 50 ccm Lösungsmittel gelöst und injiziert. Zum Inhalieren dienen Lösungen von 25 bis 50 mg pro ccm bei einer Tagesdosis bis zu 0,5 g.

Bei der peroralen Verabreichung wird fast kein Str. resorbiert, es wird aber auch nicht im Magen-Darmtrakt zerstört. Daher wird es bei infektiösen Darmerkrankungen der Säuglinge, am besten in Wasser oder physiologischer Kochsalzlösung gelöst, zwischen den Mahlzeiten in einer Dosierung bis 0,3 g pro Tag gegeben.

Blasenspülungen werden mit 0,1—0,3 g Str. durchgeführt. Das Str. kann auch lokal in Kavernen, in Gelenke und Knochenherde, in

Senkungsabszesse, in Fisteln und als hoher Einlauf in den Darm eingebracht werden. Die Einzeldosis beträgt in diesen Fällen 0,1—0,3 g.
Bei oberflächlichen Hauterkrankungen wird es als Salbe verwendet.

7. Streptomycin-Bestimmung.

Die mikrobiologischen Methoden der Str.-Bestimmung beruhen
auf der antibakteriellen Wirkung des Str. auf empfindliche Erreger in vitro.

Als Str.-Einheit wurde jene geringste Menge von Str. festgelegt,
die das Wachstum eines bestimmten Stammes von *Escherichia
coli (Bacterium coli)* in 1 ccm einer bestimmten Nährlösung verhindert.

Zur Bestimmung und zum Nachweis des Str. im Serum, Liquor,
in Exsudaten und im Harn wurden im Zusammenhang mit den
Untersuchungen über die Resorption und die Ausscheidung bei den
verschiedenen Behandlungsmethoden und zur Bestimmung, ob und
bei welcher Konzentration Keime überhaupt Str.-empfindlich sind,
zahlreiche Methoden ausgearbeitet, von denen nur die wichtigsten
erwähnt werden können. Alle diese Methoden ergeben keine absolut sicheren Werte, da es sich um biologische Reaktionen handelt,
die nach der Anordnung der Versuchsbedingungen verschiedene Resultate ergeben. Außerdem handelt es sich um Vergleichswerte, da
die Ergebnisse, die man mit einer unbekannten Str.-Lösung erhält,
mit den Werten einer bekannten Str.-Lösung unter denselben Bedingungen verglichen werden.

Der eine Grundgedanke bei der Str.-Bestimmung besteht darin, daß
man den Durchmesser der Zone, in der das Wachstum eines emp-
findlichen Erregers durch das Str. verhindert wird, mit der Wachs-
tumsverhinderung durch eine bekannte Str.-Lösung vergleicht.
(Abb. 3.) Der andere beruht darauf, daß man die Verdünnung der
Str.-Lösung feststellt, welche das Wachstum eines empfindlichen
Mikroorganismus im flüssigen Medium verhindert, und dann durch
Vergleich mit einer Standardlösung die Str.-Menge bestimmt.

Der erste Gedanke liegt der Diffusionsmethode auf Agar zugrunde. Auf eine Agarplatte, die gleichmäßig mit dem empfindlichen
Stamm beimpft wurde, wird eine bestimmte Anzahl von Porzellan-
oder Glaszylindern gesetzt. Einige dieser Zylinder werden mit einer
Standard-Str.-Lösung gefüllt, andere mit der zu prüfenden Str.-
Lösung. Die Agarplatten werden dann im Brutschrank bei 37° gehalten und nach einer bestimmten Zeit die Durchmesser der Wachstumsbehinderung gemessen. Es wird immer wieder betont, daß die
kleinen Zylinder richtig und gleichmäßig auf den Agar aufgesetzt
werden müssen, da die Str.-Lösung nur diffundieren soll und nicht

ausrinnen darf. Man kann auch zwei Agarschichten nehmen, wobei
die untere Schicht aus sterilem Agar besteht, auf welche nach dem
Erstarren die mit den zu prüfenden Keimen beimpfte Schichte ge-
gossen wird. Wichtig ist es ferner, daß die Agarschichte überall die
gleiche Dicke aufweist, was bei der unregelmäßigen Form der

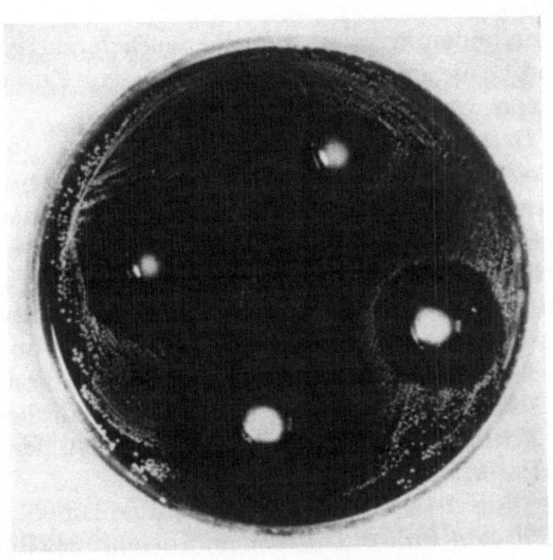

Abb. 3. Zunehmende Wachstumsbehinderung des Staph. pyogenes aureus bei steigender Strepto-
mycinkonzentration (1, 10, 100 und 1000 γ pro ccm).

Petrischalen oft nicht zu erreichen ist. Alle Zylinder sollen gleichmäßig gefüllt werden. Das Ablesen der Zone der Wachstumsbehinderung kann mit gewöhnlichem Maßstab erfolgen. Zur größeren
Genauigkeit wurden besondere Apparate angegeben.

Wichtig ist das Anlegen einer genauen Kurve für die Behinderung des Wachstums durch eine bekannte Str.-Lösung zum Bestimmen der Str.-Werte in den zu prüfenden Lösungen. Die Genauigkeit dieser Methode beträgt ungefähr $\pm$ 15 bis 20%.

Auch kleine Scheibchen von Filtrierpapier, die mit bekannten
Str.-Lösungen getränkt auf die Agarplatten gelegt werden, kann
man nach dem gleichen Prinzip erfolgreich verwenden.

Der zweite Grundgedanke der Str.-Bestimmungen beruht auf der
Serienverdünnung. Diese Verdünnungsmethode wird so ausgeführt,
daß von einer unbekannten Str.-Lösung Verdünnungen angefertigt
werden, ebenso von einer bekannten Str.-Konzentration. Diese Verdünnungen werden mit einem empfindlichen Keim beimpft und
nach einer bestimmten Inkubationszeit im Brutschrank wird die-

2*

jenige bekannte Verdünnung festgestellt, die das Wachstum des Keimes vollkommen verhindert. Durch eine einfache Berechnung kann dann die Konzentration der unbekannten Lösung bestimmt werden.

Das Ablesen des Endergebnisses wird auch turbidimetrisch festgestellt und die Werte durch Vergleich mit einer bekannten Str.-Lösung errechnet.

Die Grundmethoden wurden verschiedentlich variiert und verbessert. Auf einige Besonderheiten soll in diesem Zusammenhange noch eingegangen werden.

Brownlee, Delves, Dorman, Green, Grenfell, Johnson und *Smith* (37) benützten bei der Diffusionsmethode statt der Zylinder kleine Vertiefungen im Agar, da durch das verschieden tiefe Eindringen der Zylinder in den Nährboden die Diffusion der Str.-Lösung beeinflußt wird. Betont wird auch der Vorteil einer gleichmäßig dicken Schichte, da sich die Wachstumsbehinderung mit wechselnder Tiefe der Agarschichte ändert. Auch muß die Beimpfung des Nährbodens mit Keimen gleichmäßig erfolgen, da bei dichteren Kolonien der Zonendurchmesser kleiner wird. Durch Berücksichtigung verschiedener Zeitfaktoren konnte die Genauigkeit der Ergebnisse noch verbessert werden.

Für die Titration des Str. werden Mikroorganismen gewählt, die sehr empfindlich sind und mit denen man leicht arbeiten kann. Es sind dies gramnegative Bazillen, wie *Bact. coli* oder der *Friedländersche* Bazillus. Für Vergleichsbestimmungen kann man eine Standard-Str.-Lösung benützen oder eines der im Handel befindlichen Präparate, für die der Str.-Gehalt genau angegeben ist.

Bei der Serien-Verdünnungsmethode konnten *May, Voureka* und *Fleming* (38) nachweisen, daß die Endwerte der Str.-Bestimmung von zahlreichen Faktoren abhängen. In erster Linie ist es die Art des Nährbodens, sein Gehalt an Glukose und Salzen, sowie die Art der Verdünnung. Ferner hängt das Endergebnis von der Menge der im Nährboden enthaltenen Mikroorganismen ab. Wenn diese Zahl besonders klein wird, werden die Ergebnisse unregelmäßig. Ist ein Luftzutritt unmöglich, wie dies bei der Kapillarmethode manchmal vorkommt, benötigt man bei einigen Testkeimen eine höhere Str.-Konzentration, um das Wachstum zu verhindern, als bei freiem Zutritt von Luft. Es wird darauf hingewiesen, daß bei Angaben über Str.-Empfindlichkeit der einzelnen Keime immer der Nährboden angegeben werden soll, auf dem die Bestimmungen durchgeführt wurden, da man nur dann die einzelnen in der Literatur angegebenen Tabellen miteinander vergleichen kann. Wenn man im Blutserum von Patienten Str. in geringen Mengen nachweisen will und dabei *Bact. coli* oder den *Friedländer*schen Bazillus verwendet, muß das Serum vorher durch Erwärmen auf 56° eine halbe Stunde lang inaktiviert werden. Dadurch wird das Str. nicht zerstört. Dieses Inaktivieren des Serums ist notwendig, da es sich gezeigt hat, daß auch normales Serum, das kein Str. enthält, bei Verwendung der beiden genannten Bazillenstämme eine wachstumsbehindernde Wirkung aufweist. Manchmal war diese Wirkung nur bei einer geringen Verdünnung des Serums festzustellen, andere Proben zeigten auch bei starken Verdünnungen kein Wachstum der Keime mehr.

Nach der von den genannten Autoren angegebenen Kapillarmethode wurde die Str.-Bestimmung in einigen Behandlungszentren Englands durchgeführt (39). Dabei benötigt man nur eine geringe Serummenge vom Patienten, als Testkeim den *Friedländer*schen Bazillus, ein Gemisch von Pferdeserum mit Glukose und eine gesättigte wäßrige Lösung von Phenolrot als Indikator. Von dem zu prüfenden Serum und von einem Standardserum mit bekanntem Str.-Gehalt werden dann Reihen von fallender Konzentration hergestellt. Nach dem Aufziehen in Kapillaren werden diese waagrecht mit unverschlossenen Enden 24 Stunden bei 37° gehalten. Bei einem Wachstum der Keime ist die Flüssigkeit in der Kapillare trüb und gelb. Wenn es zu keinem Wachstum gekommen ist, bleibt die Flüssigkeit klar und rot. Die höchste Verdünnung, bei der kein Wachstum aufgetreten ist, wird als Endwert genommen.

Im Harn wird die Str.-Bestimmung in der gleichen Weise durchgeführt, nur muß man mit höheren Werten rechnen. Wenn der Harn durch Bakterien verunreinigt ist, wird er zuerst eine Stunde auf 60° C erwärmt. Die Filtration mit Seitz-Filtern wird nicht empfohlen, da ein beachtlicher Teil des Str. dabei verlorengeht.

Die Str.-Bestimmung im Liquor kann ebenfalls nach der Kapillarmethode durchgeführt werden.

Auch *Brown* und *Young* (40) weisen in ihrer Arbeit auf die Wichtigkeit einiger der bereits genannten Faktoren bei der Serienverdünnungsmethode hin und betonen besonders den Vorteil einer Inkubation bei 28° an Stelle von 37°. Auch die Konzentration der Wasserstoffionen ist von großer Bedeutung. Die Abnahme des pH um 0,1 zwischen 7,6 und 7,2 bedeutet jedesmal eine Abnahme der Str.-Wirksamkeit um zirka 10%. Auch auf die Wirkung bestimmter oxydierender und reduzierender Mittel wird hingewiesen.

Sykes und *Lumb* (41) beschäftigten sich noch eingehend mit der Bedeutung der Glukose bei der Str.-Bestimmung und fanden, daß diese nicht für alle Nährböden und alle verwendeten Bazillenstämme gleich war.

8. Prüfung der Streptomycin-Empfindlichkeit.

Die Bestimmung der Str.-Empfindlichkeit gewisser Keime erweist sich oft vor dem Behandlungsbeginn als notwendig, manchmal muß sie auch während der Behandlung durchgeführt werden.

Nach einem Bericht des Medical Research Council (39) wurde die Str.-Empfindlichkeit der Tuberkelbazillen nach folgendem Verfahren geprüft. Die Bazillen aus dem Sputum, von Larynxabstrichen, Magenspülungen oder aus dem Sediment des zentrifugierten Liquor züchtete man zunächst auf Eiernährböden. Wenn sich die typischen Kolonien entwickelten, überimpfte man sie auf einen „Tween"-Eiweißnährboden (83), auf dem gewöhnlich schon nach sieben bis zehn Tagen ein diffuses Wachstum festzustellen war. Dann wurde zu dem gleichen Nährboden Str. in fallender Konzentration von 2—0,03 γ/ccm und die gezüchteten Bazillen hinzugefügt. Die gleiche Serie wurde mit einem Standardstamm von virulenten menschlichen Tuberkelbazillen, dem Stamm H 37 Rv, angelegt. Nach 10 bis 14 Tagen konnten die Ergebnisse abgelesen werden, wobei man die niedrigste Str.-Konzentration bestimmte, die das Wachstum der Bazillen vollkommen verhinderte. Neben den absoluten Werten konnte auch das Verhältnis der Str.-Empfindlichkeit des zu prüfenden Stammes gegenüber der des Standardstammes festgestellt werden.

Vor der Str.-Behandlung waren die meisten Stämme bei 0,1 bis 0,5 γ Str./ccm empfindlich, die extremen Werte betrugen 0,06 bis 1 γ. Einige bovine Stämme zeigten die gleiche Str.-Empfindlichkeit wie die humanen. Wenn während der Str.-Behandlung resistente Stämme zu erwarten waren, wurden diese mit Str.-Konzentrationen bis zu 1000 γ pro Kubikzentimeter geprüft. Falls die Resistenz erst kurze Zeit bestand, ergaben sich manchmal Schwierigkeiten beim Ablesen der Ergebnisse, da dann bei längerer Inkubationszeit noch bei höherer Str.-Konzentration Bazillen wuchsen.

Bei der kritischen Besprechung der Ergebnisse wird betont, daß „Tween" keinen indifferenten Bestandteil des Nährbodens darstellt, da mit und ohne diesen Stoff die Ergebnisse verschieden ausfallen können. Es ist ein großer Nachteil dieser Methode, daß das Ergebnis erst nach 6 bis 8 Wochen bekannt wird. Ferner ist es nachteilig, daß nur wenige Str.-resistente Keime eines Stammes genügen, um hohe Werte bei der Sensibilitätsbestimmung zu erhalten. Dabei kann der größte Teil der Bazillen noch sehr Str.-empfindlich sein. Dies würde erklären, warum manche Patienten günstig auf eine Str.-Behandlung ansprechen, obwohl später eine hohe Str.-Resistenz der geprüften Tuberkelbazillen festgestellt wird. Es empfiehlt sich, die Str.-Empfindlichkeit immer vor Behandlungsbeginn zu bestimmen, um eventuelle Neuinfektionen mit Str.-resistenten oder mit von Str. abhängigen Bazillen zu erfassen.

9. Wirkungsweise des Streptomycins.

Über den Wirkungsmechanismus des Str. auf die Tuberkelbazillen gehen die Meinungen in der Literatur weit auseinander. Durch die bisherigen Beobachtungen an Patienten scheint es sicher, daß das Str. auf die Bazillen oder ihren Stoffwechsel direkt einwirkt. Die Abwehrkräfte des Organismus werden durch das Str. sicher nicht gehoben, es gibt diesen aber Zeit, durch die Verzögerung des Krankheitsablaufes besonders bei akuten Streuungen wirksam zu werden. Vorläufig ist nicht sicher bekannt, ob das Str. das Wachstum und die Vermehrung der Tuberkelbazillen behindert oder vermindert, wobei es sich um eine bakteriostatische Wirkung handeln würde, oder ob es die Erreger selbst angreift und zerstört (bakterizide Wirkung). Die meisten Autoren vertreten derzeit den Standpunkt, daß es sich eher um eine bakteriostatische Wirkung handelt.

Als die Wirkung des Str. auf Tuberkelbazillen in vitro bekannt wurde, begann man mit Tierversuchen, um zu sehen, ob das Medikament auf den Verlauf der experimentellen Tuberkulose einen Einfluß habe. So konnten *Feldman* und *Hinshaw* gemeinsam mit *Karlson* und *Mann* (42, 43, 44) zeigen, daß aus der Milz von Meerschweinchen, die mit Tuberkelbazillen infiziert und dann mit Str. behandelt worden waren, in einigen Fällen durch Übertragung auf andere Tiere keine lebenden Bazillen nachgewiesen werden konnten. In den meisten Fällen ließen sich aber auch nach längerer Behandlungsdauer in der Milz noch vollvirulente Bazillen nachweisen. obwohl bei diesen Tieren am Ende der Behandlung keine sicheren tuberkulösen Gewebsveränderungen mehr vorhanden waren. Auf Grund dieser Tierversuche schließen sie, daß das Str. auf die Tuberkelbazillen bakteriostatisch wirkt. Bei der üblichen Dosierung erreicht das Str. im Blut und in den Geweben nicht die nötige Konzentration, um bakterizid wirken zu können. Bei ähnlichen Tierversuchen konnten *Brownlee* und *Kennedy* (71) aus der Milz von 13 Tieren in 4 Fällen Tuberkelbazillen auf Nährböden züchten. Zu ähnlichen Ergebnissen kam auch *Dickinson* (68).

Im Gegensatz dazu denkt *Garrod* (45) auf Grund seiner Untersuchungen auf Nährböden an eine bakterizide Wirkung des Str. Seine Untersuchungen in vitro führten zu folgenden Ergebnissen. 1. *Staphylococcus aureus* wird bei einer Temperatur von 37° bei zunehmender Konzentration des Str. von 20 bis 200 γ pro Kubikzentimeter immer rascher vernichtet. 2. Bei der gleichen Str.-Konzentration von 200 γ ist die Wirkung bei 5⁰ geringer als bei 20⁰ und bei 37⁰. 3. Die gleiche Konzentration des Str. bei der gleichen Temperatur hat auf drei verschiedene Erreger *(Bact. coli, Staphylococcus aureus* und *Streptococcus pyogenes)* die gleiche Wirkung. 4. Das Str. ist auf Nährböden wirksam und in physiologischer Kochsalzlösung zeigt es erst bei sehr hoher Konzentration eine unregelmäßige und unvollständige Wirkung. 5. Die Wirkung des Str. ist vom Verhältnis seiner Konzentration zur Zahl der Bakterien abhängig. Eine kleine Anzahl von Bakterien wird rasch vernichtet. Aus einer großen Anzahl bleibt immer ein Teil virulent.

Während der Behandlung verschiedener Tuberkuloseformen mit Str. war es *Madigan, Swift* und *Brownlee* (46) aufgefallen, daß Patienten mit einer Phthise kaum eine Beeinflussung des Krankheitsbildes zeigten, während frische miliare Veränderungen auf die Behandlung rasch und gut ansprachen. Zur Klärung dieses unterschiedlichen Verhaltens führten sie folgende Untersuchungen in vitro durch.

Eine 14 Tage alte Kultur eines bestimmten Tuberkelbazillenstammes vom Typus humanus, gewachsen auf Nährboden nach *Petragnani,* wurde in physiologischer Kochsalzlösung in einer Konzentration von 0,5 γ/ccm suspendiert und durch 24 Stunden bei 37⁰ gehalten. Dann wurde Str. in einer Konzentration von 10.000, 1000, 100, 10 und 1 ·/ccm für 1, 10, 14 und 30 Tage zugesetzt. Anschließend wurden die Tuberkelbazillen wieder auf Nährböden nach *Petragnani* geimpft. Nach eintägiger Einwirkungsdauer konnte keine Str.-Konzentration das Wachstum der Tuberkelbazillen verhindern. Nach 10 Tagen verhinderten 100, 1000 und 10.000 γ/ccm das Wachstum und nach 14 Tagen verhinderten es alle Konzentrationen über 10 /ccm. Nach 30tägiger Einwirkung fanden sie die gleichen Ergebnisse.

In einer zweiten Versuchsreihe mit dem gleichen Tuberkelbazillenstamm überimpften sie die gleiche Bazillenmenge auf *Petragnani*-Nährboden, die Str. in steigender Konzentration enthielten. Die Tuberkelbazillen waren vorher nicht durch 24 Stunden bei 37⁰ in physiologischer Kochsalzlösung gehalten worden. Bei einem Str.-Gehalt des Nährbodens über 0,5 /ccm wuchsen die Tuberkelbazillen nicht mehr.

Aus diesen Versuchen ergibt sich die interessante Tatsache, daß das Str. gegenüber jungen Tuberkelbazillen, die sich auf Nährböden rasch teilen und vermehren, am wirksamsten ist, gegenüber ruhenden Zellen aber eine wesentlich geringere Wirksamkeit aufweist.

Waksman, Bugie und *Schatz* (47) prüften die Abhängigkeit der Str.-Wirkung von der Konzentration der Wasserstoffionen in dem Lösungsmittel. Dieses basische Antibiotikum war bei einem höheren pH bedeutend wirksamer als bei einem niedrigen. Im Gegensatz dazu wurde von anderer Seite festgestellt, daß saure Antibiotika, wie z. B. Penicillin, ein gegenteiliges Verhalten zeigten, da sie mit abnehmendem pH des Lösungsmittels wirksamer wurden.

Dieser Unterschied in der Wirkungsweise ist einerseits für die Erklärung des Wirkungsmechanismus dieser Antibiotika von großer Bedeutung, andererseits ist diese Tatsache in der Therapie mit basischen Substanzen sehr wichtig, da zerstörtes Gewebe und Eiter ein pH von ungefähr 6,0 aufweisen. Auf diese Art kann man manchen Mißerfolg bei der Behandlung mit basischen Antibioticis erklären.

Abraham und *Duthie* (48) konnten in vitro zeigen, daß die Wirkung des Str. bei einer bestimmten Anzahl von Bakterien mit zunehmender Konzentration der Wasserstoffionen abnahm. Diese Abnahme betrug bei 5—10.000 Mikroorganismen im Kubikzentimeter etwa das Vierfache der Aktivität, wenn das pH von 7,2 auf 6,2 sank. (Das Absinken des pH um eine Einheit bedeutet das zehnfache Ansteigen der Konzentration der Wasserstoffionen.) Andererseits zeigte das Str. eine beachtliche Abnahme seiner Wirksamkeit bei Zunahme der Mikroorganismen. Eine tausendfache Zunahme der Zahl der Bakterien führte etwa zu einem vierfachen Verlust der Aktivität. Wenn man das pH von 7,2 auf 6,2 änderte und die Zahl der Bakterien von 10.000 auf 10,000.000 erhöhte, betrug die Abnahme der Aktivität des Str. das 16—32fache. *Strept. faecalis, Staph. aureus, B. proteus, Bact. coli, Bact. typhosum* und *Ps. pyoceanea* zeigten diese Abhängigkeit von der Konzentration der Wasserstoffionen und der Menge der Keime. Nur *Strept. pyogenes* zeigte keine Abhängigkeit der Str.-Wirkung von der Zahl der Keime, wobei allerdings ein anderer Nährboden verwendet wurde. Prüft man die Abhängigkeit der Str.-Wirkung vom pH, indem man die Zone der Wachstumsbehinderung mißt, so ergab sich für Str. bei 100 γ pro Kubikzentimeter für pH 6 eine Behinderungszone von 12 mm Durchmesser, für pH 7 eine solche von 19 mm und pH 7,5 von 26 mm.

Bei einer anderen Versuchsanordnung, bei der das Str. an der Grenze seiner wirksamen Konzentration gehalten wurde, erwies sich das pH als der entscheidende Faktor. Bei 3000 Keimen und 5 γ Str. pro Kubikzentimeter wuchsen bei pH 7 und 8 keine Keime, während bei pH 6,1 dieselbe Str.-Menge keine Wirksamkeit zeigte und die Kultur sich in etwa 18 Stunden voll entwickelte.

Der unterschiedliche Einfluß der Konzentration der Wasserstoffionen auf die Wirkungsweise der sauren und basischen Antibiotika ist schwer zu erklären. Es dürfte sich um die Unterschiede in der Ionisierung und um das Festhalten an der Oberfläche der einzelnen Zellen handeln.

Die geringere Wirksamkeit des Str. und aller basischen Antibiotika gegenüber Bakterien in saurer Umgebung stellt sicherlich ein arges Hindernis bei der Behandlung von Krankheiten mit Gewebszerfall dar. Saure Antibiotika werden in saurer Umgebung in ihrer Wirksamkeit nicht behindert, die Wirkung scheint dadurch sogar noch gesteigert zu werden. Bei der Behandlung von Erkrankungen, die mit Gewebszerstörungen einhergehen, sind saure Verbindungen den basischen überlegen.

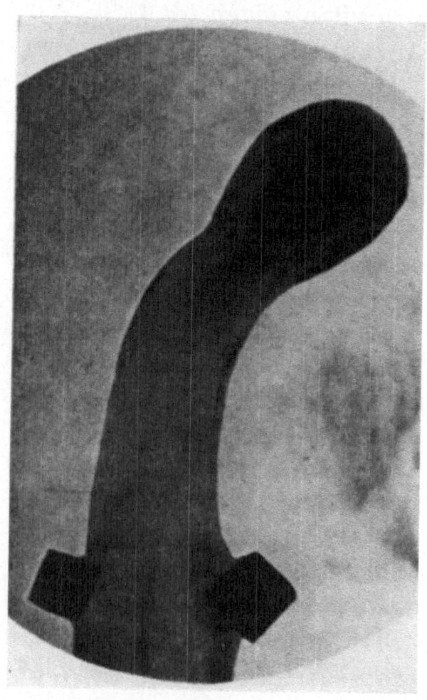

Abb. 4. Mycobacterium tuberculosis, El. opt.
38.000 : 1. Die beiden viereckigen Schatten sind
Kochsalzkristalle.

Um die Frage nach der Wirkungsweise des Str. eventuell einer Klärung zuführen zu können und daraus Rückschlüsse auf die Behandlung der akuten tuberkulösen Streuungen zu ziehen, wurden von *Martischnig* und mir (49) morphologische Untersuchungen am Elektronenmikroskop durchgeführt.

Als Vorversuch wurden Tuberkelbazillen von *Hohn*schem Eiernährboden bei 36- bis 38.000facher Vergrößerung beobachtet und photographiert. (Abb. 4.) Es waren dabei stabförmige Gebilde zu sehen, 4 bis 14 cm lang, 1,1 bis 2,8 cm breit. Dies entspricht den lichtoptisch festgestellten Ausmaßen der Tuberkelbazillen. Manchmal haben die Bazillen eine köpfchenförmige Verbreiterung und Verdichtung an einem Ende, die sicher eine anderere Beschaffenheit hat als der übrige Bazillenkörper. Das andere Ende schließt dabei flach ab. Andere Bazillen enden rundlich an beiden Seiten und zeigen dort keine Verbreiterung oder Verdichtung. Irgendeine Hülle oder Kapsel war nicht zu beobachten, doch scheint an der Oberfläche der Tuberkelbazillen ein schmaler Saum mit

dichterer Struktur vorhanden zu sein. Einige Bazillen sind gerade
Stäbchen, andere sind leicht gebogen bis geknickt.

Als diese Voruntersuchungen abgeschlossen waren, wurden zu
Tuberkelbazillenkulturen mit schönen Kolonien je 1, 5, 10, 100 und
1000 γ Str. in einem Kubikzentimeter physiologischer Kochsalzlösung hinzugefügt und für acht Tage in den Brutschrank gestellt.
Nach dieser Zeit wurden die Tuberkelbazillen im Elektronenmikroskop untersucht und photographiert. Es zeigte sich, daß bei 1 γ Str.
die Bazillen morphologisch kaum verändert erschienen. Bei 5 γ
war die innere Struktur nicht mehr gleichmäßig, die äußere Be-
grenzung erschien bereits unregelmäßig und an manchen Stellen
aufgelockert. Bei 10 γ waren die Veränderungen noch weiter vorgeschritten, das Protoplasma zeigte lytische Veränderungen und es

schienen nur noch einzelne In-
seln davon übrig geblieben zu sein.
Die köpfchenförmigen Verdichtungen am Ende der Bazillen
blieben in ihrer Struktur jedoch
unverändert, nur die äußere Be-
grenzung der Bazillen war auch
an dieser Stelle aufgelöst und unregelmäßig. (Abb. 5.) Bei 100 γ
traten noch deutlichere lytische
Veränderungen auf und bei
1000 γ Str. waren nur noch
Protoplasmareste ohne jegliche
Struktur zu sehen. Auch in diesem Fall weitestgehender Auf-
lösung des Bazillenkörpers sind
die Verdichtungen an deren Ende
morphologisch offenbar völlig
unverändert geblieben. Diese Gebilde müssen eine wesentlich
widerstandsfähigere Zusammensetzung haben.

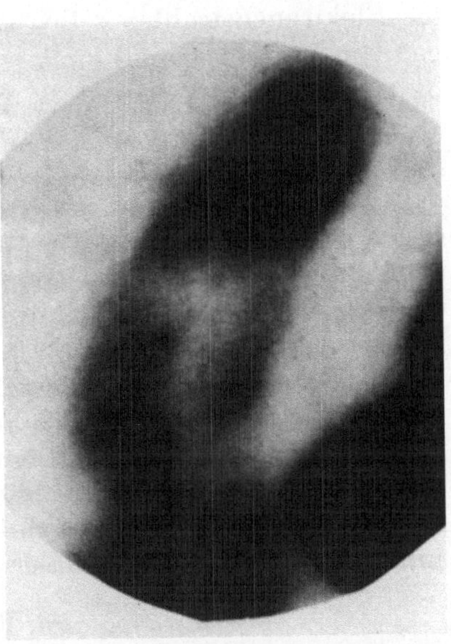

Abb. 5. 8 Tage nach Zusatz von 10 Einheiten
Streptomycin in 1 ccm phys. Kochsalzlösung.
El. opt. 38.000 : 1.

Auf Grund dieser elektronenoptischen Aufnahmen kann man
sagen, daß bei einer Str.-Konzentration von 1 γ pro Kubikzentimeter die Wirkung des Str. auf die Tuberkelbazillen in vitro nach
acht Tagen nur bakteriostatisch ist. Ab 5 γ/ccm muß man bei dieser
Versuchsanordnung schon eine bakterizide Wirkung annehmen, da
diese schweren Strukturveränderungen wohl kaum mehr mit lebenden Bazillen vereinbar sind. Auch die entsprechenden Tierversuche

haben ergeben, daß keines der geimpften Tiere an einer Tuberkulose erkrankte.

Die lytischen Veränderungen wurden an wachsenden Tuberkelbazillen auf Nährböden beobachtet. Die Untersuchungen über die
Str.-Wirkung bei ruhenden Bazillen sind noch nicht abgeschlossen.
Da das Str. acht Tage im Brutschrank einwirken konnte, ist nicht
zu sagen, ob die lytischen Veränderungen primär entstanden sind
oder ob es sich um eine sekundäre Autolyse handelt. Das Absterben
der Bazillen konnte vorher durch Behinderung wichtiger Teile bzw.
des gesamten Stoffwechsels erfolgt sein. Auch zur Klärung dieser
Fragen sind weitere Untersuchungen in Aussicht genommen.

Es wäre der Einwand möglich, daß es sich bei den beschriebenen
Strukturveränderungen an den Tuberkelbazillen um Kunstprodukte
handelt, die durch das Vakuum im Elektronenmikroskop oder durch
die Elektronenstrahlen selbst hervorgerufen wurden. Untersuchungen von *Frühbrodt* und *Ruska* (50) haben ergeben, daß das Vakuum
die Bazillen nicht verändert und eigene Aufnahmen, die von den
gleichen Tuberkelbazillen nacheinander gemacht wurden, haben
gezeigt, daß trotz der längeren Einwirkungsdauer der Elektronen
das zweite Bild keine merklichen Unterschiede gegenüber dem
ersten aufwies. Außerdem müßten diese lytischen Veränderungen
auch Bazillen zeigen, die nicht der Str.-Wirkung ausgesetzt waren
und sie dürften nicht mit zunehmender Konzentration des Str.
immer deutlicher werden.

Die Tuberkelbazillenkulturen waren nach dem Zusatz von 1 bis
1000 γ Str. nach acht Tagen makroskopisch nur wenig verändert.
Nach einigen Wochen änderten sie jedoch ihre gelbbraune Farbe
und die typische Form und wurden besonders bei 1000 γ zu einer
schleimigen Masse, die die grünlich-gelbliche Farbe des Nährbodens
annahm und diesem gegenüber nur schwer abzugrenzen war.

10. Toxizität.

Die hervorstechendste Eigenschaft aller Antibiotika und somit
auch des Str. ist, daß sie die Zellen des Menschen und der Säuge-
tiere nicht oder nur in ganz geringem Ausmaß schädigen, während
sie bestimmten Keimen gegenüber eine nicht mehr zu übertreffende
Wirkung entfalten. Die Unschädlichkeit gegenüber dem menschlichen und tierischen Körper wird immer deutlicher, je mehr es
gelingt, die Antibiotika von Verunreinigungen zu befreien.

Madigan, Swift und *Brownlee* (51) prüften die toxische Wirkung
des Str. an Mäusen. Nach intravenösen Injektionen war bei toxischen Dosen der Beginn der Symptome schlagartig, die Atmung
wurde unregelmäßig, es trat Dyspnoe, dann Apnoe auf. Der Tod er-

folgte nach 3—4 Minuten durch Asphyxie, ein Spättod wurde nicht beobachtet.

In Versuchen an Katzen konnte kein wesentlicher Einfluß des Str. auf den Blutdruck oder auf die Atmung festgestellt werden.

Der antidiuretische Effekt des Str. wurde an Ratten geprüft. Nur das Ausscheidungsmaximum war nach zwei Stunden etwas geringer, die Gesamtharnausscheidung blieb aber fast unverändert. In einen Fall war die Ausscheidungskurve etwas atypisch, in einem anderen trat eine Verzögerung der Diurese um zwei Stunden ein, doch blieb die Gesamtausscheidung unverändert.

Bei Kaninchen wurden nach Entnahme von 0,5 ccm Liquor in die Cysterne 10 mg Str. pro Kilogramm Körpergewicht injiziert. Trotz dieser hohen Dosierung zeigten die Tiere keine sichtliche Reaktion. Nach einer Injektion von 20 mg Str. pro Kilogramm Körpergewicht starben aber unter sonst gleichen Bedingungen zwei von drei Kaninchen innerhalb von 15 Minuten durch Atemstillstand.

Da das Str. für den Menschen nur wenig toxisch ist, wurden bei akuten Erkrankungen wegen der kurzen Behandlungsdauer bisher keine Schäden festgestellt. Bei chronischen Erkrankungen, bei denen es monatelang gegeben werden muß, wurden jedoch wiederholt toxische Schäden beobachtet. Das Auftreten dieser unerwünschten Nebenerscheinungen hängt sehr von der Dosierung und von der Art der Applikation ab. Nach *Keefer* (10) sind unter 1000 mit Str. behandelten Patienten diese Komplikationen bei einer Dosierung von 1 g täglich in 20,5% der Fälle aufgetreten, bei 3 g täglich in 46% und bei 4 g in 60% der Fälle. Bei diesen 1000 Patienten traten lokale Reaktionen in 28 Fällen auf, histaminähnliche Reaktionen in 100 Fällen, Sensibilisierungsreaktionen in 98 Fällen, neurologische Störungen in 52 Fällen, Temperatursteigerungen in 49 Fällen und verschiedene andere Symptome in 5 Fällen. Alle diese Erscheinungen wurden allein und in verschiedener Kombination beobachtet. Neben der Dosierung und der Dauer der Str.-Behandlung sind die toxischen Schäden auch von der Art der Anwendung abhängig. Nach wiederholten höheren i. l. Str.-Injektionen wurden sie häufiger beobachtet als nach bloßer i. m. Behandlung. Auch die Zahl der täglichen i. m. Injektionen scheint eine Rolle zu spielen. Wenn man eine Tagesdosis von 1 g auf zwei Injektionen aufteilt, treten im allgemeinen weniger Schäden auf als bei fünf Injektionen (Council on Pharmacy and Chemistry) (35). Dies wird so erklärt, daß ein gleichmäßiger Str.-Spiegel den Organismus eher schädigt als vorübergehend hohe Konzentrationen.

Ein Teil der toxischen Erscheinungen ist durch das Str. selbst bedingt, der größere Teil durch Verunreinigungen. Die Art und die

Menge dieser Verunreinigungen hängt von der Zusammensetzung
des Nährbodens, auf dem der *Streptomyces griseus* gezüchtet wird
und von den einzelnen Reinigungsmethoden ab. Je genauer diese
Zusammenhänge erkannt werden, desto leichter wird es sein, reines
Str. herzustellen und Nebenwirkungen zu vermeiden. Über vereinzelte Packungen, die besonders toxisch wirkten, hat *Cocchi* (52)
berichtet.

Mordasini (53) berichtete im Juni 1948 an Hand von 148 Fällen,
daß die Komplikationen bei Str.-Behandlung jetzt nicht mehr so
häufig auftreten und auch nicht mehr so schwer sind, wie sie anfangs von amerikanischer Seite mitgeteilt wurden. Er führt dies auf
die jetzt übliche geringere Dosierung und auf die bessere Reinigung
der neueren Str.-Präparate zurück. Nur in vier Fällen mußte die
Str.-Behandlung wegen dieser Komplikationen abgesetzt werden.
Nach Bericht des Council on Pharmacy and Chemistry aus dem
Jahre 1947 mußte von 930 Fällen wegen toxischer Erscheinungen
die Behandlung in 49 Fällen (6%) unterbrochen werden.

Die Nebenerscheinungen der Str.-Behandlung treten in verschiedenster Form auf. Eine lokale Reizung nach der i. m. und
s. c. Injektion wird nur selten beobachtet. Sie besteht in einer Rötung und Schwellung der Stichstelle, die gelegentlich mit Juckreiz
und leichtem Schmerzgefühl verbunden ist. In solchen Fällen wird
die Verwendung von Novocain oder ähnlicher Präparate empfohlen.

Bei der i. l. Injektion beobachtet man manchmal Schmerzen, die
im Bereich des *N. ischiadicus* oder im Bauch auftreten, später gelegentlich Kopfschmerzen, Brechreiz und Erbrechen. Diese Komplikationen treten nach der Meinung einiger Autoren besonders häufig
nach der suboccipitalen Applikation auf. Diese Ansicht ist aber
nicht unwidersprochen geblieben. *Mordasini* beobachtete zweimal
vier bis fünf Stunden nach intracisternaler Anwendung von 75 bis
100 mg Str. neben den schon beschriebenen Beschwerden eine
Liquordrucksteigerung von 250 mm und mehr. Durch eine Entlastungspunktion konnten alle Beschwerden behoben werden. Ganz
vereinzelt wurden Paraplegien mit Paraesthesien beschrieben.

Nach der intralumbalen Str.-Applikation steigt die Zellzahl und
der Eiweißgehalt im Liquor.

Im Gegensatz zu diesen geringen Reaktionen nach der i. l. Str.-
Injektion, wie sie jetzt mit dem gereinigten Mittel beobachtet werden,
stehen die argen Zwischenfälle, über die noch 1946 *Cairns, Duthie*
und *Smith* (54) berichteten. Nach einer Injektion von 80 respektive
100 mg in Lösungen von 10 bis 20 mg pro Kubikzentimeter physiologischer Kochsalzlösung wurden vier von sieben Meningitis-Patienten gleich nach der ersten Injektion schwer komatös und zeigten

Puls- und Atemunregelmäßigkeit. Bei einem achtjährigen Knaben trat dieser schwere Zustand bereits nach 2,5 mg auf. Zwei dieser Patienten starben wenige Stunden später durch Atemstillstand.

Veränderungen im Blutbild wurden auch in der ersten Zeit der Str.-Behandlung nur selten beschrieben. Sie bestanden in einer leichten Leukopenie, verbunden mit Neutropenie bis Agranulozytose. In einem dieser Fälle kehrte mit Absetzen der Str.-Behandlung die normale Knochenmarksfunktion wieder, obwohl sich die Tuberkulose weiter verschlechterte. Auch Eosinophilien mit Werten bis zu 20% und darüber wurden beschrieben. Dies ist jedoch kein Grund die Str.-Behandlung abzubrechen.

Ganz vereinzelt wurde auch Gelbsucht beobachtet, doch konnte kein Beweis für den Zusammenhang mit der Str.-Behandlung erbracht werden. Leberfunktionsprüfungen an einer größeren Anzahl von Patienten ergaben nach Abschluß der Str.-Behandlung normale Werte.

Bei regelmäßigen Harnkontrollen zeigte sich, daß gelegentlich Eiweiß, rote Blutkörperchen und Zylinder gefunden werden können. Dies spricht für eine Reizung des Nierengewebes, doch ergaben spätere Nierenfunktionsprüfungen normale Werte. Die Str.-Behandlung wird in solchen Fällen nicht unterbrochen. Bei Nierenerkrankung oder gestörter Nierenfunktion ist das Ausscheidungsvermögen der Nieren für Str. gewöhnlich herabgesetzt. Die übliche Str.-Dosierung führt dann zu toxischen Konzentrationen im Blute. In solchen Fällen ist es nötig, den Blutspiegel laufend zu kontrollieren und durch seltenere Injektionen und kleinere Einzeldosen auf gewünschten Werten zu halten.

Die häufigste und schwerste Schädigung durch lange Str.-Behandlung betrifft den achten Hirnnerv mit seinen beiden Ästen. Häufiger ist jedoch der vestibuläre Anteil betroffen. An welcher Stelle es zur Schädigung kommt, ist noch nicht restlos geklärt. Die ersten Anzeichen der Störung machen sich in der 3. bis 4. Behandlungswoche bemerkbar und scheinen von der Dosierung und somit von der Str.-Konzentration im Blute abhängig zu sein. Beginnend mit leichtem Schwindelgefühl, können sich die Erscheinungen fortlaufend steigern und mit einer völligen Ataxie ihren Höhepunkt erreichen. In solchen Fällen ist dann eine kalorische Untererregbarkeit festzustellen. Die Störungen halten noch monatelang nach Absetzen der Behandlung an, doch bilden sie sich bei dem größten Teil der Patienten wieder zurück. Außerdem lernen diese Patienten den Ausfall der Vestibularfunktion mit Hilfe des Auges zu kompensieren und die Schwierigkeiten beim Gehen werden daher in solchen Fällen vor allem in der Dunkelheit auftreten.

Eine toxische Schädigung des Gehörastes des achten Hirnnerven wird weniger häufig beobachtet. Wenn bei den Hörproben ein zu nehmender Verlust des Hörvermögens festgestellt wird, ist die Entscheidung über die Weiterbehandlung mit Str. schwierig. Man wird in solchen Fällen alle Momente genau überlegen müssen, denn wird das Str. vollkommen abgesetzt, dann riskiert man das Leben des Patienten, dosiert man unverändert weiter, ist eine völlige Taubheit kaum zu vermeiden. Wenn bei beginnender Schwerhörigkeit die Str.-Behandlung abgesetzt werden kann, kehrt das normale Hörvermögen wieder.

Auch das Auftreten von vollkommener Blindheit während der i. l. Str.-Behandlung wurde bei tuberkulöser Hirnhautentzündung beschrieben. Es ist aber noch nicht eindeutig geklärt, ob es sich dabei um eine Schädigung durch das Str. handelt oder ob die Blindheit auf die Grundkrankheit zurückzuführen ist.

Auch psychische Veränderungen, Störungen der geistigen Entwicklung, Sprachstörungen und schizophrenieartige Zustandsbilder wurden nach langer Str.-Behandlung der *Meningitis tuberculosa* beobachtet. Doch ist auch hier bei der jetzt üblichen Str.-Dosierung mit größter Wahrscheinlichkeit anzunehmen, daß diese Veränderungen eher der Grundkrankheit als der Str.-Wirkung zuzuschreiben sind.

Nach Inhalieren treten gelegentlich leichte Reizzustände der oberen Atemwege auf.

Zu den seltenen toxischen Erscheinungen zählen Temperatursteigerungen, Muskelschmerzen, Gelenkschmerzen, Ohrensausen, Parästhesien und Doppelsehen.

Das plötzliche Absinken des Blutdruckes, das früher manchmal beobachtet wurde, ist wahrscheinlich durch die Verunreinigung des Str. mit histaminähnlichen Stoffen zu erklären.

Als Zeichen allergischer Vorgänge treten zwischen dem achten und zehnten Behandlungstag manchmal Exantheme verschiedenster Art auf. Häufig gleichen sie einem Serumexanthem mit Quaddelbildung, manchmal sind sie hämorrhagisch. Aber auch Exantheme wie bei Scharlach und Masern wurden beobachtet. In diesen Fällen braucht die Behandlung nicht abgebrochen zu werden, es sei denn, die allergische Reaktion verlaufe unter dem Bilde einer exfoliativen Dermatitis.

Es soll hier nicht nur auf die möglichen Komplikationen einer protrahierten Str.-Behandlung hingewiesen werden. Es muß gleichzeitig betont werden, daß alle Nebenerscheinungen mit der besseren Reinigung des Str. immer seltener werden und daß sie zum größten Teil reversibel sind. Viele schwinden noch während der Str.-Behandlung. Die Schädigungen des achten Hirnnerven sind allerdings manchmal noch Monate nach Absetzen des Str. zu beobachten und bilden sich nur langsam zurück.

Die Toxität des Str. ist wesentlich größer als die des Penicillins.

11. Überempfindlichkeit gegen Streptomycin.

Während das Auftreten einer Überempfindlichkeit gegenüber dem Str. bei Patienten, die genügend lange damit behandelt werden, öfters beschrieben wird, sind Literaturangaben über dieselbe Erscheinung bei Menschen, die bei der Erzeugung und Verwendung des Str. beschäftigt sind, selten zu finden.

Rauchwerger, Erskine und *Nalls* (55) beschrieben diese Erscheinungen bei sechs Pflegerinnen. Innerhalb von 20 Monaten und während einer Behandlung von 233 Patienten mit Str. zeigten diese sechs Pflegepersonen anfangs ein Erythem an den Händen, dann Pruritus und schließlich papulo-vesikuläre Veränderungen. In zwei Fällen löste sich die Haut über der Endphalange des Daumens und Zeigefingers beider Hände. Die Veränderungen waren an dieser Stelle wahrscheinlich deswegen am ausgeprägtesten, weil hier der intensivste Kontakt mit dem Str. stattgefunden hatte. Fünf Pflegerinnen hatten leichte bis schwere Ödeme beider Augenlider mit Lichtscheu, jedoch ohne konjunktivale Beteiligung. Diese Veränderungen an den Augenlidern sind am ehesten durch Übertragungen des Str. mit den Händen zu erklären.

Da diese Überempfindlichkeitserscheinungen erst nach acht bis achtzehn Monaten Kontakt mit dem Str. auftraten, muß man annehmen, daß die Sensibilisierung erst nach langer Zeit auftreten kann. Gefährdet erscheinen besonders Ärzte, Schwestern, Apotheker, sowie alle Personen, die mit der Herstellung beschäftigt sind. Es wäre durchaus möglich, daß überempfindlich gewordene Personen mit dem Str. nicht mehr behandelt werden könnten, falls sich einmal die Notwendigkeit dazu ergeben sollte.

97 Pflegepersonen wurden auf ihre Überempfindlichkeit gegenüber dem Str. mit 100 γ Str. intrakutan geprüft. Sieben zeigten eine positive Reaktion nach 24 Stunden, sechs nach der gleichen Zeit eine fragliche Reaktion. 24 Kontrollpersonen, die keinen Kontakt mit Str. hatten, zeigten auf 10—100 γ Str. intradermal keine Überempfindlichkeit. Die Autoren schlagen daher vor, bei allen in Frage kommenden Personen die Überempfindlichkeit alle vier Monate zu prüfen, um diese Fälle zu entdecken, bevor sich klinische Symptome entwickelt haben. Als Prophylaxe wird das Tragen von Gummihandschuhen empfohlen, sowie gründliche Reinigung der Hände nach Kontakt mit Str. und mit Spritzen und Nadeln, die bei der

Behandlung verwendet wurden. Es wird auch an die Möglichkeit einer Sensibilisierung beim Sterilisieren der zur Injektion nötigen Gegenstände gedacht.

Eine der Pflegerinnen, die schon Hauterscheinungen zeigte, wurde mit 100 γ Str. in 0,1 ccm isotoner Kochsalzlösung intradermal geprüft. In 12 Stunden zeigte sie eine starke lokale Reaktion von 20/35 mm Durchmesser, starke Lidödeme und eine Eosinophilie von 19%.

In keinem der sechs Fälle mit Hautveränderungen konnte eine Dermatomykose festgestellt werden, bei der eventuell Pilze Str. produziert hätten, das als Antigen hätte wirken können. Dies wurde für das Penicillin von *Peck, Siegal* und *Bergamini* (56) angegeben.

Crofton und *Foreman* (57) beschrieben vier Fälle unter etwa 80 Schwestern, die bis 18 Monate mit Str. beschäftigt waren. Die Hautveränderungen traten nach sechs Wochen bis sechs Monaten Kontakt mit Str. auf, wobei jede Schwester täglich sechs bis zwölf Injektionen zu geben hatte. Das Lidödem, verbunden mit Juckreiz, zeigte sich bei allen und bei zweien von ihnen war auch die Gesichtshaut beteiligt. Bei drei besserten sich die Hautveränderungen, wenn sie außer Dienst waren und verschlechterten sich bei neuerlichem Kontakt mit Str. Alle vier Patienten zeigten eine positive Reaktion nach intradermaler Injektion von 50 γ Str., bei dreien exazerbierten darauf die Hautveränderungen. Bei 30 Pflegerinnen, die ebenfalls Kontakt mit dem Str. hatten, blieb die Hautprobe negativ, desgleichen bei sechs Patienten, die mit Str. behandelt wurden, jedoch keine Überempfindlichkeitszeichen aufwiesen.

Ferner beschrieb *Stringfellow* (58) ausführlich einen Fall, bei dem sich nach drei Monaten Str.-Kontakt am Ringfinger und am Kleinfinger der rechten Hand eine leichte Reizung zeigte. Zwei Wochen später trat das gleiche auch an der linken Hand auf, dann ein Hautausschlag in beiden Ellbeugen und eine Schwellung beider Augenlider mit Juckreiz. Eine leichte Rhinitis mit wäßrigem Nasensekret kam noch dazu. Der Patient war zwar fieberfrei, fühlte sich jedoch nicht recht wohl. Die Haut an den Fingern zeigte Schuppung und Risse mit leichter seröser Sekretion, zwischen den Fingern war sie gerötet, mit kleinen Papeln und einigen kleinen Bläschen besetzt, die zum Teil geplatzt waren und leicht sezernierten. Die Haut der Augenlider war ödematös und schuppte leicht. Die Überempfindlichkeit wurde mit kleinen Gazefleckchen geprüft, die in Str.-Lösung von verschiedener Konzentration getaucht waren. Die Probe fiel positiv aus, die bereits abgeklungenen Hautveränderungen zeigten eine Exazerbation. Sieben weitere Pflegepersonen, die durch sechs

Wochen bis fünf Monate mit Str. beschäftigt waren und sieben Kontrollpersonen blieben negativ.

Strauss und *Warring* (59) berichteten über vier Fälle mit dem gleichen Verlauf. Bei der Prüfung der Sensibilität fanden sie zwei weitere positive Fälle, die bis dahin noch keine klinischen Symptome gezeigt hatten. Bei einer vergleichsweisen Testung von Str., das nur 2% Verunreinigung enthielt, mit einer Str.-Probe, die eine stärkere Verunreinigung aufwies, fanden sie ähnliche Ergebnisse. Daraus wird der Schluß gezogen, daß die Sensibilisierung durch das Str. und nicht durch die Verunreinigung erfolgt.

Im Verlaufe des Jahres 1947 beobachteten *Cathala* und *Bastin* (60) bei drei Pflegepersonen nach Kontakt mit Str. ekzematöse Hautveränderungen und einmal eine konjunktivale Reaktion, die rasch abheilten. *Decourt* (61) beschrieb beim Pflegepersonal in mehreren Fällen nach einigen Monaten Str.-Kontakt Kopfschmerzen und Bindehautentzündung. Die Hautreaktion auf Str. war positiv. In einem Falle traten ekzematöse Veränderungen an den Händen auf, der Dienst mußte aufgegeben werden. Auch *de Lavergne* (96) berichtete über zwei Pflegepersonen, die wegen ekzematöser Veränderungen an den Händen und an den Augenlidern ihren Dienst unterbrechen mußten.

Im Gegensatz zu diesen vereinzelten Fällen von Sensibilisierung durch Str. beschrieb *Verrey* (62) 38 Fälle von Lidekzem verschiedenen Grades. Nach 6 bis 30 Wochen Kontakt mit Str. trat ein heftiger Juckreiz der Augenlider auf, dann folgte eine Schwellung und leichte Schuppung. Das Lidekzem näßte auch manchmal und konnte zur Conjunctivitis mit Photophobie und zu Kopfschmerzen führen. Bei weiterem Kontakt mit Str. entwickelte sich die Erkrankung in Schüben und es gab keine spontane Heilung. Neben schon vorgeschlagenen Maßnahmen sollen Pflegepersonen nicht länger als drei bis vier Wochen mit Str. beschäftigt werden. Als Behandlung wurde 1%ige Ichthyolsalbe, Antistin-Privin und bei nässenden Stellen eine 2%ige Silbernitratlösung empfohlen.

Goldman und *Feldman* (63) behandelten fast 300 Patienten mit oberflächlichen eitrigen Hauterkrankungen, die auf Str.-empfindliche Erreger zurückzuführen waren, mit Str.-Salben. In drei Fällen entwickelte sich an diesen Stellen nach vier bis zwölf Tagen eine Dermatitis. Sie sind der Ansicht, daß das Str. lokal vielleicht weniger sensibilisiert als das Penicillin.

12. Tierversuche.

In den Jahren 1940 und 1942 haben *Feldman* und *Mitarbeiter* (64, 65) versucht, die experimentelle Tuberkulose bei Tieren mit

Promin zu beeinflussen. Die Ergebnisse waren nicht zufriedenstellend.

Als 1944 das Str. beschrieben und in vitro sein Einfluß auf Tuberkelbazillen festgestellt wurde, sollte die Wirkung im Tierversuch erprobt werden. *Feldman* und *Hinshaw* (66) impften 12 Meerschweinchen mit einem durchschnittlichen Gewicht von ungefähr 500 g subkutan in der Sternalgegend mit 0,1 mg einer 16 Tage alten Tuberkelbazillenkultur. Acht Tiere blieben als Kontrolltiere unbehandelt. Bei zwei Tieren wurde die Str.-Behandlung am Tage der Impfung mit Tuberkelbazillen begonnen, zwei weitere Tiere wurden erst 14 Tage nach der Impfung mit Str. behandelt. Die Tiere bekamen 2,775 mg Str. täglich in fünf subkutanen Injektionen mit dreistündlichen Intervallen zwischen 9 und 21 Uhr. Eines der beiden Tiere, bei dem die Behandlung am Tag der Impfung mit Tuberkelbazillen begonnen wurde, bekam nur die halbe Str.-Menge. Die Behandlung wurde bis zum 54. Tag nach der Impfung fortgesetzt und dann abgebrochen, da kein Str. mehr zur Verfügung stand. Bei den Tieren, die mit Str. behandelt wurden, zeigten sich keine toxischen Erscheinungen von Seiten des Str., sie nahmen an Gewicht zu, am meisten allerdings die beiden Tiere, bei denen die Behandlung erst nach 14 Tagen begonnen wurde. Der durchschnittliche Hämoglobinwert der vier behandelten Tiere betrug 12,7 g, bei sechs unbehandelten Kontrolltieren 11 g. Auch die Niere, Nebenniere, Leber, Lunge, Harnblase, Lymphknoten und das Knochenmark der behandelten Tiere zeigten keine erkennbaren Gewebsveränderungen, die auf eine Str.-Schädigung hätten schließen lassen.

Nach der Behandlung wurden alle Tiere getötet. Makroskopisch und mikroskopisch zeigte sich ein überzeugender Unterschied zwischen den Kontrolltieren und den behandelten Tieren. Während die Kontrolltiere eine schon makroskopisch sichtbare ausgedehnte Tuberkulose mit typischem mikroskopischem Bild zeigten, waren bei den vier behandelten Tieren in drei Fällen an der Stelle der Injektion der Tuberkelbazillen und in den regionären Lymphdrüsen nur minimale Veränderungen festzustellen, bei dem vierten Tier wurde an diesen Stellen überhaupt nichts gefunden. Auch an den Innenorganen war der Befund minimal. An den vier Milzen konnte man nur einmal makroskopisch eine Tuberkulose feststellen und auch da nur ein einziges Knötchen. Die mikroskopischen Veränderungen an der Milz der vier Tiere waren von geringem Ausmaß und zeigten keinen progressiven Charakter, sondern Heilungstendenz. Dasselbe konnte bei der Untersuchung von Lunge und Leber dieser vier behandelten Tiere festgestellt werden. Der durchschnittliche Zahlenindex für diese vier Tiere betrug 2,8, für die acht Kontrolltiere 81,9, bei einem theoretischen Maximum von 100.

Die Milz der behandelten Tiere war aseptisch herausgenommen und in zwei Teile geteilt worden. Der eine Teil diente zur histologischen Untersuchung, der andre wurde mit physiologischer Kochsalzlösung verrieben. Dieser verriebene Teil wurde zum Anlegen von Tuberkelbazillen-Kulturen verwendet. Ferner wurden von jeder Milz zwei normale Meerschweinchen subkutan geimpft und diese Tiere wieder nach 56 Tagen getötet. Nur die Kultur des Tieres, das mit halber Str.-Menge 54 Tage behandelt worden war, zeigte ein Wachstum von Tuberkelbazillen. Die Kulturen der drei anderen Tiere waren negativ. Da jedoch eines oder beide der mit Milzbrei beimpften Tiere nach acht Wochen eine Tuberkulose aufwiesen, war der Nachweis erbracht worden, daß die Milz der vier ursprünglich mit Str. behandelten Tiere trotz geringster makroskopischer und mikroskopischer Befunde noch immer vollvirulente Tuberkelbazillen enthielt.

Diese Untersuchungen wurden von den beiden Autoren in Zusammenarbeit mit *Karlson* und *Mann* (43, 44) erweitert. Auch *Youmans* und *McCarter* (67) beschäftigten sich eingehend mit diesen Untersuchungen bei weißen Mäusen und kamen zu den gleichen Ergebnissen.

Von englischer Seite führte *Dickinson* (68) Untersuchungen über die Wirkung des Str. bei tuberkuloseinfizierten Meerschweinchen durch. Die Impfung erfolgte bei einigen Tieren intraperitoneal, bei anderen intramuskulär. Die Impfdosis betrug 0,0001 bzw. 0,0005 mg Tuberkelbazillen. Bei einigen Tieren wurde die Behandlung mit 2 bis 10 mg Str. pro Tag sofort nach der Impfung begonnen, bei anderen erst 24 Tage nach der Infektion, eine dritte Gruppe diente als Kontrolle. Die Ergebnisse waren überall die gleichen: bei den Kontrolltieren eine vollentwickelte Tuberkulose, bei den behandelten Tieren überhaupt keine Anzeichen einer Tuberkulose oder nur eine ganz geringe Drüsenbeteiligung. Die verriebene Milz wurde wieder frischen Tieren injiziert und bei allen Tieren bis auf eines entwickelte sich innerhalb von zwei Monaten eine Tuberkulose.

In jeder der drei Gruppen ließ man je drei Tiere zwei Monate weiter leben, um zu sehen, ob die Tuberkulose der behandelten Tiere aufflackern würde. Diese Tiere wiesen nach zwei Monaten eine merkliche Veränderung in den Drüsen und in der Milz auf, im Gegensatz zu den Tieren, die gleich nach Absetzen der Behandlung getötet und untersucht worden waren.

Aus all diesen Untersuchungen ging eindeutig hervor, daß das Str. auf den Verlauf der experimentellen Tuberkulose bei Meerschweinchen einen großen Einfluß hat. Während der Behandlung kam es zu keinem Fortschreiten der Erkrankung. Bei einigen Tieren zeigten sich nur geringe Drüsen- und Milzveränderungen, bei anderen Tieren war makroskopisch überhaupt keine Erkrankung festzustellen. Andererseits stand aber auch fest, daß die Tuberkulose nicht vollkommen ausgeheilt war, da sowohl durch die Tuberkelbazillenkultur, als auch durch neuerliche Überimpfung auf gesunde Meerschweinchen immer wieder virulente Tuberkelbazillen in der Milz der behandelten Tiere festgestellt werden konnten.

Auf Grund dieser Ergebnisse im Tierversuch begannen *Feldman* und *Hinshaw* mit der Str.-Behandlung bei an Tuberkulose erkrankten Menschen. Es war aber klar, daß man die im Tierversuch erzielten Ergebnisse nicht einfach auf den Menschen übertragen konnte, da die Tuberkulose im Tierversuch in mancher Hinsicht einen anderen Verlauf nimmt als beim Menschen.

Da die bloße Str.-Behandlung der experimentellen Tuberkulose im Tierversuch keine restlos befriedigenden Resultate erbrachte, wurde auf Grund von Überlegungen über die Wirkungsweise der Sulfone eine Kombination von Str. mit Sulfonen versucht. *Smith* und *McClosky* (69) konnten einen Synergismus zwischen Str. und Promin im Tierversuch nachweisen, *Callomon, Kolmer, Rule* und *Paul* (70) zeigten eine ähnliche Wirkungsweise von Str. in Verbindung mit Diason. Für Str. und Sulfetron führten *Brownlee* und *Kennedy* (71) eine Reihe von Tierversuchen durch. 83 Meerschweinchen wurden intramuskulär mit 0,25 mg einer 14tägigen Tuberkelbazillenkultur geimpft und dann in fünf Gruppen eingeteilt. Die erste Gruppe von 18 Tieren bekam 10 mg Str. täglich, vier Injektionen bei vierstündlichem Abstand intraperitoneal. Die Str.-Konzentration betrug eine Stunde nach der Injektion 7 γ pro Kubikzentimeter, nach $3^{1}/_{2}$ Stunden 4 γ und nach 4 Stunden konnte kein Str. im Plasma nachgewiesen werden. Die Behandlung wurde durch 168 Tage fortgesetzt. Eine andere Gruppe von 18 Tieren bekam die gleiche Str.-Menge und zusätzlich Sulfetron, je eine weitere Gruppe von 18 Tieren bekam nur Sulfetron bzw. nur Promin, 11 Tiere blieben als Kontrolle.

Die beiden Gruppen, die Str. intraperitonal bekamen, zeigten eine Gewichtsabnahme innerhalb der ersten sechs Wochen und erholten sich dann langsam. Am Ende der Beobachtungszeit wiesen die Tiere, die nur Str. bekommen hatten, die größte Gewichtszunahme auf. Die Tiere mit Sulfetron hatten nur wenig zugenommen. die dritte Gruppe mit Str. und Sulfetron hatte ihr Anfangsgewicht wieder erreicht. Die Tiere, die Promin bekommen hatten, zeigten ungefähr den gleichen Gewichtsverlust wie die unbehandelten Kontrolltiere.

Unter den klinischen Befunden fiel am meisten auf, daß in den Gruppen, die mit Str. allein und mit Str. und Sulfetron behandelt worden waren, die regionären Drüsen überhaupt nicht oder nur wenig vergrößert waren. Zwischen den unbehandelten Kontrolltieren und den mit Promin behandelten Tieren bestand in dieser Hinsicht kein Unterschied. Er war im Vergleich zu den Sulfetrontieren nur sehr gering. Die Tiere, die Str. und Str. mit Sulfetron erhalten hatten, zeigten ein normales Aussehen im Gegensatz zu den toxischen Erscheinungen der Promintiere.

Bei der Obduktion nach 178 Behandlungstagen zeigten alle vier behandelten Gruppen ein geringeres Ausmaß der tuberkulösen Veränderungen als die Kontrolltiere. Der Unterschied zu den Kontrolltieren war am geringsten bei der Behandlung mit Promin, war größer bei Sulfetron, noch größer bei Str. und am größten bei Str. mit Sulfetron.

Bei der Beimpfung von Nährböden mit Milzbrei aller Tiere zeigte es sich, daß bei allen Kontrolltieren Tuberkelbazillen nachgewiesen werden konnten, unter den Promintieren in 16 von 18 Fällen, unter den Sulfetrontieren in 12 von 18 Fällen, nach der Behandlung mit Str. bei 4 von 13 und bei der kombinierten Behandlung bei 2 von 18 Tieren.

Besonders wichtig war es, daß die Tuberkelbazillen vor und nach Abschluß der Behandlung ihre Str.-Empfindlichkeit und auch ihre Empfindlichkeit gegenüber den Sulfonen nicht verändert hatten. Auch die histologischen Untersuchungen ergaben bei den einzelnen Tiergruppen die gleichen unterschiedlichen Ergebnisse. Der tuberkulöse Prozeß war in keiner Gruppe vollkommen zum Stillstand gekommen.

Möschlin, Jaccard und *Bosshard* (72) erweiterten diese Untersuchungen noch für das Sulfon (Cilag), ein Diamino-diphenyl-Sulfon-N-azetat und für die Paraaminosalicylsäure (PAS). Sie impften Mäuse intravenös mit 0,1 mg Tuberkelbazillen und begannen die Behandlung zwei bis vier Tage nach der Infektion. Nach sechs Wochen Behandlungsdauer wurden alle Tiere getötet und die entsprechenden Untersuchungen durchgeführt. Bei einer Bewertung der Schwere der tuberkulösen Veränderungen in der Lunge von 1 bis 4 zeigten die unbehandelten Kontrolltiere einen durchschnittlichen Wert von 3,6, während die mit Paraaminosalicylsäure behandelten Tiere Werte von 2,3 bis 2,4, die mit Str. behandelten 1,6 und die mit Str. und Paraaminosalicylsäure behandelten nur von 1,0 ergaben. Das Sulfonpräparat wies ungefähr die gleiche Wirksamkeit wie die Paraaminosalicylsäure auf, die Kombination von Str. mit dem Sulfonpräparat ergab keine Verbesserung der Str.-Wirkung.

Tabelle 2.

Promin

$$SO_2\begin{cases} \text{—} \quad NHCH-(CHOH)_4-CH_2OH \quad (SO_3Na) \\ \text{—} \quad NHCH-(CHOH)_4-CH_2OH \quad (SO_3Na) \end{cases}$$

Diazon

$$SO_2\begin{cases} \text{—} \quad NH-CH_2-SO_2Na \\ \text{—} \quad NH-CH_2-SO_2Na \end{cases} +4H_2O$$

Sulfetron

$$SO_2\begin{cases} \text{—} \quad NH-CH-CH-CH-C_6H_5 \quad (SO_3Na,\ SO_3Na) \\ \text{—} \quad NH-CH-CH-CH-C_6H_5 \quad (SO_3Na,\ SO_3Na) \end{cases}$$

Sulfon Cilag

$$SO_2\begin{cases} \text{—} \quad NH_2 \\ \text{—} \quad NH-CH_2COONa \end{cases}$$

Promizol

$$SO_2\begin{cases} \text{—} \quad NH_2 \\ \text{—} \quad \text{Thiazol} \quad C-NH_2 \end{cases}$$

p-Aminosalicylsäure (PAS)

Benzolring mit COOH, OH und NH_2

13. Streptomycin-Resistenz.

Sehr häufig wird das Auftreten von Str.-resistenten Keimen nach verschieden langer Behandlungszeit beobachtet. Wegen der großen Wichtigkeit dieser Erscheinung sollen alle Arbeiten, die sich mit dieser Frage beschäftigen, besonders ausführlich wiedergegeben werden.

Unter einer großen Anzahl von Keimen, die vorher nie mit Str. behandelt worden waren, wurden wiederholt einzelne Mikroorganismen beobachtet, die viel Str.-resistenter waren, als alle übrigen. *Klein* und *Kimmelman* (73) haben dies bei Shigella beschrieben. *Alexander* und *Leidy* (74) bei *Haemophilus influencae* und *Miller* und *Bohnhoff* (75) bei Gonokokken und Meningokokken. Auch für zahlreiche andere Keime wurden große Unterschiede in der Str.-Empfindlichkeit festgestellt.

Bei Untersuchungen über die Str.-Empfindlichkeit von Typhus und Paratyphuserregern fanden *Martin, Sureau* und *Chabbert* (27), daß bei vier Angehörigen einer Familie, die zur gleichen Zeit erkrankten und nicht mit Str. behandelt wurden, die Empfindlichkeit zwischen 3 und 10 γ schwankte. Sie folgerten daraus, daß sich die Sensibilität des gleichen Keimes bis zu einem gewissen Ausmaß ändern kann, wenn er bei verschiedenen Individuen zur Entwicklung kommt. Sie fanden auch, daß beim gleichen Patienten ohne vorherige Str.-Behandlung die Str.-Empfindlichkeit eines Keimes manchmal Schwankungen unterliegt.

Die Beobachtungen im Laboratorium und am Krankenbett ergaben bald, daß sich in manchen Fällen während der Str.-Behandlung sehr rasch eine Str.-Resistenz entwickeln kann und daß diese hier eine viel wichtigere Rolle spielt, als bei der Behandlung mit Penicillin. *Buggs, Bronstein, Hirshfeld* und *Pilling* (76) haben festgestellt, daß sich neben anderen Keimen bei *Staphylococcus aureus* und bei hämolytischen Streptokokken schon nach kurzer Behandlungsdauer eine wesentliche Resistenzsteigerung entwickeln kann. Sie betonen die Wichtigkeit und die Schwierigkeit zu entscheiden, ob es sich bei den Keimen, die von der gleichen Person während einer langen Behandlungszeit isoliert werden, um denselben Stamm handelt. Wenn im Verlauf der Str.-Behandlung resistente Keime auftreten, dann konnten sie sich aus ursprünglich empfindlichen Keimen entwickeln, es konnte zu einer Neuinfektion mit einem von Natur resistenten Stamm gekommen sein oder die Str.-resistenten Keime waren schon zu Beginn der Behandlung vorhanden, sie wurden aber aus verschiedenen Gründen nicht isoliert.

Finland, Murray, Harris, Kilham und *Meads* (77) untersuchten die Str.-Empfindlichkeit bei 12 Patienten während der Behandlung mit diesem Antibiotikum. In sechs Fällen von chronischer Pyelonephritis oder Cystitis waren die Keime zu Beginn der Behandlung im Harn bei 25 γ Str. pro Kubikzentimeter oder weniger empfindlich. Nach einer anfangs vielleicht zu geringen, später jedoch ausreichenden Str.-Behandlung, stieg die Resistenz der Keime in ein bis zwei Tagen auf das Zwei- bis Achttausendfache. Es war aufgefallen, daß fast alle Harnproben in diesen Fällen eine saure Reaktion aufwiesen. Bei drei weiteren Patienten ergab dann eine entsprechende Alkalisierung des Harnes günstige Heilungsergebnisse. Bei einem siebenten Patienten, aus dessen Blut nach einer Prostatektomie *B. aerogenes* gezüchtet wurde, zeigte es sich, daß der Keim, der ursprünglich eine Empfindlichkeit bei 6,25 γ pro Kubikzentimeter aufwies, drei Tage nach Behandlungsbeginn bei 50.000 γ ausgiebig wuchs. Bei einem achten Patienten wuchs *Haemophilus influencae,* der aus dem Sputum isoliert wurde, 24 Stunden nach Behandlungsbeginn bei einer Str.-Konzentration von 5000 γ pro Kubikzentimeter, während er vorher bei 1,6 γ empfindlich war.

Miller und *Bohnhoff* (75) konnten bei Gonokokken und Meningokokken eine Str.-Festigkeit in vitro erzielen, wenn sie diese Kokken auf Nährböden züchteten, die Str. enthielten, und wenn die Konzentration des Str. mit jeder weiteren Übertragung zunahm, jedoch unter einem Niveau blieb, welches die Vermehrung der Keime verhindern konnte. Sechs Gonokokkenstämme waren bei 8 bis 40 γ Str. pro Kubikzentimeter resistent, 96 Meningokokkenstämme bei 1 bis 40 γ pro Kubikzentimeter. Vier bis sechs Übertragungen in täglichem Abstand genügten, um ihre Resistenz so zu steigern, daß sie noch auf Nährböden mit 75.000 γ Str. pro Kubikzentimeter wachsen konnten. Das unverminderte Anhalten der Str.-Resistenz wurde durch $3^1/_2$ Monate verfolgt. Die Resistenz der Gonokokken und Meningokokken entwickelte sich dem Str. gegenüber viel rascher als gegenüber dem Penicillin.

Diese Str.-Festigkeit wurde auch im Tierversuch überprüft und es zeigte sich, daß Mäuse, die mit normalen Meningokokken geimpft wurden, durch 100 γ Str. gerettet werden konnten. Im Gegensatz dazu gingen alle Tiere, die mit resistenten Meningokokken geimpft worden waren, trotz einer Behandlung mit 15.000 γ zugrunde. Diese Str.-festen Meningokokken blieben jedoch in vitro und im Tierversuch Penicillin-empfindlich. Tiere, die mit Str.-resistenten Keimen infiziert worden waren, konnten durch die gleiche oder eine nur wenig höhere Menge Penicillin am Leben erhalten werden, als Tiere, die mit Str.-empfindlichen Stämmen geimpft worden waren. Auf der anderen Seite waren Penicillin-resistente Meningokokken auf künstlichem Nährboden und im Tierversuch genau so Str.-empfindlich wie Penicillin-empfindliche. Das gleiche Verhalten zeigten Str.- und Penicillin-resistente Gonokokken. Es wird betont, daß diese Beobachtungen an Mikroorganismen gemacht wurden, die ihre Resistenz auf künstlichem Nährboden erworben hatten, und daß man diese Befunde nicht vorbehaltlos auf eine Resistenzerwerbung bei Patienten übertragen kann.

Später konnte auch bei anderen Keimen diese Resistenzsteigerung durch Überimpfung auf Nährböden mit steigender Str.-Konzentration erzielt werden.

Bei weiteren Untersuchungen fanden *Miller* und *Bohnhoff* (78) daß sich zwei Arten von Str.-resistenten Meningokokken entwickeln, wenn der ursprünglich empfindliche Stamm auf Nährböden mit reichlich Str. gezüchtet wurde. Diese beiden Arten von resistenten Meningokokken haben jedoch vollkommen verschiedene Eigenschaften. Die eine Art ist für Mäuse pathogen und die nach der Injektion auftretende Erkrankung der Tiere kann auch durch die höchste Str.-Konzentration nicht mehr beeinflußt werden. Der andere Stamm ist nicht nur Str.-resistent, er braucht sogar Str. für sein Wachstum. Er vermehrt sich reichlich in Gegenwart von Str., wächst aber nicht, wenn er auf Str.-freien Nährboden gebracht wird. Wenn Mäuse mit diesen Meningokokken infiziert werden, erkranken sie erst, bis sie mit hohen Dosen Str. behandelt werden. Aus dem Blut dieser Tiere können die Meningokokken auf Str.-enthaltendem Nährboden wieder weiter gezüchtet werden. Die Autoren betonen, daß es sich nicht um einen Zufallsbefund handle, da sie diesen Stamm jederzeit aus 18 verschiedenen Meningokokkenkulturen bei entsprechender Str.-Konzentration im Nährboden züchten konnten.

Klinisch sind bisher Keime, die zu ihrem Wachstum Str. unbedingt benötigen würden, noch nicht beobachtet worden. Als mögliche Erklärung für diese Tatsache führt *Miller* (79) an, daß wohl noch nie Str.-enthaltende Nährböden für die Kultur von Keimen verwendet wurden, die von mit Str. behandelten Patienten stammten. Diese vom Str. abhängigen Keime sind durchwegs Penicillin-empfindlich geblieben. Das Auftreten dieser Keime wird mit großer Wahrscheinlichkeit durch Mutation erklärt.

Hall und *Spink* (80) beschrieben einen Str.-resistenten Stamm von Brucella, der in Gegenwart von Str. besser wuchs, als ohne Str., der dieses Antibiotikum aber nicht unbedingt zum Wachstum benötigte, da er auch auf Str.-freiem Nährboden wachsen konnte.

Paine und *Finland* (81) gelang es, aus ursprünglich Str.-empfindlichen Stämmen von *Staphylococcus aureus, Escherichia coli, Pseudomonas aeruginosa* und *Proteus morgani* auf Nährboden mit hoher Str.-Konzentration die beiden von *Miller* und *Bohnhoff* schon beschriebenen Formen zu züchten. Aus einer großen Anzahl von Keimen erhielten sie eine geringe Zahl, die sowohl bei hoher Str.-Konzentration, als auch ohne Str. wachsen konnten und solche, die sich nur in Gegenwart von Str. vermehrten. Wenn sie Str.-empfindliche, Str.-resistente und vom Str. abhängige Stämme auf Nährböden mit steigender Konzentration züchteten, zeigte es sich, daß die empfindlichen und die abhängigen Stämme ungefähr bei der gleichen Str.-Konzentration nicht mehr wachsen konnten. Sie schließen daraus, daß das Str. als Antagonist des Metabolismus wirke.

Youmans, Williston, Feldman und *Hinshaw* (82) beschrieben erstmalig die Str.-Resistenz bei Tuberkelbazillen in vitro und in vivo. Die Untersuchungen an Tuberkelbazillen sind besonders wichtig, da sich während der langen Behandlungsdauer einer Tuberkulose die Resistenz sehr leicht entwickeln kann und dadurch der Behandlungserfolg in Frage gestellt wird.

Nach dem Bericht des Council on Pharmacy and Chemistry aus dem Jahre 1947 (36) wurden 132 Stämme von Tuberkelbazillen aus dem Sputum oder aus dem Harn von Patienten vor der Str.-Behandlung isoliert. Alle waren bei einer Konzentration von 3 γ Str. im Kubikzentimeter und darunter in vitro empfindlich. Bei einer Tagesdosis von 1,8 oder 2 g Str. i. m. fiel der Str.-Spiegel im kreisenden Blutplasma nicht unter 5 γ im Kubikzentimeter. Da die Konzentration in den tuberkulösen Höhlen, in Pleuraergüssen und im Bronchialsekret mehr als die Hälfte der Konzentration im Blutplasma beträgt, ist eine therapeutisch wirksame Konzentration zu Beginn der Behandlung gegeben. Da die Bazillen jedoch mit fortschreitender Behandlung in einem beträchtlichen Teil der Fälle in vitro bei viel höheren Str.-Konzentrationen resistent werden, als während der Behandlung in den Körperflüssigkeiten und Geweben erreicht werden kann, erscheint es möglich, daß unter solchen Umständen die Fortsetzung einer Behandlung zwecklos ist.

McDermott und *Muschenheim* (36) haben eine Str.-Resistenz bereits am 35. Tag der Behandlung beobachtet. Nach 90 bis 100 Tagen Str.-Behandlung wuchsen die Tuberkelbazillen bei 19 von 20 Patienten, die an Lungentuberkulose erkrankt waren, in einem modifizierten *Dubos*schen Nährboden, der 500 γ Str. pro Kubikzentimeter enthielt.

Untersuchungen in sechs Behandlungszentren der Vereinigten Staaten haben ergeben, daß sich bei 39 von 62 Patienten (63%) in 60 bis 120 Tagen der Str.-Behandlung eine Resistenz gegenüber mehr als 20 γ, gewöhnlich mehr als 100 γ Str. pro Kubikzentimeter Nährboden entwickelt hatte.

Fitzsimons (36) benützte zur Sensibilitätsbestimmung *Youmans*schen und *Dubos*schen Nährboden. Er fand, daß die Tuberkelbazillen von 11 unter 20 Patienten nach 120 Tagen bei 10 bis 1000 γ Str. auf *Youmans*schen Nährboden resistent waren, jedoch nur viermal bei der gleichen Konzentration auf *Dubos*schem Nährboden. Der Unterschied, der sich bei der Benützung der beiden Nährböden ergab, mag an der verschiedenen Zusammensetzung liegen, da einer der Bestandteile (Tween 80) (83) in verschiedener Konzentration vorhanden ist und diese Substanz eine eigene bakteriostatische Wirkung aufweist.

Nach diesen Untersuchungen kann gesagt werden, daß etwa zwei Drittel der Tuberkelbazillenstämme nach weniger als 120 Behandlungstagen Str.-resistent werden. Möglicherweise sprechen diese Stämme bei einer Str.-Behandlung auch in vivo nicht mehr an. Mit dieser Annahme deckt sich die Beobachtung, die allerdings nur bei wenigen Patienten gemacht wurde, daß man resistente Bazillen fand, wenn während des weiteren Verlaufes der Behandlung eine Zunahme des Organbefundes zu verzeichnen war, ferner die Beobachtung, daß einige Patienten auf eine zweite Str.-Kur nicht mehr günstig angesprochen haben.

Dieser Bericht des Council on Pharmacy and Chemistry wurde 1948 (35) noch erweitert. Von 745 Tuberkelbazillenkulturen wuchsen 97% nicht bei 10 γ, der größte Teil davon auch nicht bei 1 γ Str. pro Kubikzentimeter. Nach 30 und 45 Tagen Str.-Behandlung waren schon viel mehr Kulturen bei 10 γ positiv und nach 120 Tagen waren es 70%. Ein großer Teil davon wuchs bei mehr als 100 γ und viele noch bei 1000 γ Str.

Bei der Bestimmung der Str.-Empfindlichkeit von Tuberkelbazillen, die von 12 Patienten stammten, fanden *Madigan*, *Swift* und *Brownlee* (46), daß alle Tuberkelbazillen bei 0,25 bis 0,5 γ Str. pro Kubikzentimeter empfindlich waren. In sechs von sieben Fällen, bei denen unmittelbar nach Beendigung einer dreimonatigen Str.-Behandlung die Empfindlichkeit wieder geprüft werden konnte, zeigte es sich, daß die Resistenz 5- bis 100fach gestiegen war. Bloß bei einem Stamm war die Empfindlichkeit unverändert geblieben. Die Prüfung der Sensibilität vor und nach der Behandlung ergab auch, daß das Wachstum der Tuberkelbazillen durch Str.-Konzentrationen, die zu niedrig waren, um das Wachstum ganz zu verhindern, nur gesteigert wurde.

Um möglichst viele Faktoren kennen zu lernen, von denen das Auftreten der Str.-Resistenz abhängt, hat *Pyle* (84) folgende Untersuchungen durchgeführt. Von acht Patienten, die eine weit fortgeschrittene Lungentuberkulose hatten, wurden aus dem Sputum Tuberkelbazillenkulturen vor Beginn der Str.-Behandlung und dann in wöchentlichen Intervallen durch vier bis fünf Monate angelegt. Die acht Patienten wurden deswegen ausgewählt, da ihr Sputum sehr reich an Tuberkelbazillen war und die Wahrscheinlichkeit bestand, daß es lange Zeit positiv bleiben würde. In Vorversuchen wurde festgestellt, daß keine eindeutige Herabminderung der Str.-Wirksamkeit im Nährboden nach sieben Wochen festzustellen war, wenn dieser im Eiskasten oder im Brutschrank aufbewahrt wurde. Dann wurden zu Nährböden ohne Str. und mit 1, 2,5, 5, 10, 25, 50, 100, 500, 1000 γ Str. pro Kubikzentimeter je 0,15 ccm angereicherten Sputums hinzugesetzt.

Schon vor Beginn der Str.-Behandlung waren in sieben der acht Fälle einige relativ resistente Tuberkelbazillen aus dem Sputum zu züchten. Denn während sich auf dem Nährboden ohne Str. zahllose Tuberkelbazillenkulturen entwickelten, wuchsen auf den Nährböden mit 5 und 10 γ Str. nur eine geringe Zahl von Kolonien. Erst bei 25 γ pro Kubikzentimeter wuchs keine einzige Kultur mehr. Die Zahl der Kolonien auf dem Nährboden mit 5 γ Str. pro Kubikzentimeter betrug 4 bis 42, bei 10 γ Str. 1 bis 8.

In zwei Fällen wurde versucht, die Zahl der vor Behandlungsbeginn relativ resistenten Tuberkelbazillen genauer festzustellen. Im ersten Fall, in dem die Zahl der Tuberkelbazillen 355.000 betrug, wuchsen auf dem Nährboden mit 5 γ Str. 25 Kolonien und auf dem Nährboden mit 10 γ vier Kolonien. Im zweiten Fall, bei dem die Gesamtzahl 104.000 Tuberkelbazillen betrug, wuchsen auf dem Nährboden mit 5 γ Str. vier Kolonien, mit 10 γ eine Kolonie. Diese relativ resistenten Tuberkelbazillen kommen also nur vereinzelt vor, wahrscheinlich einer auf mehrere Tausend, während der weitaus größte Teil sehr Str.-empfindlich ist.

Die acht Patienten bekamen mit einer Ausnahme 1 g Str. i. m., aufgeteilt auf vier Injektionen, in sechsstündigen Intervallen. Die Dauer der Behandlung betrug vier bis fünf Monate. Die Kranken reagierten verschieden, erkenntlich sowohl am klinischen Verlauf, als auch am Auftreten der Str.-resistenten Tuberkelbazillen. Bei vier Patienten traten Tuberkelbazillenstämme auf, die eine Resistenz bis 1000 und mehr γ Str. pro Kubikzentimeter Nährboden aufwiesen. Bei einem fünften waren die Bazillen nach acht Wochen

Behandlung bei 50 γ resistent und in einem sechsten Fall trat eine ganz geringe Resistenzsteigerung nach $4^1/_2$ Monaten Behandlung auf. Nur in zwei Fällen hatten die Tuberkelbazillen noch ihre ursprüngliche Str.-Empfindlichkeit.

Bei den vier Patienten, deren Tuberkelbazillen besonders Str.-resistent wurden, zeigten wöchentliche Kulturen aus dem Sputum eine mehr oder weniger gleichmäßige Zunahme der Zahl der resistenten Bazillen und des Ausmaßes der Resistenzsteigerung. Diese Zunahme der Resistenz begann zwischen der ersten und vierten Woche nach Beginn der Str.-Behandlung. Die Resistenzsteigerung wurde bei einem Patienten durch Berechnung der relativ resistenten Bazillen zu deren Gesamtzahl bestimmt. Vor dem Behandlungsbeginn war ein Bazillus von etwa 90.000 bei 10 γ Str. resistent. Nach zwei Wochen Behandlung war es ein Bazillus von etwa 14.000, nach drei Wochen einer von 1000, nach vier Wochen einer von 600 und nach fünf Wochen einer von 400 Bazillen. Der größere Teil der Bazillen war aber noch immer Str.-empfindlich und es wurde angenommen, daß die weitere Str.-Behandlung von Vorteil wäre.

Während dieser Untersuchungen zeigte es sich, daß die Str.-resistenten Bazillen auf Nährboden mit Str. langsamer wachsen als empfindliche Bazillen auf Nährboden ohne Str. Auf Nährboden mit Str. verschiedener Konzentration sind bei Beimpfung mit demselben Bazillenstamm die ersten Kolonien ein bis vier Wochen später zu beobachten als auf Nährböden ohne Str. Sie sind anfangs sehr klein und oft kaum zu sehen. Mit Zunahme der Resistenz der Tuberkelbazillen wird aber der Unterschied im Aussehen der Kolonien auch bei 1000 γ Str. immer geringer.

Durch diese Untersuchungen wurde gezeigt, daß ein Tuberkel-Bazillenstamm aus Bazillen besteht, die untereinander durchaus keine einheitliche natürliche Widerstandsfähigkeit gegenüber dem Str. haben. So ist es sehr gut möglich, daß bei einem Patienten, der mit Str. behandelt wird, die empfindlichen Bazillen vernichtet werden, während gleichzeitig eine Vermehrung der resistenten Tuberkelbazillen stattfindet.

Tuberkelbazillenstämme, die Str.-resistent wurden, bleiben im Tierversuch pathogen. *Youmans* und *Williston* (85) konnten zeigen, daß die tuberkulöse Erkrankung von Tieren, die mit Str.-resistenten Tuberkelbazillen geimpft worden waren, durch die Str.-Behandlung unbeeinflußt blieb, während Versuchstiere, die mit Str.-empfindlichen Erregern geimpft wurden mit Erfolg behandelt werden konnten.

Die Untersuchungen über die Wirksamkeit der Str.-Behandlung bei Meerschweinchen nach der Infektion mit Str.-resistenten Tuber-

kelbazillen wurden von *Feldman, Karlson* und *Hinshaw* (86) erweitert. Eine Reihe von Tieren wurde mit normal empfindlichen
Tuberkelbazillen geimpft, die andere Reihe mit Str.-resistenten.
Beide Bazillenstämme kamen von der gleichen Patientin, die an
einer Lungentuberkulose litt. Der erste Stamm wurde durch eine
Magenspülung gewonnen, die vor Beginn der Str.-Behandlung durchgeführt wurde. Er zeigte in vitro eine Str.-Empfindlichkeit bei
0,31 γ/ccm. Der zweite Stamm wurde ebenfalls durch Magenspülung
gewonnen, nachdem die Patientin ungefähr durch vier Monate
täglich 2 g Str., aufgeteilt auf vier Injektionen, erhalten hatte. Dieser
Stamm zeigte in vitro eine Str.-Resistenz bei 2000 γ/ccm. In beiden
Gruppen von Meerschweinchen wurden 28 Tiere subkutan mit
0,1 mg Bazillen geimpft. 20 Tage nach der Impfung wurden in jeder
Gruppe vier Tiere getötet, um das Ausmaß der tuberkulösen Erkrankung festzustellen. Zehn Tiere wurden dann täglich mit 6 mg
Str., aufgeteilt auf vier Injektionen, in sechsstündlichen Intervallen
behandelt. 14 Tiere blieben zur Kontrolle unbehandelt. Die Behandlung dauerte 146 Tage, bis alle unbehandelten Kontrolltiere eingegangen waren. Dann wurden alle Tiere getötet.

Die durchschnittliche Überlebenszeit der Tiere, die mit Str.-
empfindlichen Tuberkelbazillen geimpft worden waren und unbehandelt blieben, betrug 70,5 Tage, für die Tiere, die mit Str.-resisten-
ten Bazillen geimpft waren, 95,5 Tage. Nach Ausschluß eines möglichen statistischen Fehlers kommen die Autoren zu dem Schluß,
daß die Tuberkelbazillen, die Str.-resistent sind, möglicherweise
weniger virulent sind als die Str.-empfindlichen. Von den zehn behandelten und mit Str.-empfindlichen Bazillen geimpften Tieren
lebten nach 146 Tagen noch acht, während in der anderen Gruppe
nur noch zwei am Leben waren. Eine geringe Wirkung der Str.-
Behandlung konnte auch bei den mit Str.-resistenten Bazillen geimpften Tieren beobachtet werden, da sie durchschnittlich etwas
länger lebten, als die mit den gleichen Bazillen geimpften unbehandelten Tiere.

Bei der Obduktion der unbehandelten Tiere beider Versuchs-
reihen zeigte es sich, daß das Ausmaß der krankhaften Veränderungen ungefähr gleich war. Dagegen war der Unterschied in den
beiden behandelten Reihen sehr groß. Sieben von den zehn Tieren,
die mit Str.-empfindlichen Tuberkelbazillen geimpft waren, zeigten
makroskopisch keine tuberkulösen Veränderungen an den inneren
Organen, während alle zehn Tiere, die mit Str.-resistenten Bazillen
geimpft waren, trotz der Behandlung schwerste Veränderungen aufwiesen. Die mikroskopische Untersuchung der Organe der beiden
unbehandelten Gruppen und der behandelten, mit Str.-resistenten

Bazillen geimpften Tiere ergab annähernd die gleichen Befunde. Dagegen war die mikroskopische Untersuchung bei zwei Tieren der mit Str.-empfindlichen Bazillen geimpften und dann behandelten Reihe vollkommen negativ, bei fünf weiteren ergaben sich kleine verkalkte Knötchen in der Leber und nur drei zeigten aktive Veränderungen. Es war auffällig, daß besonders die Milz und die Lunge diese Veränderungen aufwiesen, während die Leber praktisch frei war. Ferner fiel auf, daß die produktiven Herde bei den letztgenannten drei Tieren jünger zu sein schienen und öfters neben verkalkten und offenbar inaktiven Herden lagen.

Eine Erklärung hierfür scheint die Resistenzbestimmung der aus der Milz dieser Tiere gezüchteten Tuberkelbazillen zu bringen. Von den mit Str. behandelten beiden Gruppen gelang es bei den mit Str.-resistenten Bazillen geimpften Tieren, aus der Milz jedesmal Tuberkelbazillen zu züchten, bei den mit Str.-empfindlichen Bazillen geimpften nur achtmal. Die Kultur aus der Milz der mit Str.-empfindlichen Bazillen geimpften unbehandelten Tiere, sowie die Kulturen der mit resistenten Bazillen geimpften behandelten und unbehandelten Tiere ergab, daß sich die Str.-Empfindlichkeit in diesen drei Gruppen nicht geändert hatte. Bei den mit Str.-empfindlichen Bazillen geimpften und behandelten Tieren, bei denen die Milzkultur in acht Fällen positiv war, zeigte die Resistenzbestimmung fünfmal unveränderte Werte, bei den drei Tieren dagegen, die schon makroskopisch aktive Herde in den Organen gezeigt hatten, war es zu einer Resistenzsteigerung auf über 2000 und über 3000 γ gekommen. Solange bei den drei Tieren der Großteil der Bazillen Str.-empfindlich war, heilten die tuberkulösen Veränderungen ab. Nach Auftreten der Str.-resistenten Bazillen kam es zur Bildung von aktiven Herden in der Nachbarschaft bereits abgeheilter Stellen. Dies scheint die erste Beobachtung einer Resistenzsteigerung im Tierversuch während der Behandlung zu sein.

Durch diese Untersuchungen war der Nachweis erbracht, daß die Str.-Behandlung auf den Krankheitsverlauf von Tieren, die mit Str.-resistenten Tuberkelbazillen geimpft worden waren, keinen wesentlichen Einfluß hat. Im Zusammenhang mit diesen Untersuchungen ist aber noch folgende Tatsache von ganz besonderem klinischen Interesse. Die Patientin, von der die Str.-empfindlichen und die Str.-resistenten Tuberkelbazillen durch Magenspülung gewonnen wurden, war bis 1. Januar 1946 behandelt worden. Sie hatte also am Schluß ihrer Behandlung Tuberkelbazillen, die bei 2000 γ Str./ccm in vitro resistent waren. Magenspülungen zwischen März 1946 und April 1947 ergaben aber in weiteren Tierversuchen vollkommen negative Ergebnisse. Zur selben Zeit besserte sich ihr Allgemeinbefinden und fast zwei Jahre später erfreute sie sich bester Gesundheit. Aus dieser Beobachtung schließen die genannten Autoren, daß am Anfang der Behandlung, solange noch Str.-empfindliche Tuberkelbazillen vorhanden sind, diese durch die Str.-Wirkung niedergehalten, vielleicht auch getötet werden. In dieser Zeit können die Abwehrkräfte des Organismus wieder wirksam werden. Wenn dann nach Abbruch der Behandlung Str.-resistente Tuberkelbazillen vorhanden sind, können die Abwehrkräfte des Patienten den klinischen Verlauf weiterhin günstig gestalten.

Nach einem Bericht des Medical Research Council (87) trat in 35 von 41 Fällen chronischer Lungentuberkulose, die vier bis sechs Monate täglich 2 g Str., aufgeteilt auf vier Injektionen, in sechsstündlichem Abstand erhalten hatten, eine Resistenzsteigerung der Tuberkelbazillen gegenüber dem Str. um das 10- bis 8000fache auf. Der Zeitpunkt für das Auftreten der Str.-Resistenz konnte bei einem Großteil der Fälle nicht genau festgestellt werden, da das Sputum nicht häufig genug untersucht wurde. Man nahm den Mittelwert zwischen der letzten Str.-empfindlichen und der ersten Str.-resistenten Kultur. Nach den so ermittelten Werten trat die Resistenz in den 35 Fällen fünfmal im ersten Monat, 21mal im zweiten Monat, viermal im dritten Monat, viermal im vierten Monat und einmal im fünften Monat auf. In Fällen, bei denen die Resistenzbestimmung häufig genug durchgeführt wurde, zeigte es sich, daß die Resistenz in sehr kurzer Zeit ihre höchsten Werte erreicht und sich dann nur wenig ändert.

Das Ergebnis vergleichender Röntgenuntersuchungen, erhoben zu Beginn der Str.-Behandlung und nach sechs Monaten, scheint mit dem Ausmaß der aufgetretenen Str.-Resistenz in Zusammenhang zu stehen. Die Lungenbefunde der sechs Patienten, bei denen die Tuberkelbazillen eine weniger als zehnfache Steigerung der Str.-Resistenz aufwiesen, waren alle gebessert. Von den 22 Patienten, bei denen eine 10- bis 1000fache Resistenzsteigerung aufgetreten war, hatte sich bei fünf in den sechs Monaten der Röntgenbefund verschlechtert, einer davon war gestorben. Der größere Teil zeigte aber trotz der resistenten Tuberkelbazillen eine Besserung. Von den 13 Patienten, die eine mehr als 1000fache Resistenzsteigerung der Bazillen aufwiesen, war bei acht eine Verschlechterung eingetreten, davon sind drei gestorben.

Die sechs Patienten, bei denen sich keine nennenswerte Str.-Resistenz entwickelt hatte, wiesen eine gleichmäßige Besserung ihrer Befunde auf. Die Verschlechterung bei den Patienten mit einer mehr als 1000fachen Resistenzsteigerung trat früher auf, als bei den Patienten mit der geringeren Resistenzsteigerung. Es wurde auch die

Möglichkeit eines Zusammenhanges zwischen der Schwere der Erkrankung zu Beginn der Str.-Behandlung und der Entwicklung besonders resistenter Tuberkelbazillen erwogen. Neben der ausreichenden Hilfe durch ein wirksames Mittel ist auf Seite des Patienten noch eine kräftige Gewebsreaktion erforderlich, um die Tuberkelbazillen zu vernichten. Es wurde angenommen, daß sich Str.-resistente Stämme besonders im Gewebe mit schlechter natürlicher Abwehrkraft entwickeln können.

Crofton und *Mitchison* (88) fanden bei ihren Untersuchungen, daß die Zahl der Tuberkelbazillen im Sputum in den meisten Fällen während der Str.-Behandlung anfangs abnahm. Die geringste Anzahl fand man in der Zeit des Auftretens der Resistenz oder kurz nachher, anschließend nahm die Zahl der Bazillen wieder zu. In einem Fall konnten Str.-empfindliche Bazillen nach mehr als drei Monaten Behandlungsdauer aus dem Harn isoliert werden, obwohl die Tuberkelbazillen aus dem Sputum schon seit sechs Wochen sehr Str.-resistent waren. Dagegen erwiesen sich bei einem anderen Fall, der acht Tage nach Beendigung der Behandlung starb und dessen Bazillen aus dem Sputum sehr resistent waren, 18 Kulturen von verschiedenen Stellen aus der Lunge gleich resistent. Je mehr Zeit nach dem Auftreten der Resistenz verging, desto höher war der Prozentsatz der resistenten Bazillen in einer Kultur. So zeigten bei einem Patienten, dessen Bazillen sieben Tage vorher noch Str.-empfindlich waren, von neun Subkulturen nur drei eine höhere Str.-Resistenz. Dagegen waren bei einem Patienten, der 61 Tage vorher die letzte Str.-empfindliche Kultur aufgewiesen hatte, von 15 Kulturen 14 sehr Str.-resistent. Es konnte auch ein Zusammenhang zwischen dem Krankheitsverlauf und der Entwicklung der Str.-Resistenz festgestellt werden. Fälle, die sich anfangs rasch günstig entwickelten, zeigten nur eine geringe Resistenz der Tuberkelbazillen, während andere, die anfangs einen weniger günstigen Verlauf nahmen, sehr resistente Bazillen aufwiesen. Je früher die Resistenz auftrat, desto höher war sie. Es bestand aber kein sichtlicher Zusammenhang zwischen der Höhe der Resistenz und dem Zustand der Patienten bei der Aufnahme und nur zweimal verschlechterte sich der Krankheitsverlauf nach Auftreten der Resistenz.

Das Auftreten der resistenten Tuberkelbazillen muß nach Ansicht der Autoren irgendwie mit den besonderen Verhältnissen bei der Lungentuberkulose des Menschen in Zusammenhang stehen. Als mögliche Erklärung werden die Cavernen und verkäsende Herde, in die wenig Str. eindringen kann und größere Ansammlungen von Bazillen bei der Lungentuberkulose in Erwägung gezogen. Auch soll das Str. unwirksam sein, wenn sich die Tuberkelbazillen in Zellen vermehren, ferner wird die Str.-Wirkung durch das Sputum vermindert. Die Autoren denken an die Möglichkeit eines Str.-Gefälles zwischen den Cavernen, sowie den gefäßlosen Stellen und der Blutbahn. Dabei können sich Str.-resistente Stämme entwickeln. Drei Patienten, bei denen Str.-resistente Stämme isoliert worden waren, wurden später bazillenfrei. Auch resistente Bazillen können also durch die Abwehrkräfte des Organismus vernichtet werden.

Nach all diesen Befunden kann kein Zweifel sein, daß bei der jetzt üblichen Str.-Behandlung mit zunehmender Behandlungsdauer immer mehr Str.-resistente Tuberkelbazillen entstehen. Die Frage, ob diese resistenten Stämme von ursprünglich Str.-empfindlichen Keimen abstammen und dadurch entstanden sind, daß sich infolge veränderter Wachstumsbedingungen neue Eigenschaften bei den Bazillen entwickelt haben oder ob diese resistenten Keime vereinzelt schon vorher in einem sogenannten empfindlichen Stamm vorhanden waren, bloß aus verschiedenen Gründen nicht nachgewiesen wurden und nach Vertilgung der ursprünglich überwiegenden empfindlichen Keime einfach übriggeblieben sind und sich reichlich vermehren konnten, ist von großem theoretischen Interesse. Für die Behandlung dieser Patienten ist die Beantwortung dieser Frage weniger wichtig.

Wichtiger ist vielmehr, ob man solche Patienten, bei denen Str.-resistente Tuberkelbazillen festgestellt wurden, weiter mit Str. behandeln soll. Es ist noch ungeklärt, ob in einem solchen Fall alle Bazillen resistent wurden oder ob noch Str.-empfindliche Keime vorhanden sind, die auf eine weitere Behandlung ansprechen würden. Es ist durchaus denkbar, daß die resistenten Bazillen von einer bestimmten Stelle im Körper stammen, während sich an einer anderen Stelle noch Str.-empfindliche Keime befinden. Man muß auch bedenken, daß die Resistenzsteigerung in vitro festgestellt wurde. Ob man diese Ergebnisse vorbehaltslos auf den Menschen mit seinen Abwehrkräften übertragen darf, erscheint fraglich.

Vom Tierversuch wissen wir zwar, daß die Str.-Behandlung nach der Infektion mit Str.-resistenten Tuberkelbazillen erfolglos durchgeführt wird. Wie ist es aber beim Menschen? Wird auch hier nach Auftreten resistenter Stämme das Str. nutzlos gegeben?

Einige Beobachtungen scheinen dafür zu sprechen, daß mit Auftreten der Str.-resistenten Tuberkelbazillen eine weitere Behandlung mit Str. keinen Nutzen mehr bringt. Die Zahl der Rückfälle während und nach der Str.-Behandlung geht mit dem Auftreten der resistenten Keime parallel. Diese Patienten sprechen auf eine zweite Str.-Behandlung nicht mehr so günstig an, wie auf die erste Behandlungsserie. Die Besserung der einzelnen Befunde und des Allgemeinbefindens ist besonders in den beiden ersten Behandlungsmonaten zu verzeichnen, solange noch Str.-empfindliche Bazillen vorhanden sind. Nach dieser Zeit ist in vielen Fällen keine weitere Besserung mehr zu beobachten, es kommt manchmal sogar zu einer neuerlichen Verschlechterung.

Während bei der Behandlung der chronischen Tuberkulose das Auftreten von Str.-resistenten Tuberkelbazillen besonders häufig vorkommt, scheint nach den bisherigen Erfahrungen bei der Behandlung der akuten hämatogenen Streuungen diese Resistenz viel seltener aufzutreten.

Cocchi (89) konnte in allen seinen Fällen nie das Auftreten einer Str.-Resistenz beobachten. Besonders bei Patienten mit miliarer Lungentuberkulose war er infolge Str.-Mangel öfters gezwungen, die Behandlung abzubrechen und in unregelmäßigen Abständen wieder aufzunehmen. Während in den ersten Behandlungspausen eine Verschlechterung des klinischen Befundes festzustellen war, besserte sich nach jeder Wiederaufnahme der Behandlung das Befinden wieder rasch. Ja es schien sogar, daß die Besserung rascher fortschreiten würde als zur Zeit der ersten Behandlungsperiode und man hatte den Eindruck, daß die Tuberkelbazillen der Behandlung gegenüber empfindlicher geworden wären. Wenn eine Str.-Resistenz aufgetreten wäre, hätte das Gegenteil eintreten müssen. Auch in Meningitisfällen konnte selbst nach anfänglicher niederer Dosierung bei Neuaufnahme der Behandlung eine Str.-Resistenz nicht festgestellt werden. Diese Tatsache versucht *Cocchi* durch die wahrscheinlich günstige Auswirkung der kombinierten Str.- und Sulfonbehandlung zu erklären.

In den Arbeiten über die Str.-Behandlung miliarer Streuungen wird wiederholt über Rückfälle während und nach der Str.-Behandlung berichtet, wobei der Erfolg einer neuerlichen Behandlung mit Str. sehr verschieden ist. Die Entwicklung einer Str.-Resistenz der Tuberkelbazillen wurde dabei aber nicht festgestellt.

Nach den Untersuchungen des Medical Research Council (90) wurden bei 22 Patienten mit Meningitis tuberculosa die zwischen dem 29. und 136. Behandlungstag aus dem Liquor gezüchteten Tuberkelbazillen auf ihre Str.-Empfindlichkeit geprüft. Bei 19 dieser Stämme war sie unverändert geblieben. 12 waren nach dem zweiten Behandlungsmonat isoliert worden. Nur in drei Fällen hatte sich eine Str.-Resistenz entwickelt. Bei einem Patienten war am 87. Behandlungstag eine zehnfache und am 109. Tag eine 20fache Resistenzsteigerung zu verzeichnen. Von diesem Kinde wurden in den ersten 17 Behandlungstagen zehn positive Kulturen gewonnen, dann waren bis zum 86. Tag alle Kulturen negativ. In dieser Zeit besserte sich das Befinden des Patienten gleichmäßig. Zu Beginn des vierten Monats trat ein Rückfall auf und die jetzt im Liquor nachgewiesenen Tuberkelbazillen zeigten die Resistenzsteigerung. Die Tuberkelbazillen der beiden anderen Patienten wurden nach 45 und 90 Behandlungstagen durch 1000 γ Str. pro Kubikzentimeter im Wachstum nicht behindert. Alle drei Patienten sind gestorben, sie hatten neben der Meningitis noch eine miliare Lungentuberkulose. Einer der Patienten mit der besonders hohen Resistenzsteigerung starb im vierten Behandlungsmonat. Die Tuberkelbazillen, die aus der Lunge, aus einer verkästen Drüse, aus Milz, Leber, Niere und Nebenhoden isoliert wurden, zeigten eine ähnliche Str.-Resistenz.

Während also bei der chronischen Lungentuberkulose schon nach etwa sechs Wochen Str.-resistente Tuberkelbazillen auftreten und nach vier Monaten 70 bis 80% der Kulturen resistent geworden sind, wurde dies bei den akuten miliaren Streuungen bisher auffallend selten beobachtet. Zum Teil mag es an den unterschiedlichen pathologisch-anatomischen Veränderungen beider Tuberkuloseformen liegen, da sich in Kavernen, verkäsenden Massen und in zirrhotischem Gewebe mit ihrer geringeren Str.-Konzentration die resistenten Stämme sicher leichter entwickeln können, als in gut durchblutetem und mit Str. versorgtem Gewebe. Es ist auch daran zu denken, ob nicht die Entwicklung der zahlreichen resistenten Stämme bei den chronischen Formen durch die dort übliche niedrigere Dosierung und die selteneren Injektionen begünstigt wird, da eine eventuelle Unterdosierung und zu lange Pausen zwischen den einzelnen Injektionen, ebenso wie eine zu kurze Behandlungsdauer, das Auftreten der resistenten Stämme fördern. Bei den akuten Streuungen ist noch immer eine höhere Dosierung und eine größere Anzahl von täglichen Injektionen üblich, was vielleicht auch zum seltenen Auftreten von resistenten Bazillen beiträgt. Möglicherweise sind die resistenten Tuberkelbazillen bei miliaren Streuungen auch häufiger, als bisher angenommen wurde. Vielleicht können sie bloß aus technischen Gründen aus dem Liquor nur selten nachgewiesen werden. Denn es ist sicher leichter, aus einem bazillenreichen Sputum positive Kulturen oder Tierversuche zu erhalten, als aus dem Liquor nach einer Behandlungsdauer von mehreren Wochen.

Vielleicht wird es möglich sein, das Auftreten von Str.-resistenten Bazillen durch die Kombination dieses Antibiotikums mit Sulfonen und anderen Mitteln, die ebenfalls eine antibakterille Wirkung auf die Tuberkelbazillen ausüben, zu verzögern oder zu verhindern, da die einzelnen Medikamente verschiedener chemischer Zusammensetzung auch einen verschiedenen Angriffspunkt ihrer Wirkung haben.

Wenn sich Str.-resistente Tuberkelbazillen entwickelt haben, dann handelt es sich um eine dauernde Eigenschaft. Da diese Bazillen aber gegenüber anderen Mitteln empfindlich bleiben, besteht die Hoffnung, daß mit der Entdeckung neuer, bei Tuberkelbazillen wirksamer Verbindungen, diese bisher unüberwindliche Schwierigkeit in absehbarer Zeit auch noch gelöst werden kann.

Bisher wurde nur von *Spendlove, Cummings, Fackler* und *Michael* (91) ein Stamm von *Mycobacterium tuberculosis* beschrieben, der viel besser wuchs, wenn Str. zur Kultur hinzugefügt wurde. Der Stamm kam von einem Patienten, dessen Erkrankung während der Str.-Behandlung rasch fortgeschritten war.

Es liegen zwar schon viele Beobachtungen und Untersuchungen über die Str.-Resistenz vor, das Kernproblem ist aber noch ungelöst. Es sind weitere Forschungen notwendig, um zu entscheiden, welche Rolle diese Resistenz in der Behandlung besonders der Tuberkulose spielt und ob und auf welche Weise man das Auftreten der Str.-resistenten Tuberkelbazillenstämme verhindern kann.

II. Ergebnisse im Ausland.

1. Miliare Lungentuberkulose.

Die akute miliare Lungentuberkulose ist eines der Hauptindikationsgebiete für die Behandlung mit Str. Auch früher wurden vereinzelt Patienten beobachtet, die ohne Str.-Behandlung gesund wurden. Wenn man jetzt aber sieht, wie oft schon wenige Tage nach Beginn der Str.-Behandlung die Temperatur rasch zu normalen Werten absinkt, wie sich das Allgemeinbefinden bessert und der Appetit zunimmt, dann kann an der Wirkung des Str. bei dieser Erkrankung kein Zweifel mehr herrschen. In diesem Sinne spricht auch das Verschwinden der röntgenologisch nachweisbaren Veränderungen in der Lunge innerhalb kurzer Zeit.

Die Behandlung der miliaren Lungentuberkulose mit Str. wurde schon früh begonnen. Der erste Bericht liegt wohl von *Hinshaw* und *Feldman* (9) vom 5. September 1945 vor. Es wird kurz auf zwei Patienten hingewiesen, von denen der eine neben der miliaren Lungentuberkulose noch eine Nierentuberkulose hatte. Beide zeigten röntgenologisch eine eindeutige Besserung des Lungenbefundes. Die klinische Besserung ging jedoch mit der Besserung des Lungenbefundes nicht parallel und es schien, daß sich ein tuberkulöser Prozeß an einer vom Str. nicht erreichbaren Stelle des Körpers lokalisiert hatte.

Am 12. Juni 1946 berichtete *Hinshaw* (10) über drei Patienten mit miliarer Lungentuberkulose ohne klinisch nachweisbare Meningitis. Aus den beiden Arbeiten ist nicht zu ersehen, ob die früher erwähnten zwei Fälle in dieser Zahl inbegriffen sind. Obwohl sich die Lungenveränderungen gebessert hatten, starben alle drei Patienten und bei der Obduktion konnten tuberkulöse Veränderungen im Gehirn nachgewiesen werden. Die histologische Untersuchung ergab keine Anzeichen für eine Heilung.

McDermott (10) beschrieb bis 14. September 1946 drei Fälle von miliarer Lungentuberkulose, bei denen nach der Behandlung die Lungenveränderungen röntgenologisch fast nicht mehr nachweisbar waren. Ein Kind bekam fünf Wochen Str. i. m., dann folgte eine Pause von zehn Tagen und nach Wiederaufnahme der Behandlung zeigten sich Veränderungen im Liquor ohne klinische Anzeichen einer Meningitis. Daraufhin wurde das Str. i. l. und i. m. gegeben und die Meningitis schien auszuheilen. Später folgte jedoch ein Rückfall. Bei einem Erwachsenen entwickelte sich während der i. m. Str.-Behandlung eine Meningitis, die auf i. l. Behandlung gut ansprach.

Am 1. Mai 1947 wurde von amerikanischer Seite (36) bereits über 27 Fälle berichtet, von denen sieben gestorben waren. Die Patienten fieberten größtenteils sehr rasch ab und nach 60 bis 90 Tagen waren die Lungenveränderungen röntgenologisch nicht mehr nachweisbar. Anfangs wurden täglich 1,8 g Str. i. m., aufgeteilt auf sechs Injektionen, durch 120 Tage gegeben. Später wurden täglich 2,0 g injiziert, und zwar 0,4 g in vierstündigen Intervallen, wobei in der Nacht eine achtstündige Pause eingeschaltet wurde. Die gefürchtetste Komplikation bei der Behandlung dieser Patienten war das Auftreten einer Meningitis tuberculosa während der Str.-Behandlung oder nach deren Abschluß.

Bernard, Kreis und *Lotte* (92) berichteten kurz über 54 miliare Lungentuberkulosen. In 37 Fällen ging das Fieber rasch innerhalb einer Woche oder langsam innerhalb eines Monats zurück. Der Lungenbefund wurde in zwei bis vier Monaten ganz oder fast ganz normal. In einigen Fällen trat während der Str.-Behandlung oder nach deren Beendigung eine Meningitis auf, woraus die Notwendigkeit von Kontrollpunktionen abgeleitet wurde. Rückfälle traten nicht auf, obwohl bei einigen die Behandlung schon seit sechs Monaten abgeschlossen war. Die Dosierung betrug 1,5 g täglich, aufgeteilt auf sechs Injektionen. Die Behandlungsdauer war von Fall zu Fall verschieden und richtete sich nach der Besserung des Röntgenbefundes und nach den bakteriologischen Befunden.

Cathala und *Bastin* (60) behandelten von Januar bis Dezember 1947 21 Kinder mit miliarer Lungentuberkulose. Acht sind gestorben, davon zwei innerhalb von drei Tagen nach Klinikaufnahme. Zwei weitere starben an einer tuberkulösen Meningitis, die nach Beendigung der Behandlung, und vier an der gleichen Erkrankung, die noch während der Str.-Behandlung aufgetreten war, ohne daß vorher eine Besserung des Lungenbefundes zu verzeichnen gewesen wäre. Acht Kinder waren noch in Behandlung, bei fünf Kindern wurde diese abgebrochen. Davon ging es zweien gut, eines hatten sie aus der Kontrolle verloren, eines ist einen Monat nach Behandlungsende an einer Meningitis erkrankt und das fünfte hatte eine offene Tuberkulose. Sie gaben Säuglingen und Kindern bis zum dritten Lebensjahr 0,4 bis 0,6 g täglich, bei größeren Kindern 0,6 g bis 1,0 g, aufgeteilt auf sechs intramuskuläre Injektionen.

Debré, Thieffry und *Brissaud* (93) berichteten über zehn Kinder mit miliarer Lungentuberkulose, von denen zwei gestorben sind und von sechs weiteren Kindern, bei denen während oder nach der Str.-Behandlung eine Meningitis aufgetreten ist. Von diesen sind fünf gestorben. Zu den interessanten Beobachtungen zählt es, daß während der Str.-Behandlung neue Chorioidealtuberkel auftreten konnten, obwohl die ursprünglichen Veränderungen bereits Pigmenteinlagerung zeigten oder ganz verschwunden waren. Es traten aber keine neuen röntgenologisch nachweisbaren miliaren Veränderungen an der Lunge auf, wenn diese während der Behandlung bereits verschwunden waren. Bei sechs von den 16 Kindern trat eine Meningitis auf, die einen besonders schweren Verlauf nahm. Die genannten Autoren unterscheiden röntgenologisch zwei Formen der Miliartuberkulose. Die eine zeigte röntgenologisch eine mehr gleichmäßige körnige Beschaffenheit, die andere eine mehr netzförmige Zeichnung. Sie sind der Ansicht, daß die Kinder mit der mehr netzförmigen Lungenzeichnung weniger zum Auftreten einer Meningitis neigen. Ferner glauben sie, daß bei Patienten mit Chorioidealtuberkeln die Wahrscheinlichkeit für das Auftreten einer Meningitis bei miliarer Lungentuberkulose größer ist. Als Anfangsdosis gaben sie 0,1 g Str. pro Kilogramm Körpergewicht und Tag, aufgeteilt auf sechs i. m. Injektionen. Wenn eine Rückbildung der Lungenbefunde und der Chorioidealtuberkel festgestellt werden konnte, gingen sie auf die halbe Dosis zurück. Für Kinder unter zehn Jahren überschritten sie nie 3 g Str. pro Tag.

Damade (94) beschrieb fünf Fälle, bei denen die klinischen Zeichen schon nach 10 bis 20 g Str. wesentlich zurückgegangen waren und deren röntgenologischer Lungenbefund nach zwei Monaten eine Besserung aufwies. Vier erwachsene Patienten hatten nach einer Behandlung mit 180 g Str. die Klinik bereits verlassen. Der fünfte Patient erkrankte zehn Tage nach Beendigung der Behandlung an einer tuberkulösen Meningitis. Die Dosierung betrug 2 g täglich, aufgeteilt auf sechs i. m. Injektionen.

Fouquet (95) berichtete über 12 Patienten, bei denen anfangs während der Behandlung große Erfolge zu erzielen waren. Später enttäuschten die Ergebnisse, denn fünf Patienten sind gestorben, drei waren noch in Behandlung, wobei die Prognose recht unsicher schien. Bei vier Patienten war die Behandlungsdauer noch zu kurz, um urteilen zu können. Jeder Patient bekam 1,0 bis 2,0 g Str. täglich in vier bis sechs subkutanen Injektionen. Nach *Fouquets* Meinung ist die Anzahl der Injektionen dadurch gegeben, daß man 0,5 g Str. pro Injektion nicht überschreiten darf. Er gab das Str. an 30 Tagen, es folgte eine Pause bis zu zehn Tagen und dann ein zweiter und dritter Behandlungszyklus. Die Patienten bekamen je nach dem Alter in drei Monaten 90 bis 180 g Str.

De Lavergne (96) hat 18 Patienten mit miliarer Lungentuberkulose mit Str. behandelt. Drei sind in den ersten 14 Behandlungstagen gestorben. Im sechsten Behandlungsmonat lebten noch 15 Patienten, die wesentlich gebessert waren. Bei drei Patienten schien es sich anfangs um eine Verschlechterung zu handeln, da ein Monat nach Behandlungsbeginn im Röntgenbild wohl zartere, aber zahlreichere Veränderungen zu sehen waren als bei der ersten Röntgenaufnahme. Eine deutliche Besserung der Röntgenbefunde zeigte sich gewöhnlich erst im vierten oder fünften Monat. Bei zwei Patienten ist im Verlauf der Behandlung eine Meningitis aufgetreten. Erwachsene erhielten 2 bis 3 g Str. täglich, Kinder 0,04 g bis 0,05 g pro Kilogramm Körpergewicht. Später wurde die Str.-Dosierung etwas herabgesetzt und schwankte zwischen 1,2 und 2,1 g für Erwachsene. Bei Kindern wurden jedoch 0,03 g pro Kilogramm nie unterschritten. Die Behandlungsdauer aller Patienten betrug sechs Monate.

Bei der Str.-Behandlung von 39 Erwachsenen, die an fieberhafter miliarer Lungentuberkulose erkrankt waren, sah *Mattei* (97) 35mal in kurzer Zeit eine rasche Besserung. Auch der Röntgenbefund war nach 25 bis 50 Tagen deutlich gebessert. Bei neun Patienten, deren Heilung am weitesten fortgeschritten war und bei denen die Behandlung unterbrochen oder die Str.-Menge reduziert werden mußte, traten in acht Fällen nach 8 bis 25 Tagen schwere Rückfälle auf. *Mattei* nahm an, daß diese Rezidive durch die vorzeitige Unterbrechung der Behandlung oder durch das Herabsetzen der Str.-Dosierung bedingt waren. Zur Frage, wann man die Behandlung beenden soll, wurden klinische und röntgenologische Heilung, normale Temperatur durch zwei Monate, gleichmäßige Gewichtszunahme und normale Blutsenkungsgeschwindigkeit angegeben. Die Patienten erhielten täglich 1 bis 2 g Str. i. m.

Mouriquand (98) behandelte zwei Kinder mit miliarer Lungentuberkulose durch fast sechs Monate. Er gab in den ersten fünf bis zehn Tagen 1,5 g Str., dann zwei bis drei Monate 1 g. Bei guter Besserung wurden ein bis eineinhalb Monate 0,5 g und bei Anhalten dieser Besserung noch ein bis zwei Monate 0,25 g täglich gegeben, weil so möglicherweise das Auftreten einer Meningitis tuberculosa verhindert werden könnte.

Sédallian, Vialtel, Moinecourt, Maral und *de l'Hermuzière* (99) behandelten 19 Erwachsene mit miliarer Lungentuberkulose, von denen sieben gestorben sind. Sieben apyretische Formen wurden durchschnittlich 30 Tage lang behandelt und die Behandlung wurde abgebrochen, bevor die pathologischen Veränderungen im Röntgenbild geschwunden waren. Der Erfolg war in diesen Fällen schwer zu beurteilen. Aber auch die fieberhaften Formen haben auf die Str.-

Behandlung günstig angesprochen. Das Str. wurde i. m. in durchschnittlichen Tagesdosen von 1 g für längere Zeit gegeben. Vereinzelt wurden auch 2 bis 3 g für kurze Zeit injiziert.

Marshall (100) berichtete über 24 Patienten mit akuter Miliartuberkulose der Lunge ohne Meningitis. 13 Patienten ging es gut, sechs ging es eine Zeitlang gut, dann kamen Rückfälle. Fünf Patienten sind gestorben, zwei davon an einer Meningitis tuberculosa, die sechs Wochen bzw. sechs Monate nach Behandlungsbeginn aufgetreten war. Die Patienten bekamen 2 g Str. täglich, auf vier Injektionen aufgeteilt. Eine Dosierung unter 2 g war scheinbar zu gering, bei über 2 g Str. täglich traten toxische Nebenerscheinungen auf, die sich besonders in einer Störung der Vestibularisfunktion bemerkbar machten.

Cocchi (89) behandelte seit Februar 1947 29 Patienten mit miliarer Lungentuberkulose, von denen acht bei der Aufnahme bereits eine Meningitis tuberculosa hatten. Nach Behandlungsbeginn zeigten diese klinisch ein rasche Besserung und das Röntgenbild ergab bei allen bald einen normalen Befund. Zwei Patienten sind an ihrer Meningitis gestorben. Bei den anderen 21 Patienten, die ohne Meningitis aufgenommen worden waren, trat diese in fünf Fällen im Verlauf der Behandlung auf. Die Meningitis bot dann nur sehr wenig klinische Zeichen, sie verlief fast symptomlos. Da nicht immer genügend Str. zur Verfügung stand und die Behandlung deswegen öfters unterbrochen werden mußte, hielt es *Cocchi* für wahrscheinlich, daß darauf die hohe Anzahl der Meningitiskomplikationen zurückzuführen war. Von diesen fünf Patienten waren drei auf dem Wege der Besserung, das Befinden eines vierten wurde bei günstigem Röntgenbefund der Lunge vorsichtig beurteilt und der fünfte Patient ist trotz negativen Lungenbefundes gestorben. Da von den 13 Meningitisfällen mit miliarer Lungentuberkulose nur drei gestorben sind, wurde die Prognose der Meningitisfälle ohne miliare Lungentuberkulose als ungünstiger bezeichnet.

Es verblieben also von den 29 Patienten 16, die weder zu Beginn der Behandlung eine Meningitis hatten, noch in deren Verlauf eine bekamen. Ein Patient ist nach sechstägiger Behandlungsdauer gestorben, das Str. konnte wohl kaum mehr zur vollen Wirkung gelangt sein. Ein Teil der 15 Patienten mit miliarer Lungentuberkulose wurde als geheilt bezeichnet, ein anderer befand sich auf dem Wege der Besserung. In allen Fällen, in denen die Behandlung wegen Str.-Mangel eine Zeit lang unterbrochen werden mußte, zeigte sich eine leichte Verschlechterung, bei Wiederaufnahme der Behandlung ergab sich eine rasche und entscheidende Besserung. In keinem der Fälle wurde das Auftreten einer Str.-Resistenz beobachtet.

Cocchi dosierte das Str. niedriger, als es von den amerikanischen Autoren angegeben wurde. Er gab im Tag 0,35 g bis 0,6 g Str., aufgeteilt auf fünf i. m. Injektionen, mit einer Nachtpause von acht Stunden. Umgerechnet auf das Körpergewicht gab er bei Erwachsenen und großen Kindern 0,01 g pro Kilogramm, bei kleinen Kindern 0,02 g pro Kilogramm und bei Säuglingen 0,03 g pro Kilogramm. Die Injektionen wurden durch 25 Tage gegeben, es folgten fünf Tage Pause, worauf ein zweiter und ein dritter Zyklus dieser Art angeschlossen wurde. Nach dieser Zeit zeigten alle Patienten einen normalen oder annähernd normalen Lungenbefund.

Fast in allen Fällen wurde gleichzeitig mit einem Sulfon (Promin) behandelt. Die Patienten erhielten täglich 3 g i. v., kleine Kinder 1,5 g, mit den gleichen Pausen wie das Str. Später wurde das Sulfon auch per os in einer Dosierung von 0,04 g pro Kilogramm, aufgeteilt auf drei bis vier Einzeldosen, verabreicht. Die gleichzeitige Behandlung mit Str. und Sulfon schien vorteilhaft, da die Erkrankung in Fällen, wo es schwierig war, das Sulfon i. v. zu geben oder wo es wegen einer Nierenerkrankung nicht gegeben werden konnte, einen schwereren Verlauf nahm. *Cocchi* leitete die Notwendigkeit, beide Mittel gleichzeitig zu geben, von einem Fall ab, bei dem nach einer Str.-Behandlung von zirka zwei Monaten der Röntgenbefund sich nicht geändert hatte. Nach Einsetzen der zusätzlichen Sulfonbehandlung besserte sich der Röntgenbefund rasch. Bei schlechter Verträglichkeit des Sulfons wurde die Behandlung für einige Tage abgesetzt und dann in niedriger Dosierung (1 bis 2 g pro Tag) fortgesetzt. Als theoretische Voraussetzung für die gleichzeitige Behandlung mit beiden Mitteln erschien die Möglichkeit, daß diese an verschiedenen Punkten angreifen und sich so in ihrer Wirkung addieren.

Gleichzeitig verordnete *Cocchi* auf Grund seiner klinischen Erfahrungen 50.000 E. Vitamin A jeden zweiten Tag durch 15 bis 30 Wochen, ferner 500.000 E. Vitamin D fünf- bis sechsmal in wöchentlichem Abstand und zusätzlich Vitamin C und Calcium.

Dem Str. wurde bei der Behandlung dieser Fälle die Hauptbedeutung beigemessen, die Wirkung würde durch die anderen Medikamente nur gesteigert. Bei dieser Behandlungsart fand *Cocchi* in allen Fällen eine deutliche Beeinflussung der Temperatur, des Gewichtes, des Appetites, des hämatologischen und röntgenologischen Befundes. Wenn diese Besserung nicht rasch eintrat, dann mußte man an das Auftreten einer symptomarmen Meningitis während der Str.-Behandlung denken. Das Str. konnte also die miliare Lungentuberkulose weitgehend beeinflussen, es war aber nicht imstande, in allen Fällen das Auftreten einer Meningitis zu verhindern. Noch weniger konnte eine bloße i. m. Str.-Behandlung eine Meningitis heilen.

Mordasini (53) berichtete über sechs Fälle von miliarer Lungentuberkulose, die nach Str.-Behandlung sehr rasch entfieberten und eine wesentliche Rückbildung der Streuherde in der Lunge zeigten. Einmal war diese Rückbildung so vollständig, daß das Röntgenbild normal erschien und auch histologisch keine Knötchen mehr gefunden werden konnten. Dieser Patient war an einer Meningitis tuberculosa gestorben, die 15 Tage nach Abbruch der Str.-Behandlung aufgetreten war. Bei einem zweiten Fall, der ebenfalls an einer Meningitis starb, waren die miliaren Knötchen in der Lunge weitgehend zurückgebildet und erinnerten in ihrer Struktur kaum mehr an Tuberkel. In beiden Fällen zeigte sich bei der Obduktion, daß die primären Herde von der Str.-Behandlung kaum beeinflußt worden waren. Es schien durchaus möglich, daß die spätere Streuung in die Meningen von dort ausgegangen war. Deswegen empfahl *Mordasini* bei der Miliartuberkulose eine lange und intensive Behandlung mit Str.: täglich 1 bis 1,5 g und falls keine prompte Besserung erzielt wird, 2 bis 2,5 g durch mindestens vier bis fünf Monate.

2. Meningitis tuberculosa.

Der erste Bericht über die Behandlung einer Meningitis tuberculosa mit Str. dürfte am 5. September 1945 von *Hinshaw* und *Feldman* (9) erfolgt sein. Nach einer Behandlungsdauer von fünf Tagen war der Patient, der außerdem noch eine miliare Lungentuberkulose hatte, gestorben.

Im Januar 1946 berichteten *Cooke, Dunphy* und *Blake* (101) über ein einjähriges Kind, dessen tuberkulöse Meningitis im Verlaufe der Str.-Behandlung sich günstig entwickelte.

Am 12. Juni 1946 beschrieb *Hinshaw* (10) den Krankheitsverlauf von sieben Meningitis-Patienten, von denen einer schon erwähnt wurde. Die vier Patienten, die das Str. i. m. und i. l. bekommen hatten, waren noch am Leben, doch wurde ihre Prognose wegen einer Defektheilung sehr ungünstig gestellt.

Ferner berichtete *Krafchik* (102) im Oktober 1946 über ein 15 Monate altes Kind, das 24 g Str. i. m. und 2,8 g i. l. bekommen hatte und fünf Monate nach Krankheitsbeginn völlig gesund war.

Am 1. Mai 1947 war die Zahl der mit Str. behandelten Meningitisfälle in Amerika auf 91 gestiegen (36). In der Statistik wurden nur Fälle verwendet, in denen der bakteriologische Beweis der Diagnose geglückt war. Von den 91 Patienten waren 58 gestorben, davon 31 in den ersten sechs Wochen der Behandlung und 27 in der Folgezeit nach einer anfänglichen Besserung. 33 waren noch am Leben, bei zehn war die Behandlung beendet. In zwei Fällen betrug die Behandlungsdauer weniger als zwei Monate, in 18 Fällen zwei bis vier Monate und in drei Fällen vier bis sechs Monate.

Der Großteil der Patienten erhielt 1,8 g Str. täglich, nur wenige hatten 3 bis 4 g für kurze Zeit bekommen. Dazu kam noch täglich oder jeden zweiten Tag 0,02 bis 0,2 g, gewöhnlich 0,1 g Str. i. l. Die Behandlungsdauer betrug 120 bis 180 Tage.

Inzwischen erschien auch der fast ein Jahr ältere Bericht des Council on Pharmacy and Chemistry (35). Von 100 Patienten mit miliarer Lungentuberkulose und Meningitis tuberculosa mit oder ohne miliare Lungentuberkulose, die zwischen März 1946 und Mai 1947 in den Vereinigten Staaten mit Str. behandelt wurden, waren im Mai 1947 49 am Leben. Im Oktober 1947 waren es noch 40 Patienten und im April 1948 lebten 24. Unter diesen 24 Überlebenden waren 12 von 22 miliaren Lungentuberkulosen, neun von 43 reinen Meningitisfällen und drei von 35 Patienten, bei denen beide Formen vorlagen. Die Prognose der letztgenannten Fälle ist also am ungünstigsten. Unter den 16 ganz späten Todesfällen war die Todesursache 14mal ein Meningitisrezidiv oder eine neue aufgetretene Meningitis bei anfänglicher miliarer Lungentuberkulose. Die längste Beobachtungsdauer betrug 25 Monate.

Nach dem Mai 1947 wurden neben dem Str. zusätzlich mit Pausen noch 4 g Promin täglich i. v. gegeben, die i. l. Str.-Behandlung auf 0,05 g dreimal wöchentlich reduziert und die i. m. Str.-Dosierung auf 4 g täglich in den ersten beiden Behandlungswochen gesteigert. Die Weiterbehandlung erfolgte mit 3 g täglich. Diese geänderte Behandlungsweise wurde bei 160 Patienten durchgeführt. Genaue Ergebnisse über diese Serie lagen noch nicht vor, doch schienen diese drei Änderungen der Behandlung die Erfolge nicht wesentlich verbessert zu haben. Es wurde betont, daß man noch weit davon entfernt sei, die wirksamste Behandlungsweise zu kennen.

Am 24. Mai 1947 berichtete *Cocchi* (52) über 44 Meningitisfälle. Da von dem genannten Autor auch eine Arbeit vom April 1948 vorliegt, sollen seine Ergebnisse zusammenfassend beschrieben werden.

In einer Arbeit aus dem Jahre 1947 empfahl *Glanzmann* (103) bei Kindern hohe Str.-Dosen und zwar i. m. halbe Erwachsenendosen, 0,5 bis 1,0 g pro Tag, auf sechs bis sieben Injektionen verteilt. Intralumbal anfangs 0,1 g wie beim Erwachsenen, in schweren Fällen 0,2 bis 0,3 g in 5 ccm physiologischer Kochsalzlösung. Wenn eine günstige Wirkung eintritt, soll rasch auf 0,3 bis 0,6 g pro Tag i. m. und auf 0,025 bis 0,05 g i. l. reduziert werden. In günstigen Fällen können die Str.-Injektionen schon nach 10 bis 15 Tagen abgesetzt werden. Sulfone schienen *Glanzmann* entbehrlich, es wurde Vitamin A empfohlen.

Bernard, *Kreis* und *Lotte* (92) behandelten 78 Patienten mit Meningitis tuberculosa. 58 sind gestorben, 17 in den ersten fünf Tagen nach Behandlungsbeginn, sechs bis zum 30. Tag, 13 bis zum dritten Monat, elf bis zum fünften Monat, neun bis zum achten Monat und zwei noch später. 50 sind während der ersten Behandlung gestorben, acht im Verlaufe eines Rückfalles, der nach Behandlungsende aufgetreten war, obwohl die Behandlung neuerlich aufgenommen wurde. Von den 20 noch lebenden Patienten standen elf in Behandlung, davon sechs wegen eines Rückfalles. Bei neun Patienten wurde die Behandlung beendet und·sie schienen gesund. Die Beobachtungszeit dieser 20 Patienten betrug sieben bis neun Monate. Bei 22 Patienten, deren Behandlung bereits beendet war, trat 14mal nach zwei Wochen bis zu vier Monaten ein Rückfall auf, der achtmal zum Tode führte. In fünf Fällen wurde der Rückfall während der Behandlung, drei bis fünf Monate nach deren Beginn, beobachtet. Von diesen Patienten sind vier gestorben.

Alle Patienten bekamen 1,5 g Str. täglich in sechs Injektionen. Intralumbal wurde je nach der Schwere des Falles drei bis acht Tage durchschnittlich 0,1 g Str. gegeben. Die extremen Werte betrugen 0,05 bis 0,3 g. Punktiert wurde jeden Tag oder jeden zweiten Tag, je nachdem die Patienten darauf reagierten. Mit einer neuen Serie von i. l. Injektionen wurde bei Auftreten eines Rückfalles begonnen oder wenn sich die klinischen Zeichen nicht besserten.

Cathala und *Bastin* (60) behandelten 41 Patienten, davon sind 24 gestorben: zehn vor dem fünften Behandlungstag und 13 vor dem vierten Behandlungsmonat. 12 Patienten standen noch in Behandlung, bei fünf wurde die Behandlung abgeschlossen, doch hatten drei schwere Folgezustände. Von 16 Patienten mit Meningitis tuberculosa und miliarer Lungentuberkulose sind 12 gestorben.

Alle Patienten unter drei Jahren bekamen 0,4 bis 0,6 g Str. i. m. und die darüber 0,6 bis 1,0 g, aufgeteilt auf sechs Injektionen. Anfangs wurde jeden zweiten Tag zweimal täglich 0,1 g Str. i. l. gegeben, Säuglinge bekamen 0,025 bis 0,05 g Str. i. l. Da die Autoren den Eindruck hatten, daß die i. l. Injektionen schlecht vertragen wurden, gaben sie später das Str. nur noch i. m.

Debré, *Thieffry* und *Brissaud* (93) berichteten über 93 Meningitisfälle. 50 Patienten sind gestorben, davon 28 im ersten Monat, 15 weitere bis zum dritten Monat und sieben bis zum fünften Monat. 43 Patienten lebten, davon 20 mehr als sieben Monate. Fünf waren schon mehr als zwei Monate ohne Behandlung und weitere fünf mehr als drei Monate. Es fiel auf, daß sieben Patienten schwer hörten oder taub waren.

Als Behandlung bekamen die Patienten 0,1 g Str. pro Kilogramm Körpergewicht täglich, aufgeteilt auf sechs i. m. Injektionen durch ungefähr 30 Tage. Bei Kindern über zehn Jahren wurde eine tägliche Dosis von 3 g selten überschritten. Intralumbal wurden während drei bis fünf Tagen täglich zweimal 0,025 bis 0,05 g Str. gegeben, dann eine Injektion täglich durch vier bis sechs Tage. Nach Beendigung dieser i. l. Behandlung wurde eine Kontrollpunktion am zweiten bis dritten Tag durchgeführt, eine zweite acht Tage später. Je nach dem Ergebnis dieser Punktion wurde die i. l. Behandlung eventuell wieder aufgenommen. Nach etwa einem Monat erfolgte eine Reduzierung auf 0,05 g Str. pro Kilogramm Körpergewicht.

In einer anderen Arbeit brachten *Debré, Tieffry, Brissaud* und *Noufflard* (104) einen etwas geänderten Therapievorschlag. Während der ersten Periode der Behandlung der tuberkulösen Hirnhautentzündung empfahlen sie 0,1 g Str. pro Kilogramm Körpergewicht i. m. und zweimal täglich 0,05 g bis 0,1 g i. l. Diese Dosierung wurde mit kleinen Schwankungen zur besseren Anpassung an die Reaktionen ungefähr eine Woche beibehalten. Anschließend erhielten die Patienten i. m. unter 0,05 g Str. pro Kilogramm Körpergewicht, i. l. aber kein Str. mehr. Gewarnt durch Mißerfolge aus der ersten Behandlungszeit infolge vorzeitigen Absetzens der Behandlung gaben die Autoren den Kindern das Str. dauernd wie den Diabetikern das Insulin. Sie hatten beschlossen, die Behandlung nicht früher abzubrechen, bis eine große Anzahl von günstigen Faktoren vorliegt. Dazu zählten sie das Fehlen sämtlicher meningealer Symptome, eine steigende Gewichtskurve, vollkommene Fieberfreiheit, normale Senkungswerte, bei wiederholten Untersuchungen eine Lymphozytenzahl im Liquor unter 10/cmm, ferner negative Tuberkelbazillenkulturen und wenn möglich einen normalen Eiweißgehalt im Liquor.

Bei der Beurteilung seiner Ergebnisse drückte sich *Mollaret* (105) besonders vorsichtig aus. Von 50 Patienten war ein Viertel in den ersten Tagen der Behandlung gestorben. Nach drei Monaten lebte nur noch die Hälfte der Patienten und nach sechs Monaten ungefähr ein Viertel. Im zweiten Jahr der Behandlung lebten nur noch sieben Patienten, darunter ein einziger ohne Rückfall und ohne daß die Behandlung wieder aufgenommen werden mußte.

Einen Teil der Patienten behandelte *Mollaret* mit Str. i. m. und i. l., in einer zweiten Serie wurden zwölf Patienten nur i. m. behandelt. Die Resultate in beiden Gruppen waren nicht wesentlich verschieden. Da häufig Rückfälle auftraten, wurden diese auf ungenügende Dosierung und auf zu kurze Behandlungsdauer zurückgeführt. Daher bekam eine dritte Gruppe von Patienten das Str. bis zu einem Jahr. Ein abschließendes Urteil konnte noch nicht gegeben werden. Bei einer vierten Gruppe wurden neurochirurgische Maßnahmen getroffen. Die Dosierung betrug beim Erwachsenen täglich 1,5 bis 3,0 g, maximal 4,0 g i. m. und 0,15 bis 0,5 g i. l., bei einem Kind von ungefähr acht Jahren 1,0 bis 1,5 g i. m. und 0,05 g bis 0,25 g i. l. und beim Säugling 0,5 bis 1,0 g i. m. und 0,025 bis 0,1 g i. l.

Damade (94) behandelte 50 Patienten mit Meningitis tuberculosa mit Str. Fünf sind in den ersten vier Tagen gestorben, für einige andere war die Behandlungszeit noch zu kurz, um richtig urteilen zu können. Bei 37 Patienten betrug die Behandlungszeit zwei bis acht Monate. Von diesen sind 17 gestorben, 20 Patienten ging es gut.

Die ersten elf Patienten erhielten das Str. nur i. m., i. l. Injektionen wurden nicht gegeben. Zehn dieser Patienten sind gestorben, ein einziger schien geheilt. Wegen dieser ungünstigen Ergebnisse wurden 25 weitere Patienten auch i. l. mit Str. behandelt. Sieben sind gestorben, den anderen ging es gut. Im Krankheitsverlauf der Meningitis-Patienten mit und ohne miliare Lungentuberkulose ergab sich kein Unterschied. Von 21 reinen Meningitisfällen sind elf gestorben, von 16 Fällen mit Lungenbeteiligung sechs. Die Patienten erhielten 2,0 g Str. täglich in sechs i. m. Injektionen. Während der kritischen Zeit wurden jeden zweiten Tag 0,1 g Str. i. l. gegeben und bei Besserung des Allgemeinbefindens zweimal wöchentlich, dann einmal wöchentlich.

Decourt (61) behandelte 72 Meningitispatienten durch sieben Monate. Davon sind 22 Fälle in den ersten zwei Wochen gestorben, 16 weitere bis zum sechsten Monat, wobei sieben bloß eine Verlängerung ihrer Krankheit aufwiesen ohne wesentliche Besserung und neun eine anfängliche deutliche Besserung. 24 Patienten standen noch in Behandlung, wobei der Zustand der einzelnen sehr verschieden beurteilt wurde. Bei zehn war die Behandlung bereits beendet. Vier von ihnen hatten noch eine miliare Lungentuberkulose, vier weitere andere Manifestationen tuberkulöser Art.

Anfangs erhielten die Patienten 2 g Str. täglich durch mehrere Wochen, in schweren Fällen 3 g. Wenn eine Besserung eingetreten war, wurde die Tagesdosis auf 1,5 g reduziert. Sie erhielten täglich sechs i. m. Injektionen, die Gesamtbehandlungsdauer betrug fünf bis sechs Monate. Zu Beginn der Behandlung wurden die Patienten in zwei möglichst gleiche Gruppen geteilt. Die eine Gruppe bekam zu den i. m. Injektionen noch jeden zweiten Tag 0,2 g Str. i. l., im ganzen zwei- bis zwölfmal, gewöhnlich sechsmal. Von 15 dieser Patienten sind zwischen dem 23. und 125. Behandlungstag fünf gestorben, sechs standen noch in Behandlung, vier zeigten gutes Allgemeinbefinden. Trotz dieses Ergebnisses hatte *Decourt* den Eindruck, daß die i. l. Str.-Behandlung gegenüber der einfachen i. m. Behandlung keine Vorteile biete. Er glaubte ferner, daß die i. l. Injektionen in bestimmten Fällen das Auftreten der schweren zerebralen Veränderungen begünstigen. In mehreren Fällen folgte ein Rückfall offensichtlich nach einer Lumbalpunktion.

Fouquet (95) behandelte in sieben Monaten 50 Kinder, die an Meningitis tuberculosa erkrankt waren, mit Str. Elf sind nach einer Behandlungsdauer unter einem Monat gestorben, fünf weitere nach anfänglicher Besserung bis zum dritten Monat. Bei vier Patienten ist eine chronische Meningitis aufgetreten. Von den 30 weiteren Patienten standen neun seit sieben Monaten in Behandlung, zwei von ihnen hatten einen Rückfall und sprachen auf die neuerliche Behandlung gut an. Acht wurden vier bis sechs Monate behandelt und waren bei bestem Allgemeinbefinden, 13 weniger als vier Monate. Von 18 weiteren Kindern, die wegen Meningitis tuberculosa und miliarer Lungentuberkulose in Behandlung standen, sind zehn gestorben. Bei drei hatte sich eine chronische Meningitis entwickelt, vier waren erst kurze Zeit in Behandlung und ein Patient wurde als geheilt bezeichnet. Es war aufgefallen, daß die Lungenveränderungen auf die Behandlung sehr rasch ansprachen und in wenigen Wochen verschwanden, während die Meningitis unbeeinflußt blieb und den Tod zur Folge hatte. Von sieben meningitiskranken Erwachsenen sind zwei im ersten Behandlungsmonat gestorben, vier waren in gutem Allgemeinzustand, bei einem entwickelte sich eine chronische Form. Die Prognose der Erwachsenen wurde günstiger beurteilt als bei Kindern.

Alle Kinder bekamen 1 bis 2 g Str. täglich in vier bis sechs subkutanen Injektionen. Einer Behandlungsserie von 30 Tagen folgte nach einer Pause von maximal zehn Tagen eine zweite und dritte Serie. Intralumbal wurden während der ersten zehn bis 15 Tage 0,05 bis 0,1 g Str. täglich, dann jeden zweiten Tag bis zu einer Gesamtzahl von 20 bis 25 Injektionen gegeben. Nach Abschluß der Behandlung schien eine genaue Überwachung nötig, um bei den ersten alarmierenden Symptomen wieder eingreifen zu können. Labyrinthstörungen traten bei Erwachsenen seltener auf als bei Kindern.

De Lavergne (96) berichtete nach einer Behandlungsdauer von sechs Monaten über 44 Patienten, darunter zwölf Kinder. Es starben 23 Patienten, 14 in der ersten Woche, die anderen neun in den ersten vier Monaten. Von den 21 Lebenden standen zehn seit drei bis sechs Monaten in Behandlung. Das Allgemeinbefinden wurde bei sieben als günstig bezeichnet. Bei den restlichen elf Patienten war die Behandlungszeit kürzer als drei Monate, auch in dieser Gruppe wurde der Zustand von sieben Kindern günstig beurteilt. Ein Viertel dieser Meningitisfälle hatte auch eine miliare Lungentuberkulose.

Die Erwachsenen bekamen anfangs 2 bis 3 g Str. täglich, die Kinder 0,04 bis 0,05 g pro Kilogramm Körpergewicht. Später wurde die Dosis bei Erwachsenen auf 1,2 bis 2,1 g, bei Kindern auf 0,03 g pro Kilogramm Körpergewicht herabgesetzt. Zu Beginn der Behandlung erhielten die Patienten vier bis sechs i. l. Injektionen, jeden zweiten Tag zu 0,3 g Str. Da diese i. l. Dosierung jedoch unerwünschte Nebenerscheinungen zeigte, bekamen sie später einmal 0,2 g, zweimal 0,15 und dreimal 0,1 g Str. i. l. Die Dauer der i. m. Injektionen wurde mit sechs Monaten in Aussicht genommen.

Mattei (97) verlor seine zehn ersten erwachsenen Patienten, die fast ausschließlich i. m. mit Str. behandelt worden waren. Daraufhin wurde die i. l. Behandlung neben der i. m. zur Regel gemacht und von 20 weiteren Erwachsenen mit Meningitis, die bis zu sechs Monaten in Behandlung standen, sind nur drei gestorben. Von den 17 überlebenden Patienten besserten sich sieben sehr rasch, die zehn anderen waren auf dem Wege der Besserung. Tuberkelbazillen konnten im Liquor nicht nachgewiesen werden, doch bestanden bei 16 von den 17 Patienten schwere tuberkulöse Veränderungen in den Lungen. Die Patienten bekamen täglich 2,0 g Str. i. m. und 0,2 g jeden zweiten Tag i. l., im ganzen 15 bis 25 Punktionen.

Mouriquand (98) behandelte 47 Kinder wegen tuberkulöser Hirnhautentzündung durch sechs Monate mit Str. Darunter befanden sich 41 Patienten, die keine miliare Lungentuberkulose aufwiesen. Davon sind 17 gestorben, 24 waren noch am Leben.

Von den Säuglingen dieser Gruppe sind sieben gestorben, zwei lebten. Vier Kinder hatten neben der Meningitis auch eine miliare Lungentuberkulose. Einem Kind ging es nach einer Behandlungsdauer von sechs Monaten gut, die drei anderen sind gestorben. Außerdem standen noch zwei Kinder mit Meningitis und Knochentuberkulose in Behandlung. Von den insgesamt 47 Kindern sind neun innerhalb des ersten Monates und elf später gestorben, 27 waren noch am Leben.

Kleine Kinder bekamen täglich 0,5 g Str., größere 1,0 g i. m., in mehreren Fällen wurde 1,5 g gegeben. Wenn nach mehreren Monaten der Behandlung eine Besserung eintrat, wurde die Dosis auf 0,25 bis 0,5 g reduziert. Wegen eines Rezidivs mußte in drei Fällen wieder auf die ursprüngliche Dosis zurückgegangen werden. Bis auf wenige Ausnahmen erhielten die Patienten keine i. l. Str.-Injektionen.

Sédallian, Vialtel, Moinecourt, Maral und *de l'Hermuzière* (99) behandelten 35 tuberkulöse Meningitiden bei Patienten über 17 Jahren. 29 sind gestorben, davon 16 in den ersten zwei Wochen ohne Zeichen einer Besserung und zwölf nach durchschnittlich zweimonatiger Behandlung, nach mehr oder weniger deutlicher anfänglicher Besserung. Ein Patient starb an einen Rückfall, der 100 Tage nach Behandlungsbeginn eingetreten war. Die weitere Behandlung brachte keinen Erfolg. Die sechs überlebenden Patienten wurden unterschiedlich beurteilt.

Der Großteil der Patienten bekam täglich 0,6 bis 1,5 g Str. für lange Zeit i. m., nur in wenigen Fällen erhielten sie 2,0 bis 3,0 g für kurze Zeit. Über die intralumbale Behandlung fehlen genauere Angaben.

In Belgien wurde mit der Str.-Behandlung der tuberkulösen Meningitis im November 1946 begonnen. In der vorliegenden Arbeit berichteten *Dubois, Linz, Leschanowski, Schlesser* und *Wattiez* (106), daß bis Ende 1947 über 70 Patienten zur Aufnahme kamen. Der Bericht erstreckt sich jedoch nur auf 25 Meningitis-Fälle und eine miliare Lungentuberkulose, die sieben bis zwölf Monate in Behandlung standen. 14 Patienten mit Meningitis tuberculosa, die sehr früh zur Behandlung kamen, konnten ohne Ausfallserscheinungen zur Heilung gebracht werden. Von acht fortgeschrittenen Fällen sind drei gestorben, vier lebten ohne Restzustände und einer mit schweren Folgen. Von drei, bei der Aufnahme am weitesten fortgeschrittenen Fällen, sind zwei gestorben, einer lebte, zeigte jedoch schwere Restzustände. Der Patient mit miliarer Lungentuberkulose konnte in Sanatoriumsbehandlung gegeben werden.

Die Patienten erhielten täglich 0,05 g Str. pro Kilográmm Körpergewicht durch 45 Tage und in der gleichen Zeit je nach dem Alter täglich 0,05 bis 0,1 g i. l. Dann bekamen sie durch 20 Tage überhaupt kein Str. In einer zweiten Behandlungsperiode von 20 Tagen erhielten sie täglich 0,04 bis 0,05 mg pro Kilogramm Körpergewicht i. m. und i. l. ebenfalls täglich in der gleichen Dosierung wie in der ersten Behandlungszeit. Nach einer neuerlichen Str.-Pause von 20 Tagen wurden durch 30 Tage die gleichen Str.-Mengen i. m. gegeben, i. l. jedoch nur noch jeden zweiten Tag.

Die Autoren erwähnen auch weitere Gruppen von Patienten, bei denen sie das Str. nur i. l. gegeben haben, bei denen sie die Str.-Dosis reduziert hatten oder die Zahl der i. l. Injektionen verminderten. Über diese Untersuchungen wurden weitere Arbeiten angekündigt, die noch nicht vorliegen.

Fanconi (107) berichtete über 17 Fälle von Meningitis tuberculosa, die mit Str. behandelt wurden. Nach monatelangem Krankenlager und vorübergehender Besserung sind elf gestorben. Von den sechs anderen Patienten konnten zwei als geheilt betrachtet werden. Daraufhin hat *Fanconi* die ursprüngliche Behandlungsweise geändert und dosierte folgendermaßen: Im ersten Monat 0,5 bis 0,8 bis 1,0 g Str. täglich i. m. und 1 mg pro Kilogramm Körpergewicht täglich i. l., im zweiten Monat erfolgten die i. l. Str.-Injektionen bei der gleichen Dosierung nur jeden zweiten Tag und im dritten Monat nur noch zweimal wöchentlich, später je nach Liquorbefund. Außerdem wurden noch täglich 1,5 bis 3,0 g Promin-Cilag und einmal im Monat ein Vitamin-A- und -D-Stoß gegeben. Mit dieser Methode konnten bessere Resultate erzielt werden. Von sieben Kindern, die so behandelt wurden, ging es allen gut, vier standen schon den ganzen Tag auf.

Vom englischen Medical Research Council (90) lag vom 15. Dezember 1947 ein Bericht über 105 Patienten vor, die mindestens 120 Tage lang wegen Meningitis tuberculosa in neun verschiedenen Zentren in Behandlung standen. 67 (64%) sind gestorben, 30 (28%) ging es gut, sechs (6%) waren stationär oder hatten einen Rückfall und zwei (2%) waren bei schlechtem Allgemeinbefinden. Bei 53 von den 67 Verstorbenen liegen genauere Angaben über die Behandlungsdauer vor. 13 Patienten sind in der ersten Woche gestorben, sieben weitere im ersten Monat, 14 im zweiten Monat, elf im dritten und vierten Monat und acht nach einer Behandlungsdauer von über vier Monaten. Bei Kindern unter drei Jahren war die Prognose besonders ungünstig. Von 33 Kindern in diesem Alter sind 27 (82%) gestorben, vier (11%) ging es gut, zwei (6%) waren bei schlechtem Allgemeinbefinden. Die Zusammenstellung der Ergebnisse je nach dem Zustand der Patienten bei Beginn der Str.-Behandlung war besonders interessant. Von den Kindern, die sehr früh zur Behandlung kamen, sind 46% gestorben, von den schwerer kranken 66% und von den weit vorgeschrittenen 86%. Da nach i. l. Str.-Injektionen wiederholt unerwünschte Nebenerscheinungen aufgetreten waren, wurde eine Zeitlang jeder zweite Patient nur i. m. behandelt, desgleichen die wenigen Kinder über neun Jahre, die zur Aufnahme kamen. Eine gleiche Gruppe wurde i. m. und i. l. behandelt. So kam es, daß 33 von den 105 Patienten ausschließlich

i. m. mit Str. behandelt wurden, doch auch von diesen bekamen fünf nach Verschlechterung später noch i. l. Str.-Injektionen. Bei der kombinierten Behandlung waren die Ergebnisse bedeutend besser. Von den 28 Patienten, die ausschließlich i. m. behandelt wurden, starben 78%, von den anderen 58%. Die Überlegenheit der kombinierten Behandlung zeigte sich auch in den fünf Fällen, in denen nach erfolgloser i. m. Behandlung das Str. später auch i. l. gegeben wurde. Zwei dieser Patienten konnten gerettet werden. Von den neun Kindern unter drei Jahren, die nur i. m. mit Str. behandelt wurden, starben alle vor dem zweiten Monat, während in der gleichen Altersgruppe bei kombinierter Behandlung vier gerettet werden konnten und von den 18 tödlichen Fällen zehn über zwei Monate lebten. Bei der i. m. Str.-Behandlung hat man wiederholt beobachtet, daß die Kinder anfänglich gut auf die Behandlung ansprachen und man hegte bereits die Hoffnung, daß die i. m. Injektionen allein genügen würden. Später folgte jedoch eine Verschlechterung, die in zwei Fällen durch rechtzeitige i. l. Dosen wieder behoben werden konnte. Obwohl es drei Patienten bei ausschließlicher i. m. Behandlung gut ging, wurde die zusätzliche i. l. Str.-Behandlung als unbedingt notwendig betrachtet.

Anfangs erhielten die einzelnen Behandlungszentren nur allgemeine Richtlinien für die Str.-Anwendung. Es zeigte sich bald, daß 1,0 g Str. i. m. pro Tag für Kinder unter drei Jahren zu hoch war, deswegen wurden später 0,02 g pro Pfund Körpergewicht festgelegt. Bei dem Vergleich der einzelnen Behandlungsmethoden in den verschiedenen Zentren zeigte es sich, daß die ausschließliche i. m. Str.-Behandlung ungenügend war. Aber auch tägliche i. l. Injektionen durch längere Zeit wirkten sich ungünstig aus. Es schien, daß sich die kleinsten i. l. Einzelgaben und eine häufige Unterbrechung der gesamten Str.-Behandlung für relativ lange Zeit am günstigsten auswirkte. Patienten, die spät zur Behandlung kamen, bedurften offenbar einer intensiveren Behandlung. Auf Grund dieser Beobachtungen wurden folgende Richtlinien aufgestellt: i. m. täglich nicht mehr als 0,02 g pro Pfund Körpergewicht in zwei bis vier Injektionen. Mindestdauer der Behandlung drei Monate, möglicherweise auch länger. Diese lange Behandlung wurde besonders für Patienten mit miliarer Lungentuberkulose und mit verkäsender Hilusdrüsentuberkulose empfohlen. Ob die lange i. m. Str.-Behandlung ohne Unterbrechung erfolgen soll oder ob Pausen eingeschaltet werden sollen, konnte noch nicht entschieden werden. Intralumbal empfahl man 0,05 bis 0,1 g einmal täglich. Die Frage nach der Häufigkeit der i. l. Injektionen blieb offen. Die Behandlung kann entweder kurz und sehr intensiv sein oder aus zwei Serien von Injektionen bestehen, die von einer Pause unterbrochen werden. Wenn die i. m. Injektionen nur zweimal täglich erfolgen, sollen die i. l. Injektionen genau in der Zwischenzeit gegeben werden.

In einem Nachtrag vom 15. März 1948 wurde berichtet, daß seit dem 15. Dezember 1947 vier weitere Kinder gestorben sind. Nach einer minimalen Behandlungszeit von sieben Monaten sind also von den 105 Meningitispatienten 67% gestorben, 26% ging es gut, 6% waren stationär und der Zustand eines Patienten wurde ungünstig beurteilt.

In diesem Sammelbericht sind auch die Kinder angeführt, die an der chirurgischen Abteilung in Oxford behandelt wurden und über die *Smith, Vollum* und *Cairns* (28) in einer gesonderten Arbeit ausführlich berichteten. Die genannten Autoren gingen von der Erwägung aus, daß die Tuberkelbazillen vom Str. erreicht werden sollen, bevor sie im Granulationsgewebe eingebettet sind, ehe die Liquorzirkulation durch organisierte Exsudatmassen behindert wird und bevor die Veränderungen an den Hirngefäßen irreversibel wurden. Da sich das organisierte Exsudat besonders reichlich im Interpedunkularraum befindet und der Verschluß der Tentoriumöffnung die Liquorzirkulation behindert, erfolgte die Str.-Injektion direkt in diese Gegend. Nach Freilegung des Hirns wurden die Frontallappen etwas gehoben, um die *Cysterna chiasmatica* freizulegen. Durch je einen Katheter zur Sylvischen Furche und einen dritten zum *Diaphragma sellae* injizierte man 6 ccm Str.-Lösung von 0,001 g pro Kubikzentimeter zweimal täglich durch zehn Tage. Diese Operation wurde an vier Patienten durchgeführt. Die geringe Anzahl der Fälle und die kurze Beobachtungszeit erlaubten noch kein abschließendes Urteil. Die Operationen konnten nur durchgeführt werden, wenn keine übermäßige Hirnschwellung vorlag, die Ventrikel so groß waren, daß durch Ablassen des Liquor ein Abdrängen des Hirns möglich war und die Adhäsionen um das Chiasma nicht zu dicht geworden waren.

Bei einem Patienten versuchte man während vier Wochen durch tägliche Injektionen von 10 ccm Luft die Adhäsionen zu sprengen. Die Luft wurde an der Hirnbasis festgehalten und gelangte nicht zur Hirnkonvexität. Ein Erfolg konnte nicht erzielt werden. Aus der Erwägung, daß der zunehmende intrakranielle Druck sich besonders ungünstig auswirke, wurde eine Zeit lang eine dauernde Ventrikeldrainage angelegt. Auch das brachte keine Besserung im Befinden der Patienten. Ein anderer Versuch, die Adhäsionen an der Hirnbasis zu lösen, erfolgte bei drei Patienten so, daß die Str.-Lösung in die Seitenventrikel eingebracht und durch Lumbalpunktion gleichzeitig abgelassen wurde. Mehrere 100 ccm der Lösung konnten ohne Nebenerscheinungen injiziert werden, es zeigte sich aber auch keine Besserung des Zustandes. Diese Methode hatte keinen Einfluß auf die Veränderungen an der Hirnbasis, könnte sich aber bei beginnendem Spinalblock bewähren. Bei zwei Patienten mit ausgedehntem Hydrocephalus legte man ein Drain zwischen dem Seitenventrikel und dem Subarachnoidealraum der Sylvischen Furche. Mehrere Wochen später konnte bei der Obduktion festgestellt werden, daß das äußere Ende des Drains in der Hirnrinde eingebettet lag. Es schien, daß der Subarachnoidealraum zu schmal war und daß das Drainende deswegen nicht offen bleiben konnte. Die Behandlung des akuten Hydrocephalus internus bestand in *Ventrikel*punktionen. Lumbalpunktionen schienen in diesem Falle nur empfehlenswert, wenn es sich um einen kommunizierenden Hydrocephalus handelte. In 16 von den 18 behandelten Patienten wurden Bohrlöcher im Stirnbein angelegt, um Zutritt zu den Vorderhörnern der Seitenventrikel zu erlangen. Der Wert dieser Maßnahme soll für die Diagnose und für die Behandlung beachtlich sein.

Die Kinder bekamen täglich 0,02 g Str. pro Pfund Körpergewicht, zuerst auf einige Injektionen aufgeteilt, später nur eine Injektion im Tag. Nach ungefähr vier Monaten erhielten sie eine einmalige Injektion jeden zweiten Tag, wenn dadurch eine entsprechende Str.-Konzentration im Liquor erhalten werden konnte. Die i. m. Behandlung dauerte sechs Monate und länger. Intralumbal bekamen Kinder 0,05 g bis 0,075 g Str., Erwachsene 0,1 g. Die einmaligen Tagesdosen wurden i. l. oder in die Vorderhörner der Seitenventrikel oder in den Subarachnoidealraum des *Chiasma opticum* eingebracht. Von 18 behandelten Patienten lebten elf, sieben sind gestorben.

Über neurochirurgische Maßnahmen während der Str.-Behandlung tuberkulöser Meningitiden berichtete auch *Feld* (108). Es handelte sich um 25 Patienten, 19 Kinder und sechs Erwachsene. Achtmal wurden Ventrikelpunktionen ausgeführt, anfangs zu diagnostischen Zwecken, später um gleichzeitig Str. zu injizieren. In 15 Fällen erfolgten Eingriffe am Chiasma, bei zwei Patienten eine okzipitosubokzipitale Trepanation zur Freilegung der Fossa posterior. Todesfälle bei der Operation wurden nicht beobachtet. Fünf Patienten starben in der ersten Woche nach der Operation, drei weitere in der zweiten Woche und in sieben Fällen betrug die Überlebenszeit 16 Tage bis drei Monate. Zwei Fälle wurden als geheilt betrachtet, sie waren vier bzw. sieben Monate nach Krankheitsbeginn ohne neuropsychiatrische Folgen.

Cocchi (89) behandelte vom Dezember 1946 107 Patienten mit Meningitis tuberculosa. In allen Fällen konnten Tuberkelbazillen

direkt im Liquor, durch Kultur oder durch den Tierversuch nachgewiesen werden. 31 Patienten sind wenige Stunden oder wenige
Tage nach Behandlungsbeginn gestorben. Auch von den 76 übrigen
Patienten sind noch weitere 25 gestorben, davon 15 in den ersten
Wochen der Behandlung. 51 Patienten waren noch am Leben. Von
diesen wurden 13 als klinisch geheilt betrachtet, sie waren ohne
Str.-Behandlung, hatten fast normalen Liquorbefund und waren
zum Teil nach Hause entlassen. Die anderen Patienten standen auf
und ihre vollkommene Heilung war in absehbarer Zeit zu erwarten.
Nur zwei Fälle waren noch schwer krank und bei einem weiteren
schien die Behandlung aussichtslos. Da *Cocchi* die 31 Patienten,
welche nach wenigen Stunden oder Tagen gestorben sind, nicht in
Rechnung stellt, hat er nur 37% der Patienten verloren. Bei Berücksichtigung der Patienten, die erst nach langer Behandlungszeit starben, errechnete *Cocchi* eine Mortalität von 21% und für die Zeit vom
August 1947 bis Mai 1948 von 16%.

Die Patienten bekamen wie bei miliarer Lungentuberkulose 0,3
bis 0,6 g Str. täglich, aufgeteilt auf vier bis fünf Injektionen, bei
einer Nachtpause von acht bis zehn Stunden. Die Injektionen wurden an 20 bis 25 folgenden Tagen gegeben, dann kam eine Pause
von sechs bis sieben Tagen. Diese Zyklen wurden zwei-, drei-, viermal bis zur Heilung wiederholt. *Cocchi* gab nur vier bis fünf Injektionen täglich, weil er von der Voraussetzung ausging, daß das
Str. neben seiner Wirkung auf Tuberkelbazillen noch die Abwehrkräfte der Blutzellen, des Retikuloendothels und des Bindegewebes
schädige. Es wurde auch die klinische Beobachtung gemacht, daß
kurze Unterbrechungen der i. m. Str.-Behandlung und der gleich-
zeitigen Behandlung mit Sulfonen eine deutliche Besserung der
Patienten zur Folge hat. Ferner nahm *Cocchi* an, daß es nicht notwendig sei, bei den Patienten einen konstanten Str.-Spiegel im
Blute zu erhalten, da sich die Tuberkelbazillen nur langsam vermehren und sehr Str.-empfindlich sind.

Neben den i. m. Str.-Injektionen hielt *Cocchi* die i. l. Str.-Gaben
bei der Meningitis tuberculosa für unbedingt notwendig, weil es sich
im Verlauf der Behandlung von Patienten mit miliarer Lungentuberkulose gezeigt hat, daß die i. m. Str.-Injektionen das Auftreten
einer Meningitis tuberculosa nicht verhindern können, sondern
nur den Verlauf etwas abzuschwächen vermögen. Die Erwachsenen
bekamen 0,05 g Str. i. l. und die Kinder 0,03 g. Nach kurzer Zeit
reduzierte er diese Anfangsdosen auf 0,04, 0,03 und 0,02 g und beim
Säugling auf 0,015 g. Anfangs wurde das Str. durch 25 bis 40 Tage
täglich i. l. gegeben, dann durch 20 bis 30 Tage jeden zweiten Tag
und nach einer Behandlungsdauer von zusammen 60 bis 70 Tagen

folgte eine kurze Pause von drei bis vier Tagen. Diese Pause diente dazu, den Einfluß des Str. auf die Zusammensetzung des Liquors nach Möglichkeit auszuschalten und ein möglichst genaues Bild der Meningitis zu bekommen. Anschließend wurden die i. l. Injektionen jeden zweiten bis dritten Tag für weitere 30 bis 40 Tage fortgesetzt und es folgten nach einer weiteren Pause von wenigen Tagen eine neuerliche genaue Liquoruntersuchung. Nach dieser Pause erfolgte eine Wiederaufnahme der i. l. Behandlung mit Injektionen jeden zweiten, dritten bis vierten Tag, bis zum Abklingen der meninge-alen Reaktion, was bei dieser Behandlungsweise rascher eintrat, als bei Abbrechen der Behandlung nach den ersten Wochen. Wenn sich der Liquorbefund der Norm näherte, wurden Pausen von sieben bis zehn Tagen gemacht und falls sich Zeichen einer neuerlichen ent-zündlichen Reaktion im Liquor ergaben, wurde die Behandlung neuerdings aufgenommen. *Cocchi* ließ auch manchmal eine Dauer-drainage der Hirnventrikel oder des Lumbalraumes anlegen, wobei man dünne Nylonkatheter verwendete. So war es möglich, den Liquordruck durch entsprechenden Liquorabfluß zu regeln. Es konnten auf diese Weise verschiedene Fragen der Liquorproduktion und Zirkulation, sowie der Str.-Verteilung im Liquor gelöst werden.

Zur selben Zeit und mit den gleichen Pausen gab *Cocchi* täglich je nach Alter der Patienten 1,5 bis 3 g Sulfon i.v., ferner Vitamin A 50 bis 100.000 E. jeden zweiten Tag durch mehrere Monate, 500.000 E. Vitamin D_2 vier bis sechsmal in wöchentlichem Abstand, Vitamin C und Calcium. Patienten mit verzögertem Krankheitsver-lauf und solche, die ein enzephalitisches Bild boten, erhielten außer-dem noch Lecithin i. v. und Vitamin B_1 i. m.

Bei der Untersuchung des peripheren Blutbildes fand *Pratesi* (89) an *Cocchi*s Klinik am Anfang der Erkrankung sehr hohe Werte für die Segmentkernigen, die in direktem Verhältnis zur Schwere der Erkrankung standen. Die Lymphozyten, die anfangs nur spärlich vorhanden waren, nahmen bei sinkender Zahl der Segmentkernigen im Verlauf der Erkrankung langsam wieder zu, bis sie schließlich mit eingetretener Heilung diese zahlenmäßig übertrafen. In man-chen Fällen zeigte dann eine neuerliche Abnahme der Lympho-zyten und eine Zunahme der Segmentkernigen eine drohende Ver-schlechterung an, die durch die sonstige klinische Untersuchung des Kranken noch nicht zu erkennen war. Diese Änderungen im Blutbilde hält *Cocchi* in der Beurteilung und in der Prognose des einzelnen Krankheitsverlaufes für wichtiger als die Veränderungen der Blutsenkungsgeschwindigkeit, die ebenfalls bei Verschlechterung der Grundkrankheit zunimmt. Doch fehlen diese Änderungen der Senkungswerte manchmal und sie sind angeblich auch nicht so konstant und so zuverlässig wie die Zusammensetzung des Blutbildes.

Auf Grund seiner Erfahrungen an drei Fällen, die er selbst behandelt hat und bei anderen Fällen, deren Krankheitsverlauf er verfolgen konnte, stellte *Mordasini* (53) einige Richtlinien für die Behandlung der Meningitis tuberculosa auf. Am wichtigsten ist die frühzeitige Diagnose und das rechtzeitige Einsetzen der Therapie. Wenn die Veränderungen im Hirn schon sehr weit fortgeschritten sind, bleiben nach eventuell erfolgter Heilung oft so ausgedehnte Restzustände, daß es fraglich erscheint, ob die Behandlung überhaupt wünschenswert ist. Die kombinierte i. m. und i. l. Behandlung muß unbedingt durchgeführt werden, da bisher kein einziger Fall von sicher geheilter Meningitis tuberculosa bei bloßer i. m. Behandlung bekannt wurde. Auch in Fällen, die das Str. i. l. erst gegen Ende der Behandlung bekamen, konnten keine günstigen Ergebnisse erzielt werden. Außerdem sind Fälle beschrieben, wo Patienten wegen miliarer Lungentuberkulose i. m. mit Str. behandelt wurden und trotzdem während oder kurz nach dieser Behandlung eine Meningitis aufgetreten ist.

Mordasini ist der Ansicht, daß eine lymphozytäre Reaktion im Verlaufe einer i. l. Str.-Behandlung eher für einen aktiven tuberkulösen Prozeß spricht, während das Ansteigen der polymorphkernigen Leukozyten auf die Str.-Wirkung zurückzuführen ist. Er berichtet auch über ein Rezidiv, das sechs Monate nach fast völliger Normalisierung der Liquorbefunde aufgetreten ist. Bei diesem Patienten bestand schon vom ersten Tag der Behandlung ein Spinalblock. Möglicherweise hatten hier große körperliche Anstrengung, stundenlange Besonnung des Kopfes und eine Mantoux-Reaktion eine auslösende Rolle gespielt. Als günstigste i. l. Dosierung schienen beim Erwachsenen in der ersten Zeit je nach der Schwere des Krankheitsbildes 0,075 bis 0,15 g Str. täglich, ausnahmsweise auch 0,2 g auf zwei Punktionen verteilt. Später soll die Menge reduziert werden und die Punktionen immer seltener erfolgen. Die intralumbale Str.-Behandlung soll noch zwei bis drei Wochen nach völliger klinischer Heilung der Meningitis und der vollständigen Normalisierung des Liquors fortgesetzt werden.

Löffler und *Piotti* (109) behandelten seit Februar 1947 13 Erwachsene mit Meningitis tuberculosa, von denen zehn gestorben sind und drei noch am Leben waren. Die Erfolge hingen besonders von dem Beginn der Behandlung ab. So sind alle Patienten, die nach dem 15. Tag ihrer Erkrankung zur Behandlung kamen, gestorben. Es konnten aber auch nicht alle gerettet werden, deren Behandlung vor diesem Tage begonnen wurde.

Die Patienten bekamen täglich je nach Körpergewicht 2 bis 3 g Str. i. m. in vierstündlichen Injektionen. Intralumbal erhielten sie 100 bis 200 mg Str. täglich, nach drei bis vier Monaten zwei- bis dreimal wöchentlich. Die Behandlung soll sechs und mehr Monate dauern.

Choremis, Zervos, Constantinides und *Pantazis* (110) berichteten über 50 Kinder mit Meningitis tuberculosa, die sie mit Str. behandelt hatten. 21 wurden entlassen, drei standen noch in Behandlung und 26 sind gestorben, davon 14 in der ersten Behandlungswoche. Von 13 Kindern, die wegen Meningitis tuberculosa und miliarer Lungentuberkulose behandelt wurden, ist bei vier klinisch geheilten zweimal ein Rückfall aufgetreten, ein Kind stand noch in Behandlung und acht sind gestorben. Im Gegensatz zu anderen Autoren wurde die Meinung vertreten, daß die dauernden i. l. Str.-Injektionen zu einem Spinalblock führen. Bei intermittierender i. l. Str.-Behandlung trat kein Block auf. Die Allergie wurde alle 14 Tage mit Alttuberkulin $^1/_{10\,000}$ geprüft. Bei weit fortgeschrittenen Fällen war das Ergebnis anfangs negativ, mit zunehmender Besserung positiv. In günstigeren Fällen war das Ergebnis anfangs positiv, dann wurde es schwächer und später wieder deutlicher positiv.

Die Kinder bekamen i. m. 2 g Str. täglich, später 1 g und noch weniger, i. l. 0,01 bis 0,05 g. Die Behandlung erfolgte intermittierend und drei Monate nach der Entlassung erhielten die Patienten wieder zehn Tage Str. i. m. Dies wurde im ersten Jahr in dreimonatlichen Intervallen wiederholt, wobei kein Rückfall aufgetreten ist. Kinder mit Meningitis tuberculosa und miliarer Lungentuberkulose erhielten mehr Str. und wurden auch länger behandelt. Die besten Ergebnisse wurden mit der intermittierenden Behandlungsweise erzielt.

Von verschiedener Seite wurde versucht, das Str. in der Behandlung der Meningitis tuberculosa mit anderen Medikamenten zu kombinieren, um so bessere Ergebnisse zu erzielen. Nach einer kombinierten Behandlung hat man bei der experimentellen Tuberkulose im Tierversuch zum Teil günstigere Resultate gesehen, als nach einer bloßen Str.-Behandlung (69—72).

Cocchi und *Pasquinucci* (52) verwendeten ein Sulfon (Promin) und führten darauf ihre günstigen Ergebnisse zurück. Diese Arbeiten wurden schon ausführlich wiedergegeben. *Glanzmann* (103) erschien eine Unterstützung der Str.-Wirkung durch Sulfone entbehrlich. Nach einem Vergleich der eigenen Ergebnisse mit denen von *Cocchi* und *Pasquinucci* war *Mordasini* (111) von einem wesentlichen therapeutischen Wert des Promin nicht überzeugt.

Madigan, Swift und *Brownlee* (46) behandelten elf Patienten mit Str. und sechs mit Str. und Sulfetron. Sie kamen zu dem Schluß, daß experimentell ein Synergismus zwischen beiden Mitteln nachgewiesen werden kann. Die klinischen Ergebnisse erlaubten aber bei der geringen Anzahl der Patienten noch keine klare Antwort.

Lincoln, Kirmse und *De Vito* (112) behandelten sieben Kinder wegen Meningitis tuberculosa mit Str. und Promizol. Ein Kind war nach einer Behandlungsdauer von zwei Monaten gestorben. Sechs Kinder lebten drei bis acht Monate nach Behandlungsbeginn.

Nach dem letzten Bericht des Council on Pharmacy and Chemistry (35) vom Herbst 1948 wurden seit Mai 1947 160 Patienten wegen miliarer Streuung mit Str. und Promin behandelt, doch lagen noch keine genaueren Ergebnisse vor. Es schien aber, daß durch das Promin, sowie durch Änderungen in der Str.-Behandlung die Ergebnisse nicht wesentlich günstiger ausfallen würden.

3. Therapievergleich.

Bei den verschiedenen Behandlungsmethoden, die von den einzelnen Autoren angegeben werden, scheint es für den ersten Blick sehr einfach zu sein, den Wert dieser einzelnen Methoden auf Grund der erzielten Ergebnisse festzustellen und diese Behandlungsweise dann für alle folgenden Patienten zu verwenden. Leider ist dem nicht so. Es gibt zahlreiche Faktoren, die den Krankheitsverlauf von seinem Anfang bis zur klinischen Heilung oder bis zum tödlichen Ende weitgehend beeinflussen und auf die das Str. keinen Einfluß hat. So ist es durchaus denkbar, daß in der einen Beobachtungsgruppe eher günstige Umstände vorliegen, wodurch günstigere Ergebnisse erzielt werden und diese Erfolge dann einer bestimmten Behandlungsmethode zugeschrieben werden. Andererseits ist es denkbar, daß bei einer Häufung von ungünstigen Momenten auch durch die beste Behandlungsmethode keine besonderen Ergebnisse erzielt werden können und daß diese Mißerfolge dann unberechtigt der Behandlungsweise zur Last gelegt werden.

Zu den Faktoren, die das Endergebnis vor allen anderen günstig oder ungünstig beeinflussen können, zählt der Zustand, in dem sich der Patient zu Beginn der Behandlung befindet. In dem einen Behandlungszentrum wurde bei allen Patienten die Behandlung begonnen, ohne Rücksicht auf das Allgemeinbefinden bei der Aufnahme, in anderen Zentren wurde diese in weit fortgeschrittenen Fällen abgelehnt, sei es nun aus Str.-Mangel oder aus anderen Gründen. Ein weiterer wichtiger Faktor, der das Endergebnis beeinflußt, ist das Alter der Patienten. Sind viele Säuglinge und Kleinkinder mit Meningitis tuberculosa behandelt worden, dann wird nach den bisherigen Erfahrungen die Statistik schlechter ausfallen, als beim Überwiegen etwas älterer Patienten. Auch die Form und die Ausdehnung der Tuberkulose in anderen Organen, die gleichzeitig neben der Meningitis besteht, muß berücksichtigt werden. Leider fehlen in den meisten Arbeiten ausführliche Angaben über diese Einzelheiten. Die Statistik fällt ferner sehr verschieden aus, wenn man darin nur Patienten anführt, deren Behandlung schon abgeschlossen wurde, und man berücksichtigt, seit welcher Zeit die Patienten nicht mehr behandelt werden, oder wenn man auch Patienten mitzählt, die noch in Behandlung stehen.

Auch sind bei den einzelnen Autoren die Tagesdosen, die Zahl der täglichen Injektionen, die Dauer und die Art der Behandlung und eventuelle Pausen so verschieden und oft ungenau angegeben, daß man die erzielten Ergebnisse überhaupt nicht gegeneinander abwiegen kann. Dies wäre nur denkbar, wenn die verschiedenen Behandlungsmethoden unter möglichst gleichen Voraussetzungen angewendet werden könnten.

Trotzdem scheinen sich einige Richtlinien allgemeiner Art herauszubilden.

1. Das Str. darf nicht zu hoch dosiert werden, um Schäden zu vermeiden. Es darf aber auch nicht zu niedrig dosiert werden, um überhaupt wirksam zu sein.

2. Es darf nicht zu kurz gegeben werden, um die Zahl der Rückfälle nach Möglichkeit zu verringern. Über eine zu lange Behandlungsdauer bei nicht zu hoher Dosierung wurde bei miliaren Tuberkuloseformen bisher nichts sicher Nachteiliges berichtet. Vereinzelt wurde jedoch beobachtet, daß sich die Kinder nach Absetzen einer längeren Str.-Behandlung auffallend rasch erholten.

3. Bei der Meningitis tuberculosa muß das Str. auch i. l. gegeben werden, wobei die beiden eben genannten Gesichtspunkte auch berücksichtigt werden müssen.

Da die großen Unterschiede in der Berichterstattung über die bisher erzielten Ergebnisse einen Vergleich der einzelnen Arbeiten fast unmöglich machten, empfahl der Unterausschuß für Streptomycin des Expertenkomitees für Tuberkulose der World Health Organisation im Herbst 1948 einige Richtlinien für die Ausarbeitung weiterer Berichte, um vergleichbare Angaben über den Wert der Str.-Behandlung besonders bei Meningitis tuberculosa und miliarer Lungentuberkulose zu erhalten.

Es folgt die Übersetzung dieser Richtlinien aus Chronique de l'Organisation mondiale de la Santé, Vol. II, No. 10, Oktober 1948.

1. Auswahl der Gruppe.

a) Aufteilung der Fälle nach dem Alter. Die Ergebnisse in Bezug auf das Alter.

b) Art und Stadium der Erkrankung. Bei der tuberkulösen Hirnhautentzündung soll eine Aufteilung der Patienten nach dem Stadium der Krankheit bei der Aufnahme vorgenommen werden und das Behandlungsergebnis innerhalb jeder Gruppe aufscheinen. Auch Angaben über die Beschränkung der Aufnahme von fortgeschrittenen Fällen zur Behandlung sollen gemacht werden. Wenn Fälle, die innerhalb weniger Wochen nach der Aufnahme sterben, von der Hauptuntersuchung ausgeschlossen werden, sollen kurze Angaben über diese Patienten gemacht werden.

2. Dauer der Symptome und Krankheitsverlauf vor Beginn der Behandlung.

3. Diagnostische Kriterien.

Fälle, die durch Kulturen oder durch Tierversuch oder durch die Obduktion bakteriologisch nicht bestätigt wurden, sollen von der Hauptuntersuchung ausgeschlossen und gesondert geführt werden. Es sollen die nicht bakteriologischen Kriterien angegeben werden, die in diesen Fällen die Diagnose einer tuberkulösen Hirnhautentzündung und miliaren Lungentuberkulose rechtfertigen.

4. Dauer der Beobachtung und der Behandlung.

Das Datum, an welchem der Bericht abgeschlossen wurde und das Aufnahmedatum des letzten Patienten sollen angegeben werden, um die kürzeste Beobachtungsperiode der überlebenden Patienten ersichtlich zu machen. Es sollen also nicht alle zur Zeit der Abfassung des Berichtes aufgenommenen Patienten in dem Bericht aufscheinen. Die Beobachtungszeit, gerechnet vom Beginn der Behandlung, soll nicht weniger als sechs Monate betragen.

Eine besonders gute Methode besteht darin, den Zustand des Patienten zu bestimmten Zeiten nach der Aufnahme in dem Bericht anzugeben: für die Meningitis tuberculosa etwa einen Ergebnisbericht nach einem Monat, drei Monaten, sechs Monaten, einem Jahr und zwei Jahren nach der Aufnahme bzw. nach Behandlungsbeginn. Wenn einzelne Fälle später der Beobachtung verloren gegangen sind, sollte dies angegeben werden.

5. Klinische Befunde und soweit als möglich auch Laboratoriumsuntersuchungen aus der Zeit der Abfassung des Berichtes sollen für jeden Fall gesondert angegeben werden.

6. Fälle von tuberkulöser Hirnhautentzündung mit oder ohne miliare Lungentuberkulose sollen in dem Bericht von solchen Fällen getrennt werden, die bei Beginn der Behandlung an miliarer Lungentuberkulose ohne Hirnhautentzündung erkrankt waren.

4. Heparin.

Bei der Obduktion von Kindern, die an tuberkulöser Hirnhautentzündung erkrankt waren und mit Str. behandelt wurden, sieht man
immer wieder ausgedehnte Verklebungen und Verwachsungen an
der Hirnbasis und im Wirbelkanal, besonders in der Höhe der
Intumescentia cervicalis. Diese Veränderungen sind zum Teil durch
fibroblastische Reaktion, zum Teil durch Fibrinablagerung aus dem
Liquor bedingt. Die fibroblastische Reaktion wird wohl kaum zu
beeinflussen sein. Von englischer Seite wurde versucht, die Fibrin-
bildung aus dem Liquor durch Heparin herabzusetzen und so möglicherweise die Prognose der Meningitispatienten zu verbessern.

Hill, Riley und *Gifford* (113) injizierten einem Patienten intralumbal nach dem Str. noch 1 ccm Heparin. Nach dieser Injektion
trat eine Nackensteifigkeit auf und die Zahl der Leukozyten und der
Eiweißgehalt im Liquor waren stark angestiegen. Wegen dieser unerwünschten Reaktionen wählten sie daher einen anderen Weg.
Zu 80.000 E. Heparin in 10 ccm physiologischer Kochsalzlösung
gaben sie 1 g Str. gleichfalls in 10 ccm Kochsalzlösung. Es bildete
sich ein Niederschlag, der von der darüberstehenden klaren Flüssigkeit getrennt wurde. Der Str.-Gehalt dieser Flüssigkeit betrug 50 mg
pro Kubikzentimeter, während der Heparingehalt nur noch annähernd 1000 E. pro Kubikzentimeter betrug. Von dieser Flüssigkeit
wurden täglich 2 ccm durch 20 Tage intralumbal dem gleichen Patienten injiziert, der beim ersten Versuch ungünstig reagiert hatte.
Auch diesmal stieg zwar der Eiweißgehalt im Liquor, die Zellzahl
wurde jedoch kaum verändert. In der Folge wurden noch zwei Patienten auf diese Art behandelt. Die Menge des freien Heparin wurde
auf 5000 E. täglich erhöht, wobei nach 24 Stunden 1 bis 2 E. pro
Kubikzentimeter im Liquor festgestellt werden konnten. Diese Patienten zeigten keine unerwünschten Reaktionen.

Es war sehr wahrscheinlich, daß der Niederschlag, der bei der
Vermengung der Heparin- mit der Str.-Lösung entstand, sich infolge der zu wenig gereinigten Str.-Präparate bildete. Es sollte
daher bestimmt werden, ob das Str. intramuskulär gegeben, dann
teilweise in den Liquor übergetreten und von dort wiedergewonnen,
mit Heparin einen Niederschlag gab. Nach dem Zentrifugieren zeigte
es sich, daß immer wieder ein kleiner Teil vom Heparin verlorengegangen war, doch dieser Verlust stand in keiner Beziehung zum
Str.-Gehalt der benützten Liquorproben. Diese Verluste mögen
durch die Fixation des Heparin an die Vorstufen des Fibrin im
Liquor bedingt sein.

Bei einem Patienten, der das Str. nur intramuskulär bekam, wurden 2000 E. Heparin täglich intralumbal gegeben. Dabei zeigte sich keine wesentliche Änderung des Liquorbefundes.

Bei Vermengung von Heparin und Str. in vitro bildete sich langsam ein Niederschlag. In der darüberstehenden Flüssigkeit war die Str.-Menge unverändert geblieben. Im Gegensatz dazu änderte sich jedoch die Heparinmenge. Wenn bei einem Versuch wenig Heparin zugesetzt wurde, konnte es in der Flüssigkeit über dem Niederschlag überhaupt nicht nachgewiesen werden. Wenn weiteres Heparin hinzugefügt wurde, trat wieder Sedimentbildung ein, doch konnte schon Heparin in der darüberstehenden Flüssigkeit nachgewiesen werden. Selbst wenn man bereits 100 E. pro Kubikzentimeter feststellen konnte, bildete sich bei Zusatz weiteren Heparins immer wieder ein neuer Niederschlag. Der Zusatz von Str. hatte dies nicht zur Folge. Der Niederschlag enthielt die ganze Heparinmenge, die aus der Lösung verlorengegangen war.

Das Vermengen von gelöstem Str. und gelöstem Heparin hatte also das Auftreten eines Niederschlages zur Folge, der einen großen Teil des Heparins enthielt, während das Str. in diesem Niederschlag nicht nachzuweisen war. Das Auftreten dieses Niederschlages im Lumbalsack der Patienten hatte nachteilige Folgen. Injizierte man Str. und Heparin in klarer Lösung intralumbal, dann wurde es gut vertragen. Wenn man das Str. nur intramuskulär gab, konnte das Heparin ohne Schädigung intralumbal gegeben werden. Es bleibt abzuwarten, ob auf diese Art die Bildung von Adhäsionen an der Hirnbasis und im Rückenmarkskanal vermindert oder verhindert werden kann.

In der Folge wurden die Untersuchungen mit sehr reinem Heparin fortgesetzt. Beim Vermischen von Lösungen dieses Heparin mit Str. bildete sich nur sehr geringer Niederschlag und die darüberstehende Flüssigkeit enthielt eine sehr hohe Heparinkonzentration. Dadurch wurde zwar Heparin eingespart, es mußte jedoch der Heparingehalt dieser Flüssigkeit von Fall zu Fall immer neu bestimmt werden.

Madigan, Swift und *Brownlee* (46) injizierten 2 mg Heparin (260 i. E.) mit der Str.-Lösung durch drei bis vier Wochen täglich intralumbal, ohne dabei lokale oder Systemschäden zu sehen. In einem Falle beobachteten sie, daß sich gleich nach der ersten Heparin-Injektion im Liquor kein Spinnwebgerinnsel mehr bildete.

5. Augenbefunde.

Das Auftreten von typischen Veränderungen am Augenhintergrund ist im Beginn einer tuberkulösen Streuung oft ein wertvolles

Hilfsmittel für eine Frühdiagnose. Ebenso scheinen die Veränderungen am Augenhintergrund zu Beginn und im Verlaufe einer Str.-Behandlung ein wertvoller Hinweis auf das Endergebnis sein zu können.

Debré, Monbrun, Thieffry, Brissaud und *Lavat* (114) fanden bei ihren Untersuchungen bei 15 Patienten mit miliarer Lungentuberkulose fünfmal Veränderungen an der Chorioidea und zweimal an der Papille, bei 20 Patienten mit miliarer Lungentuberkulose und tuberkulöser Hirnhautentzündung 18mal an der Chorioidea und zwölfmal an der Papille, bei 100 Fällen von reiner Meningitis tuberculosa 23mal an der Chorioidea und 56mal an der Papille. Sie beschreiben die Veränderungen der einzelnen Befunde, die während der Str.-Behandlung auftraten, und kamen zu folgenden Schlüssen: Die Augenhintergrunduntersuchung hat am Anfang der Erkrankung besonders in Zweifelsfällen eine entscheidende diagnostische Bedeutung. Besonders in Fällen mit miliarer Lungentuberkulose, in denen der Röntgenbefund nicht eindeutig war, entschieden die Augenhintergrundbefunde in fünf von neun Fällen die Diagnose. Die Augenuntersuchung ergab auch wertvolle prognostische Hinweise während der Str.-Behandlung und sie ermöglichte es, einen Rückfall zu diagnostizieren. Sie leistete wertvolle Dienste bei der Diagnose eines *Hydrocephalus internus.*

Rubino und *Pereyra* (89) untersuchten die Meningitispatienten. die von *Cocchi* mit Str. behandelt wurden. In 34% der Fälle fanden sie eine Papillenschwellung als Zeichen einer intrakraniellen Stauung, sowie einer Stauung im Augennerv selbst, die durch diese Krankheit und nicht durch einen neuritischen oder perineuritischen Prozeß verursacht war. In anderen Fällen zeigte sich eine Stauungspapille als Zeichen einer besonderen intrakraniellen Drucksteigerung. Außerdem wurden Chorioidealtuberkel gefunden und es konnte deren Rückbildung bis zum völligen Verschwinden im Verlauf der Behandlung beobachtet werden. In wenigen Fällen verblieben kleine Pigmentherde oder kleine atrophische Narben.

In 53% der Fälle fanden sie Störungen der Pupillenreaktion und in 29% Schädigungen der äußeren Augenmuskelnerven. In einigen Fällen ergab sich eine Dissoziation der Pupillenreaktion auf Licht und auf Konvergenz. Bei Fehlen oder Verlangsamung des Pupillenreflexes auf Licht war die Reaktion bei Akkommodation erhalten. Die Augenbefunde waren von besonderer Bedeutung in Fällen von Hirndrucksteigerung, wenn diese bei Spinalblock bei der Lumbalpunktion nicht festgestellt werden konnte.

Illingworth und *Wright* (115) konnten während einer Str.-Behandlung 60 Patienten untersuchen. Sie fanden in 14 Fällen von

Miliartuberkulose der Lunge siebenmal Augenveränderungen, in 28 Fällen von Miliartuberkulose mit Meningitis 18mal und bei 18 reinen Meningitisfällen einmal. Wenn eine miliare Streuung in der Lunge, sei es mit oder ohne meningeale Beteiligung, nachgewiesen werden konnte, wurden in 60% der Fälle die typischen Augenbefunde erhoben. Unter den 18 sogenannten reinen Meningitisfällen, bei denen röntgenologisch keine Streuung in der Lunge festgestellt werden konnte, wurde der positive Augenbefund nur einmal erhoben. Bei der Obduktion von zehn Patienten dieser Gruppe fanden sich jedoch neunmal miliare Veränderungen an den Lungen, davon sechsmal bei der histologischen Untersuchung. Drei Patienten konnten nicht obduziert werden, fünf sind noch am Leben. Es ist daher wahrscheinlich, daß, abgesehen von den neun bereits erwähnten Fällen, auch noch einige der restlichen acht Fälle in die Gruppe der Meninigitispatienten mit miliarer Lungentuberkulose einzureihen wären. Wenn in allen diesen Fällen, in denen die miliare Lungentuberkulose zwar röntgenologisch nicht nachgewiesen werden konnte, bei der Obduktion aber gefunden wurde, nur einmal ein positiver Augenbefund zu erheben war, so ist es durchaus möglich, daß noch bei anderen Patienten Veränderungen am Augenhintergrund vorhanden waren, diese jedoch so klein waren, daß sie bei der gewöhnlichen Untersuchung nicht entdeckt werden konnten. Vielleicht hätten histologische Untersuchungen positive Augenbefunde ergeben.

Die Chorioidealtuberkel traten vereinzelt oder in größerer Zahl auf. Sie schienen etwa nach acht Wochen schärfer begrenzt, das Zentrum wurde fahler und es war zu Pigmenteinlagerungen gekommen. Schließlich trat im Zentrum eine weiße Narbe auf. Diese Narbe mit Pigmenteinlagerung konnte sich innerhalb von 12 bis 14 Wochen entwickeln und dürfte einen abgeheilten Tuberkel darstellen. Nie beobachtete man, daß ein Tuberkel vollkommen verschwand und nur einmal sah man das Auftreten von Chorioidealtuberkeln während der Behandlung.

Auf Grund der beobachteten 60 Fälle war es noch zu früh, sich durch Beobachtung der Weiterentwicklung dieser Knötchen über die Prognose zu äußern. Es war jedoch auffallend, daß von acht Patienten, bei denen trotz längerer Str.-Behandlung die Chorioidealtuberkel morphologisch keine Veränderungen aufwiesen, fünf gestorben sind und es den drei anderen nicht gut ging. Drei Patienten, bei denen sich alle Tuberkel bis zur weißen Narbe mit Pigmenteinlagerung entwickelten, wurden als geheilt betrachtet. In einem anderen Fall entwickelte sich ein Chorioidealtuberkel bis zur Narbe, während die anderen unverändert blieben. Auch dieser Patient ist gestorben. Bei einem Mädchen, dessen Röntgenbefund während der Str.-Behandlung normal wurde, blieben die Chorioidealtuberkel unverändert. Obwohl man die Behandlung fortsetzte, entwickelte sich eine Meningitis und die Patientin starb acht Monate nach Behandlungsbeginn.

Crawford (116) berichtete über einen 30jährigen Patienten, der wegen miliarer Lungentuberkulose vier Monate lang mit Str. behandelt wurde. Da das Medikament nicht immer zur Verfügung stand, mußte die Behandlung mehrere Male unterbrochen werden. In dieser Zeit traten immer neue Chorioidealtuberkel auf, während zur Zeit der Str.-Behandlung keine neuen Chorioidealtuberkel sichtbar wurden. Das Allgemeinbefinden des Patienten hatte sich nach den vier Monaten nicht wesentlich gebessert.

Verrey und *Barth* (117) untersuchten die Augen bei 37 Patienten, die an Meningitis tuberculosa oder an miliarer Lungentuberkulose erkrankt waren. Die häufigste Motilitätsstörung war die Abduzensparese. Dies wurde durch den langen Verlauf des Nerven an der Hirnbasis erklärt, da hier eine Schädigung durch exsudative und produktive Veränderungen in der Umgebung am ehesten möglich ist. Bisweilen soll auch erhöhter Liquordruck zur Parese führen können. Von den 31 Meningitispatienten hatten alle bis auf drei Stauungssymptome verschiedenen Grades. An der Aderhaut zeigten sich siebenmal chorioiditische Herde. Es wurde auf die Bedeutung des Netzhautarteriendruckes hingewiesen und gleichzeitig betont, daß diese Messung bei benommenen Patienten und bei Kindern nur selten möglich ist. Sehstörungen traten bei vier Patienten auf, davon einmal bei den klinisch geheilten. Öfters klagten die Patienten über verschiedene, vorübergehende subjektive Sehstörungen, für die kein objektiver Befund zu erheben war.

6. Pathologisch-anatomische Befunde.

Zu Beginn des Jahres 1947 berichteten *Baggenstoss*, *Feldman* und *Hinshaw* (118) über pathologisch-anatomische Veränderungen bei fünf Patienten, die an miliarer Lungentuberkulose und tuberkulöser Hirnhautentzündung gestorben waren und vorher mit Str. behandelt wurden. Kurz nachher hatten sie Gelegenheit, drei weitere Fälle zu obduzieren. Von diesen acht Fällen zeigten sechs sichere histologische Anzeichen von Heilung. Vier Fälle, bei denen diese besonders deutlich waren, wurden genauer beschrieben.

Ein 15 Monate altes Mädchen erkrankte an Miliartuberkulose und tuberkulöser Meningitis. Es bekam in zwei Monaten 56,6 g Str. Nach 25tägiger Behandlung zeigte die miliare Lungentuberkulose röntgenologisch eine deutliche Besserung. Die Obduktion ergab eine frühe Verkalkung im Primärkomplex in der Lunge und in den Lymphknoten am Hilus. An der Peripherie dieser Veränderungen sah man jedoch nur wenig kollagenes Bindegewebe. Sichere Zeichen von Heilung waren in den miliaren Tuberkeln der Lunge, Leber, Milz und Lymphknoten zu finden. Diese bestanden aus fibrösem Bindegewebe, das mit Lymphozyten durchsetzt war. Die mikroskopische Untersuchung des Hirns ergab eine tuberkulöse Meningitis mit einer Anzahl kleiner Infarkte, wahrscheinlich durch entzündlichen Verschluß der meningealen Gefäße.

Ein 46jähriger Mann war wegen Tuberkulose der linken Niere acht Jahre vorher nephrektomiert worden. Die Klinikaufnahme erfolgte wegen Tuberkulose der Harnblase. Nach der Perforation eines tuberkulösen Geschwüres der Harnblase entwickelte sich eine tuberkulöse Peritonitis und eine generalisierte Miliartuberkulose. Der Patient bekam 248 g Str. in 102 Tagen. Bei der Obduktion zeigten einige Tuberkel der Lunge und Leber Anzeichen von Heilung mit Fibrose und Einkapselung. Andere Tuberkel in den gleichen Organen und besonders in der Milz, Niere, Nebenniere, Blase und Prostata waren verkäst, mit histologischen Zeichen der Progression. Die mikroskopische Untersuchung von Schnitten der Meningen über dem Hirn- und Rückenmark ergaben eine leichte chronische Meningitis ohne Tuberkel an der Oberfläche, tief in den Hirnfurchen jedoch waren verkäsende tuberkulöse Veränderungen zu finden, die die Meningen und die anliegenden Teile des Hirns erfaßt hatten.

Ein 32jähriger Mann erkrankte an Pleuritis und anschließend an miliarer Lungentuberkulose und Meningitis tuberculosa. Er bekam 177 g Str. in ungefähr sechs Wochen. Der Liquorbefund wurde normal und die Veränderungen an den Lungen und an der Chorioidea zeigten Rückbildung. Während der Behandlung traten jedoch Zeichen einer Nierenschädigung auf. Der Patient starb nach ungefähr acht Monaten. Bei der Obduktion waren die miliaren Tuberkel der Lunge, Leber und der Milz in Heilung. Die Schnitte der Niere zeigten hyaline Degeneration des Epithels der Tubuli. Anzeichen einer tuberkulösen Meningitis wurden nicht gefunden, jedoch ausgedehnte aktive tuberkulöse Veränderungen im Hirn.

Bei einem 14jährigen Knaben entwickelte sich nach einer Hilusdrüsentuberkulose eine miliare Lungentuberkulose. Er bekam 242,5 g Str. in ungefähr sechs Wochen. Es trat eine Rückbildung der Lungenveränderungen und der Befunde am Augenhintergrund ein, ohne sonstige Zeichen klinischer Besserung. Bei der Obduktion zeigte sich eine Rückbildung bis Heilung der Veränderungen in den Hilusdrüsen, der Lunge, Leber, Milz und der rechten Niere. Die Veränderungen an der linken Niere, der Prostata und am Hirn waren jedoch aktiv fortschreitend. Es konnten ausgedehnte tuberkulöse Veränderungen im Hirn ohne tuberkulöse Meningitis nachgewiesen werden.

Bei diesen Obduktionen wurde der Beweis für die Möglichkeit einer Rückbildung und Heilung der Miliartuberkel in Lunge, Leber und Milz erbracht. Es trat Fibrose und Hyalinisierung auf, eine Verkäsung der Miliartuberkel war dabei nicht zu sehen. Diese Zeichen von Heilung waren in einigen Fällen besonders deutlich, in anderen konnten sie wieder kaum nachgewiesen werden. Sie bestanden auch nicht in Einkapselung einer zellulären oder verkäsenden zentralen Masse, sondern eher in einer diffusen Fibrose des ganzen Knötchens. Die genannten Autoren schließen daraus, daß die Heilung so rasch vor sich ging, daß sich das gewöhnliche Bild von zentraler Verkäsung und peripherer Einkapselung nicht mehr entwickeln konnte. Während die Miliartuberkel der Lunge, Leber und Milz in einigen Fällen Heilungstendenz zeigten, waren in drei Fällen keine Anzeichen für Rückbildung im Primärkomplex und in den Hilusdrüsen, in zwei Fällen keine Heilung in der Niere und der Prostata, einmal keine Änderung in der Nebenniere und Harnblase und dreimal keine Zeichen für Rückbildung im Hirn zu sehen. Die Beobachtungen, daß die tuberkulösen Veränderungen in einem oder in mehreren Organen abheilen und in anderen Organen sich weiter entwickeln können, sind schwer zu erklären. Die Lage des Organs, der Blut- und Lymphkreislauf, die anatomische und histologische Struktur und die angeborene verschiedene Resistenz der einzelnen Organe werden als mögliche Ursachen in Erwägung gezogen. Ganz besondere Bedeutung wird dabei der Größe der einzelnen tuberkulösen Veränderungen während der Zeit der Str.-Behandlung und der Konzentration des Str. in den Geweben und Flüssigkeiten beigemessen. Die Heilung war in den relativ kleinen Veränderungen von Lunge, Leber und Milz am weitesten fortgeschritten. Die großen Veränderungen, wie Primärkomplex und Hilusdrüsen, sowie die Veränderungen an Harnblase und Prostata zeigten nur wenig oder keine Heilungstendenz. Das Str. kommt leicht in die kleinen miliaren Veränderungen, doch es kann nicht die größeren nekrotischen Gebilde durchdringen, in denen sich die Tuberkelbazillen weiter vermehren. Die Bestimmung des Str.-Spiegels in den verschiedenen Geweben und Flüssigkeiten wurde in einem Fall von *Heilman* durchgeführt. Dabei ergab sich eine beträchtliche Str.-Konzentration im Liquor, jedoch ein vollkommenes Fehlen im Hirn. Dadurch sind einige der erwähnten pathologisch-anatomischen Befunde zu erklären. Im Harn und in der Niere war die Str.-Konzentration sehr hoch. Da bei der Obduktion gerade in diesen Organen aktive Veränderungen gefunden wurden, müssen neben der Konzentration des Medikamentes noch andere Faktoren maßgebend beteiligt sein.

Diese pathologisch-anatomischen Untersuchungen erbrachten den eindeutigen Beweis der therapeutischen Wirksamkeit des Str. auf bestimmte Tuberkuloseformen. Dabei konnten — abgesehen von einem Fall, der nicht ganz geklärt erscheint — keine histologischen Anzeichen für eine toxische Schädigung der Gewebe durch das Str. gefunden werden.

Im Dezember 1947 berichtete *Wright* (46) über zwei pathologisch-anatomische Befunde, von denen der eine ganz besonders wichtig ist. Es handelte sich um einen 25jährigen Mann, der mit akuter miliarer Lungentuberkulose aufgenommen worden war. Während der Str.-Behandlung bildeten sich die Lungenveränderungen fortlaufend zurück und sechs Wochen nach Behandlungsbeginn waren die Lungen mit Ausnahme restlicher Miliartuberkel im linken Oberlappen röntgenologisch frei. Dann trat trotz weiterer Str.-Behandlung eine neuerliche Verschlechterung ein und das Röntgenbild zeigte nach etwa drei Wochen eine neue generalisierte Miliartuberkulose. Eine Woche später starb der Patient und bei der histologischen Untersuchung fanden sich zwei verschiedene Typen von Veränderungen, die von zwei getrennten tuberkulösen Schüben mit Bazillen verschiedener Virulenz stammen dürften. Die andere Erklärung, daß sich in der Zeit zwischen den beiden Streuungen die Abwehrkräfte des Patienten wesentlich geändert hätten, erscheint dem Autor weniger wahrscheinlich. Die einen Veränderungen hatten alle Anzeichen der Heilung, die Organisation und die Fibrose waren fast vollständig. Die anderen Veränderungen stammten von einer späteren Streuung, die miliaren Knötchen schienen sich sehr rasch auszubreiten.

Bulgarelli und *Giampalmo* (119) obduzierten fünf Fälle von Meningitis tuberculosa, die mit Str. behandelt worden waren. Die wichtigsten pathologisch-anatomischen Befunde waren eine Umwandlung der exsudativen Veränderungen in produktive mit der Bildung von spezifischem Granulationsgewebe, ein *Hydrocephalus internus,* eine Beteiligung der Gefäße am Krankheitsgeschehen, eine obliterierende Endarteritis, welche zu enzephalo-malazischen Herden führte und ein Fortschreiten des tukerkulösen Prozesses auf das benachbarte Gewebe. Die Veränderungen waren beinahe gleich, ob das Str. i. l. gegeben wurde oder nicht. Sie wurden daher dem chronischen Krankheitsverlauf und nicht der direkten Str.-Wirkung zugeschrieben. Die Frage, ob es sich bei Rückfällen um das Aufflackern eines alten Herdes oder um eine neue Streuung handelt, blieb offen.

Zollinger (120) untersuchte 22 Fälle, die mit Str. behandelt worden waren und verglich die anatomischen Bilder mit denen bei der unbehandelten Krankheit. Unter den makroskopischen Befunden werden die *Ependymitis granularis,* der *Hydrocephalus internus,* sowie weiße und rote Hirnerweichungen hervorgehoben. Die mikroskopischen Untersuchungen ergaben weitgehende fibröse Ausheilung, aber auch verkäsende Herde, eine Obliteration des subarachnoidalen Lückensystems und Gefäßveränderungen. Die miliaren Herde in den einzelnen Organen wiesen eine sehr verschiedene Heilungstendenz auf. Eine besondere, durch das Str. bedingte Heilungsform oder Zeichen einer wesentlichen Str.-Schädigung konnten nicht gefunden werden.

III. Eigene Ergebnisse und Erfahrungen.
1. Miliare Lungentuberkulose.

An der Univ.-Kinderklinik wurden bisher elf Kinder mit miliarer Lungentuberkulose mit Str. behandelt (Tab. 3). Bei sechs Kindern ist die Behandlung bereits abgeschlossen, vier sind schon seit drei bis sechs Monaten entlassen und kommen zu regelmäßigen Kontrollen an die Klinik. Allen geht es gut. Die fünf anderen Kinder stehen derzeit noch in Behandlung. Auch sie haben auf das Str. günstig angesprochen. Bei einigen dieser Kinder war es besonders auffällig, wie schon wenige Tage nach Beginn der Str.-Behandlung das zyanotisch-toxische Aussehen und auch die Dyspnoe zurückgingen und das Allgemeinbefinden sich besserte.

Tab. 3. Stand vom 31. Dezember 1948.

Nr.	Alter	Geschlecht	Seit Beh.-Beginn	Aufnahme-Datum	Tuberkulin (P=Pirquet)	Diagnose	Behandl.-dauer	Str.-Menge	ohne Str. seit	Entlass.-datum
1	$1^5/_{12}$	♀	über 6 Monate	29.12.47	P.pos.	Miliare Lungentbc. und tuberkulotox.Meningitis	136 T	55 g	15. 5.48	21. 8.48
2	$15^6/_{12}$	♀		9. 1.48	P.pos.	Miliare Lungentbc. Larynxtbc. Lymphadenitistbc.	87 T	84 g	6. 4.48	1. 7.48
3	$2^6/_{12}$	♀		14. 2.48	$1/_{100}$ mg pos.	Miliare Lungentbc. akt. Bronchialdrüsentbc.	132 T	47 g	14. 7.48	10. 8.48
4	$5^9/_{12}$	♂		20. 3.48	P.pos.	Miliare Lungentbc. akt. Bronchialdrüsentbc. Chorioidealtub.	145 T	80 g	22. 8.48	27. 9.48
5	$4^1/_{12}$	♂	unter 6 Monate	20. 9.48	P pos.	Miliare Lungentbc. Bronchialdrüsentbc. Fungus	93 T	47 g	31.12.48	—
6	2	♂		4.10.48	P.pos.	Miliare Lungentbc. Primärtbc. Pleuritis exsudativa	77 T	31 g	21.12.48	—
7	$5^3/_{12}$	♀		14.10.48	P pos	Miliare Lungentbc. flor. Bronchialdrüsentbc. Chorioidealtub.	in Behandlung	—	—	—
8	$11^3/_{12}$	♂		29.10.48	P.pos.	Miliare Lungentbc. Bronchialdrüsentbc. Spondylitis		—	—	—
9	$13^7/_{12}$	♂		20.11.48	P.pos.	Miliare Lungentbc. Fungus		—	—	—
	$1^4/_{12}$	♀		12.12.48	P.pos.	Miliare Lungentbc. Bronchialdrüsentbc.		—	—	—
11	$6^9/_{12}$	♂		29.12.48	P.pos.	Miliare Lungentbc. akt. Bronchialdrüsentbc. Pleuritis		—	—	—

Jeder Patient bekam am Anfang 40 bis 45 mg Str. pro Kilogramm Körpergewicht. Mehr als 2 g Str. täglich wurden jedoch nicht gegeben. Anfangs verabreichten wir sieben Injektionen, tagsüber dreistündlich, nachts zweimal in vierstündigem Abstand. In letzter Zeit sind wir auf sechs Injektionen alle vier Stunden übergegangen. Wenn sich das Allgemeinbefinden eindeutig gebessert hatte, die Temperatur durch mehrere Wochen normal blieb und auch die Blutsenkungsgeschwindigkeit längere Zeit normal oder fast normal war, wenn ferner bei gutem Appetit eine konstante Gewichtszunahme eintrat, dann wurde das Str. auf 30 mg pro Kilogramm Körpergewicht reduziert. Falls die günstige Entwicklung bei dieser Dosierung anhielt, gingen wir nach zwei bis drei Wochen auf 20 mg zurück. Hielt das gute Allgemeinbefinden unverändert an, dann setzten wir die Str.-Behandlung nach 14 Tagen ganz ab.

Besonders die erste Reduzierung auf 30 mg pro Kilogramm Körpergewicht darf scheinbar nicht zu früh erfolgen, wie wir dies in einem Fall beobachtet haben (Nr. 4). Es handelte sich um einen fast sechsjährigen Knaben, bei dem wir bereits nach 24 Tagen auf 30 mg heruntergehen mußten, da die Str.-Lage vorübergehend ungünstig geworden war. Nach 14 weiteren Tagen setzte bereits ein Temperaturanstieg ein, am Augenhintergrund wurden neue miliare Knötchen festgestellt und auch die Röntgenuntersuchung der Lunge ergab eine eindeutige Verschlechterung des Befundes, der sich vorher schon etwas gebessert hatte. Es wurde sofort auf die höhere Str.-Dosierung zurückgegangen und es dauerte mehrere Wochen, bis die Temperaturen, die in den Nachmittagsstunden regelmäßig 38^0 erreichten, wieder normal wurden.

Wenn die Kinder mit hohen Temperaturen zur Aufnahme kamen, ging diese anfangs rascher zurück und näherte sich bei zwei Patienten nach etwa acht Tagen normalen Werten. Kinder, die mit mäßigen Temperaturen aufgenommen wurden, zeigten im weiteren Verlauf oft unregelmäßige Temperaturzacken.

Das Gewicht nahm bei recht gutem Appetit gewöhnlich von Anfang an langsam, jedoch stetig zu.

Sehr hohe Blutsenkungswerte gingen in den ersten Wochen der Behandlung rasch zurück, blieben dann durch Monate bei mittleren Werten und normalisierten sich nur langsam. Bei Patienten mit mittlerer oder niedriger Blutsenkungsgeschwindigkeit stieg diese bis zur zweiten oder fünften Behandlungswoche noch an und ging dann langsam zurück.

Sechs bis acht Wochen nach Behandlungsbeginn konnten röntgenologisch in allen Fällen Rückbildungszeichen der miliaren Lungenveränderungen festgestellt werden. Das vollkommene Verschwinden des Lungenbefundes war von Fall zu Fall verschieden und dauerte bis zu fünf Monaten (Abb. 6, 7, 8).

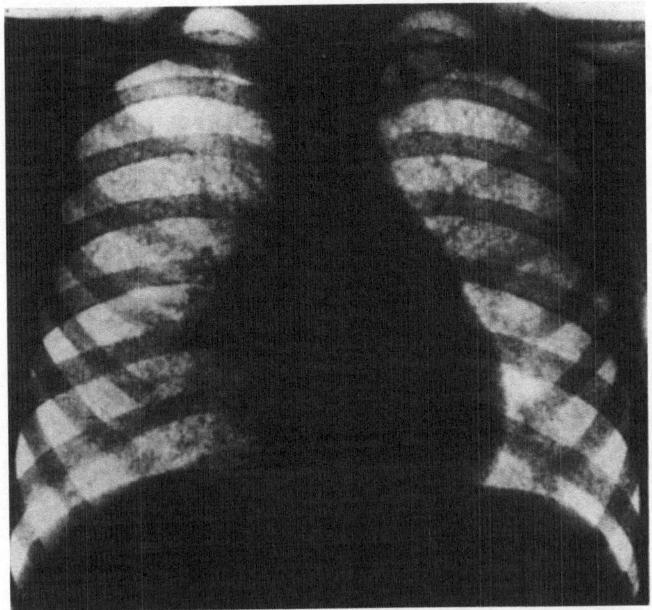

Abb. 6. Miliare Lungentuberkulose vor Beginn der Streptomycin-Behandlung.

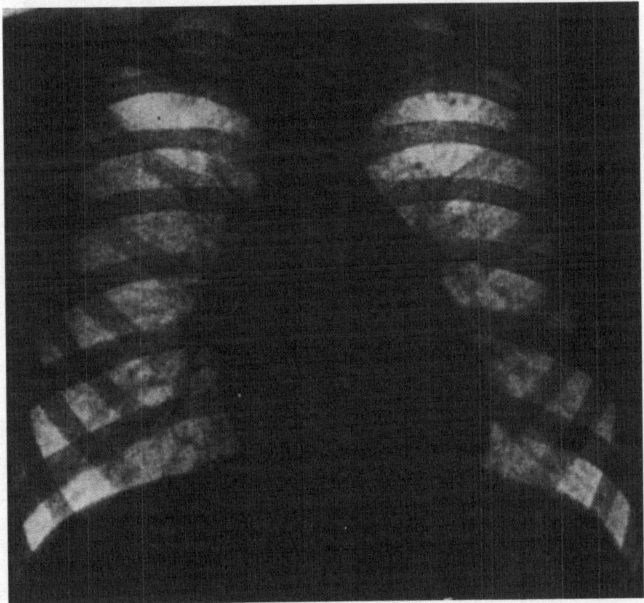

Abb. 7. Deutliche Besserung der miliaren Lungentuberkulose 6 Wochen nach Beginn der
Streptomycin-Behandlung.

Bei einem 15jährigen Mädchen (Nr. 2) war die schwere miliare Lungentuberkulose durch eine Larynxtuberkulose und durch taubeneigroße, spezifische Drüsenpakete beiderseits am Halse kompliziert. Etwa 14 Tage nach Behandlungsbeginn hatten sich die subjektiven Beschwerden von Seiten der Larynxtuberkulose wesentlich gebessert. Weitere 14 Tage später konnte auch eine deutliche Besserung des Organbefundes festgestellt werden, der sich später voll-

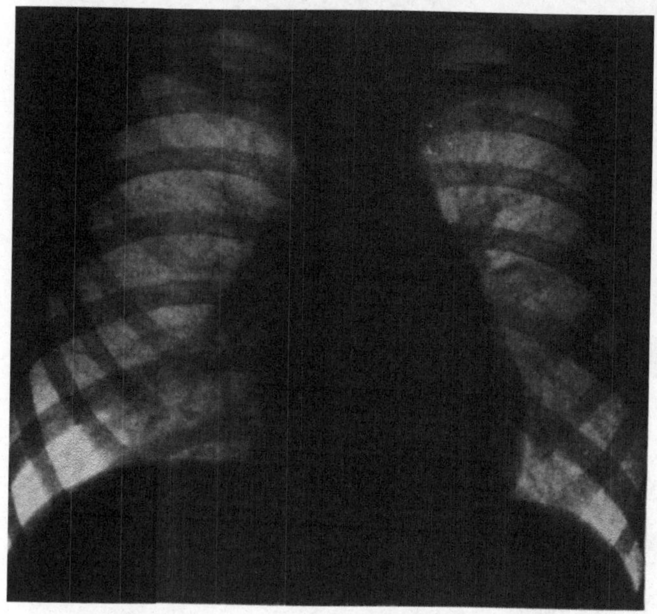

Abb. 8.   Miliare Lungenveränderungen nach weiteren $3^{1}/_{2}$ Monaten röntgenologisch nicht mehr nachweisbar.

kommen normalisierte. Die Drüsenschwellungen am Halse bildeten sich jedoch nur langsam zurück, sie sind derzeit etwa bohnengroß. Patientin erhielt an 87 Tagen 84 g Str. Drei Monate nach der Entlassung trat wieder eine Heiserkeit auf, von laryngologischer Seite wurde neuerdings eine Larynxtuberkulose festgestellt. Die Röntgenaufnahme der Lunge zeigte keine neue Streuung. Bei einer zweiten Str.-Kur erhielt Patientin 35 g Str. Die subjektiven Beschwerden und auch der objektive Befund bildeten sich wieder zurück. Die zweite Behandlungsserie wurde abgebrochen, als noch ein Restbefund im Larynx feststellbar war. Erst einige Wochen später konnte ein normaler laryngologischer Befund erhoben werden.

Bei einem $1^{1}/_{2}$ Jahre alten Mädchen (Nr. 1) war die miliare Lungentuberkulose durch einen meningealen Reizzustand kompliziert.

Das Kind erkrankte im Anschluß an Masern im Dezember 1947 mit Temperaturen über 40°. Die Tuberkulinprobe nach *Pirquet* war positiv, die Lumbalpunktion ergab erhöhten Druck und 600/3 Zellen, davon 70% Lymphozyten. Die Röntgenaufnahme zeigte eine miliare Lungentuberkulose bei florider Bronchialdrüsentuberkulose rechts und rechtsseitiger costomediastinaler Pleuritis. Neben der i. m. Str.-Behandlung bekam das Kind auch an 13 Tagen je 25 mg Str. i. l. Trotz eifrigsten Suchens konnten im Spinnwebgerinnsel keine Tuberkelbazillen gefunden werden und auch Kulturen und Tierversuch blieben negativ. Es dürfte sich also um eine tuberkulotoxische Meningitis gehandelt haben, die rasch zur Heilung kam. Die Patientin befindet sich seit vier Monaten in häuslicher Pflege und hat keine Beschwerden.

Die Behandlungsdauer der bereits entlassenen Kinder lag zwischen 87 und 145 Tagen, die verbrauchte Str.-Menge zwischen 47 und 84 g.

Patienten, die mit einer miliaren Tuberkulose bei gleichzeitiger tuberkulöser Hirnhautentzündung zur Aufnahme kamen, werden unter den Meningitisfällen geführt.

Bei keinem der elf Kinder ist während oder nach der Str.-Behandlung eine Meningitis aufgetreten. Wir haben bisher keinen Rückfall der miliaren Streuung nach Beendigung der Behandlung oder nach der Entlassung gesehen.

2. Meningitis tuberculosa.

a) Übersicht.

Abgesehen von den beiden Kindern, die im Februar 1947 wegen Str.-Mangel nur ganz kurz behandelt werden konnten, wurden seit Ende November 1947 50 Kinder wegen Meningitis tuberculosa mit Str. behandelt (Tab. 4).

Davon sind 18 Kinder klinisch geheilt entlassen worden (36%), 14 stehen noch in Behandlung (28%) und 18 sind gestorben (36%). Sieben Kinder starben in der ersten Behandlungswoche, drei weitere bis Ende des ersten Behandlungsmonats.

Auf Grund der Richtlinien der World Health Organisation sollen nur diejenigen Patienten berücksichtigt werden, deren Behandlungsbeginn mindestens sechs Monate zurückliegt. Dann ergibt sich folgendes Bild.

Von 34 Kindern sind 17 klinisch geheilt entlassen worden (50%), vier stehen noch in Behandlung (12%) und 13 sind gestorben (38%).

Die übrigen in den Richtlinien gewünschten Angaben wurden mir erst bekannt, als das Manuskript schon fertig war. Sie werden

Eigene Ergebnisse und Erfahrungen
Tabelle 4.

Nr.	Seit Behandlungsbeginn	Alter in Jahren	Geschlecht	Aufnahmedatum	Dauer der Erkr. bei Aufnahme	Tuberkulinprobe (P=Pirquet)	Tbc.-Baz.-Nachweis	Diagnose	Zustand			
									bei Aufn.	nach 1 Mo.	nach 3 Mo.	nach 6 Mo.
1	üb. 6 Monate	$2^{11}/_{12}$	♀	28.11.47	3 Wo	P.pos.	pos.	Meningitis tbc. Miliare Lungentbc.	2	†	—	—
2	»	$16^4/_{12}$	♂	9.12.47	9 T	P.pos.	pos.	Meningitis tbc.	3	geb.	geb.	geb
3	»	$2^9/_{12}$	♀	23.12.47	3 Wo	P.pos.	pos.	Meningitis tbc. Aktive Bronchialdrüsentbc.	3	verschl.	verschl.	unveände
4	»	2	♀	24.12.47	2 Wo	P.pos.	pos.	Meningitis tbc. Miliare Lungentbc. Spondylitis tbc.	3	verschl.	verschl.	unveände
5	»	$9^3/_{12}$	♀	26.12.47	5 T	P.pos.	pos.	Meningitis tbc. Aktive Bronchialdrüsentbc.	2	geb.	Rückf.	geb
6	»	$^8/_{12}$	♂	31.12.47	3 Wo	P.pos.	pos.	Meningitis tbc. Miliare Lungentbc.	3	†	—	—
7	»	$16^9/_{12}$	♂	3. 1.48	3 Wo	$^1/_{100}$ mg pos.	pos.	Meningitis tbc. Spinalblock	3	geb.	Spinalblock verschl	unveände
8	»	$7^8/_{12}$	♂	22. 1.48	12 T	P.pos.	pos.	Meningitis tbc. Miliare Lungentbc.	3	geb.	geb.	geb
9	»	$6^2/_{12}$	♀	20. 2.48	End. d. 3. Wo	P.pos.	pos.	Meningitis tbc. Miliare Lungentbc.	3	geb.	geb.	frisch Lungenst
10	»	$^{11}/_{12}$	♀	7. 3.48	12 T	P pos.	pos.	Meningitis tbc. Miliare Lungentbc.	3	†	—	—
11	»	$4^5/_{12}$	♀	18. 3.48	7 T	P.pos.	pos.	Meningitis tbc.	1	geb.	geb.	geb.
12	»	$6^3/_{12}$	♂	20. 3.48	3 Wo	P.pos.	pos.	Meningitis tbc. Miliare Lungentbc. Pleuritis exsudativa	3	geb.	geb.	geb.
13	»	12	♀	18. 3.48	6 T	P.pos.	kein Tiervers.	Meningitis tbc. Miliare Lungentbc. Osteomyelitis tbc.	1	geb.	geb.	geb.
14	»	$13^{10}/_{12}$	♂	20. 3.48	3 Wo	$^1/_{100}$ mg pos.	pos.	Meningitis tbc.	3	geb.	geb.	geb.
15	»	$8^3/_{12}$	♀	25. 3.48	3 Wo	P.pos.	kein Tiervers.	Meningitis tbc.	2	geb.	geb.	geb.
16	»	$9^8/_{12}$	♀	25. 3.48	14 T	P.pos.	pos.	Meningitis tbc. Miliare Lungentbc.	2	unverändert	†	—
17	»	$2^9/_{12}$	♂	28. 3.48	14 T	P.pos.	pos.	Meningitis tbc. Coxitis tbc.	2	†	—	—
18	»	$3^{11}/_{12}$	♀	30. 3.48	3 T	P.pos.	pos.	Meningitis tbc. Spez. Infiltrat	1	verschl.	†	—
19	»	8	♂	31. 3.48	2 Mo*	P.pos.	pos.	Meningitis tbc.	2	geb.	geb.	Rückf.
20	»	$6^4/_{12}$	♀	16. 4.48	11 T	P.pos.	pos.	Meningitis tbc. Miliare Lungentbc.	2	unverändert	morib.	†
21	»	$9^7/_{12}$	♀	22. 4.48	11 T	P.pos.	pos.	Meningitis tbc. Miliare Lungentbc. Pleuritis exsudativa	3	†	—	—
22	»	$4^8/_{12}$	♂	24. 4.48	11 T	$^1/_{10}$ mg pos.	pos.	Meningitis tbc. Bronchialdrüsentbc.	1	geb.	geb.	geb.
23	»	$1^5/_{12}$	♀	28. 4.48	2 Wo	P.pos	pos	Meningitis tbc. Miliare Lungentbc.	2	geb.	geb.	geb.
24	»	$3^6/_{12}$	♂	28. 4.48	8 T	P.pos.	pos.	Meningitis tbc. Miliare Lungentbc.	2	geb.	verschl i häusl Pflege entl.	Wied.-aufn.
25	»	$3^{10}/_{12}$	♀	2. 5.48	3 Wo	P.pos.	pos.	Meningitis tbc.	3	†	—	—

* Siehe unter »Rezidive und Komplikationen«.

Meningitis tuberculosa
Stand vom 31. Dezember 1948.

Letzte i. l. Str.-Inj. nach	Str.-Menge		Liquor bei Entlassung		Liquor bei Kontrollunters.		ohne Str. seit	Entlass.-Datum	End-ergebnis	Besonderheiten
	gesamt	davon i. l.	Pandy	Zellen	Pandy	Zellen				
4 T	2,07 g	0,26 g	—	—	—	—	2.12.47	†2.12.47	†	Keine Beeinflussung durch Str
50 T	103 g	1,89 g	pos.	$^{32}/_3$ Ly	pos.	$^4/_3$ Seg	22. 2.48	26. 6.48	klin. geh.	Gutes Ansprechen auf Str.
53 T	32,6 g	1,82 g	—	—	—	—	4. 3.48	†22.7.48	†	Chron. Meningitis, Hydroceph. int., Enthirnungsstarre
51 T	29,1 g	1,37 g	—	—	—	—	10. 3.48	†9. 9.48	†	Chron. Meningitis, Hydroceph. int., Enthirnungsstarre
33 T e Pause 100 T	144 g	1,90 g	opal	$^{64}/_3$ Ly	opal	$^{48}/_3$ Ly	21. 7.48	17.10.48	klin. geh.	Rückfall
26 T	12 g	0,65 g	—	—	—	—	26. 1.48	†26.1.48	†	Blindheit, dauernde Bewußtlosigkeit
42 T	76 g	2,53 g	—	—	—	—	3. 3.48	†30.7.78	†	Sehstörung, Incont. alvi et urin. psychot. Zustände
62 T	129 g	2,00 g	pos.	$^{16}/_3$Leuk	pos.	$^{16}/_3$ Ly	13. 7.48	8. 9.48	klin. geh.	Vorüberg. choreiforme Unruhe Halluzinationen
125 T	122 g	1,75 g	opal	$^{160}/_3$ Ly $^{48}/_3$ Seg	opal	$^{96}/_3$ Ly	28. 7.48	7.11.48	klin. geh.	Starke Ataxie, die sich zurückbildet
1 T	1 g	0,01 g	—	—	—	—	10. 3.48	†10.3 48	†	Armlähmung 12 Tage vor der Aufnahme
76 T	112 g	0,75 g	opal	$^{64}/_3$ Ly	opal	$^{16}/_3$ Ly	19.10.48	27.11.48	klin. geh.	Akuter Hydroceph., vorübergehende Blindheit
135 T	128 g	1,80 g	pos.	$^{128}/_3$ Ly $^{32}/_3$ Seg	pos.	$^{96}/_3$ Ly $^{32}/_3$ Seg	13.10.48	8.11.48	klin. geb.	Postenzephal. Zustand
51 T	75 g	0,75 g	opal	$^3/_3$ Ly	opal	$^{16}/_3$ Ly	26. 6.48	31. 7.48	klin. geh.	Knochenbef. geb., Fistel geschlossen
102 T	187 g	2,06 g	pos.	$^{32}/_3$ Ly $^{224}/_3$ Seg	pos.	$^{32}/_3$ Ly	4. 9.48	2.10.48	klin. geh.	Gutes Ansprechen auf Str.
101 T	94 g	1,52 g	opal	$^{16}/_3$ Ly	opal	$^{12}/_3$ Ly	26. 7.48	4. 9.48	klin. geh.	Gutes Ansprechen auf Str.
65 T	52 g	1,50 g	—	—	—	—	30. 5.48	†3. 6.48	†	Schlagartige Verschlechterung Entlassung, keine Obduktion
20 T	12 g	0,55 g	—	—	—	—	18. 4.48	†18.4.48	†	Keine Beeinfl. durch Str.
70 T	40 g	1,31 g	—	—	—	—	23. 6.48	†14.7.48	†	Blindheit
90 T age Pause 81 T	145 g	1,95 g	—	—	—	—	15.11.48	—	ohne Str. in Behandl.	Postenzephal. Zustand in Besserung. Rückfall
93 T	63 g	1,17 g	—	—	—	—	18. 7.48	†18.7.48	†	Spontanpneu, zunehmende Kachexie
5 T	5 g	0,25 g	—	—	—	—	28. 4.48	†28.4.48	†	Keine Beeinfl. durch Str.
128 T	122 g	1,17 g	opal	$^{160}/_3$ Ly	neg.	$^{12}/_3$ Ly	6.11.48	24.11.48	klin. geh.	Gutes Ansprechen auf Str.
76 T	49 g	0,91 g	pos.	$^{144}/_3$ Ly	opal	^{128} Ly	15. 9.48	13.10.48	klin. geh.	Gutes Ansprechen auf Str.
116 T	84 g	1,58 g	—	—	—	—	3.12.48	—	ohne Str. in Behandl.	Hydroceph. int., Aphasie
3 T	2 g	0,07 g	—	—	—	—	5. 5.48	†5. 5.48	†	Keine Beeinfl. durch Str.

Nr.	Seit Behandlungsbeginn	Alter in Jahren	Geschlecht	Aufnahmedatum	Dauer der Erkr. bei Aufnahme	Tuberkulinprobe (P=Pirquet)	Tbc.-Baz.-Nachweis	Diagnose	Zustand			
									bei Aufn.	nach 1 Mo	nach 3 Mo	nach 6 Mo
26	üb. 6 Monate	$5^{10}/_{12}$	♂	24. 5.48	9 T	P pos.	kein Tiervers.	Meningitis tbc. Bronchialdrüsentbc.	3	geb.	geb.	geb.
27	»	$8^{11}/_{12}$	♂	24. 5.48	10 T	$^1/_{100}$ mg pos.	pos.	Meningitis tbc. Miliare Lungentbc	2	psych. Zust.	Blindheit	geb.
28	»	$2^{11}/_{12}$	♂	28. 5.48	6 T	P.pos.	pos.	Meningitis tbc. Aktive Brochialdrüsentbc.	2	geb.	geb.	geb.
29	»	$6^{7}/_{12}$	♂	28. 5.48	4 T	P.pos.	pos.	Meningitis tbc. Bronchialdrüsentbc.	1	geb.	geb.	geb.
30	»	$3^{4}/_{12}$	♂	1. 6.48	5 T	P.pos.	pos.	Meningitis tbc. Miliare Lungentbc. Floride Bronchialdrüsentbc.	1	geb.	Spinalblock	unverändert
31	»	$12^{11}/_{12}$	♀	5. 6.48	1 Wo	P.pos.	pos.	Meningitis tbc. Miliare Lungentbc.	1	geb.	geb.	geb.
32	»	6	♂	10. 6.48	15 T	P.pos.	pos.	Meningitis tbc.	1	geb.	geb.	geb.
33	»	$3^{2}/_{12}$	♂	23. 6.48	18 T	P.pos.	pos.	Meningitis tbc.	2	beg. Spinalverkl.	geb.	geb.
34	»	$^{11}/_{12}$	♂	23. 6.48	3 Wo	P.pos.	pos.	Meningitis tbc. Miliare Lungentbc.	3	morib.	†	—
35	unt. 6 Monate	$2^{11}/_{12}$	♀	21. 7.48	7 T	P.pos.	pos	Meningitis tbc.	1	geb.	geb.	—
36	»	$1^{1}/_{12}$	♀	2. 8.48	?	$^1/_{100}$ mg pos.	pos.	Meningitis tbc. Pleuritis exsudativa Bronchialdrüsentbc.	1	geb.	geb.	—
37	»	$^{4}/_{12}$	♂	28. 9.48	5 T(?)	—	pos.	Meningitis tbc. Miliare Lungentbc.	3	†	—	—
38	»	$8^{6}/_{12}$	♂	1.10.48	7 T	P.pos.	pos.	Meningitis tbc.	2	geb.	geb.	—
39	»	$3^{10}/_{12}$	♂	8.10.48	10 T	P.pos.	pos.	Meningitis tbc. Miliare Lungentbc.	2	geb.	—	—
40	»	$^{7}/_{12}$	♂	21.10.48	6 T(?)	b.10 mg neg.	pos.	Meningitis tbc. Miliare Lungentbc.	3	†	—	—
41	»	$3^{9}/_{12}$	♂	20.10.48	3 W(?)	P.pos.	pos.	Meningitis tbc. Bronchialdrüsentbc.	2	geb.	—	—
42	»	$^{5}/_{12}$	♀	21.10.48	5 T(?)	P.pos.	pos.	Meningitis thc. Miliare Lungentbc.	3	†	—	—
43	»	$2^{3}/_{12}$	♀	22.10.48	10 T	P.pos.	pos.	Meningitis tbc. Miliare Lungentbc.	3	†	—	—
44	»	$3^{3}/_{12}$	♀	26.10.48	9 T	P.pos.	pos.	Meningitis tbc. Miliare Lungentbc.	2	morib.	†	—
45	»	$7^{10}/_{12}$	♂	28.10.48	8 T	P.pos.	pos.	Meningitis tbc.	2	geb.	—	—
46	»	$6^{7}/_{12}$	♂	4.11.48	3 Wo	P.pos.	pos.	Meningitis tbc. Miliare Lungentbc.	3	geb.	—	—
47	»	$4^{11}/_{12}$	♂	7.12.48	14 T	P.pos.	pos.	Meningitis tbc. Miliare Lungentbc.	2	—	—	—
48	»	$2^{6}/_{12}$	♂	18.12.48	?	P.pos.	—	Meningitis tbc. Miliare Lungentbc.	3	—	—	—
49	»	$3^{6}/_{12}$	♂	19.12.48	3 T (?)	P.pos.	—	Meningitis tbc.	2	—	—	—
50	»	$5^{9}/_{12}$	♂	21.12.48	3 Wo	P.pos.	—	Meningitis tbc. Miliare Lungentbc.	2	—	—	—

Letzte i. l. Str.-Inj. nach	Str.-Menge gesamt	davon i. l.	Liquor bei Entlassung Pandy	Liquor bei Entlassung Zellen	Liquor bei Kontrollunters. Pandy	Liquor bei Kontrollunters. Zellen	ohne Str. seit	Entlass.-Datum	End-ergebnis	Besonderheiten
20 T	94 g	0,88 g	neg.	$^{12}/_3$ Ly	pos.	$^{48}/_3$ Ly $^{48}/_3$ Ly	4.10.48	23.11.48	klin. geh.	Gutes Ansprechen auf Str.
45 T	121 g	1,42 g	opal	$^{16}/_3$ Ly	—	---	4.11.48	24.12.48	klin. geh.	Optikusatrophie, schwere Seh-s.örung in Besserung
95 T	69 g	0,58 g	—	—	—	—	26.11.48	—	ohne Str. in Behandl.	Hydrocephalus int.
37 T	54 g	0,61 g	opal	$^8/_3$ Ly	opal	$^8/_3$ Ly	22. 7.48	22.10.48	klin. geh.	Gutes Ansprechen auf Str.
86 T	88 g	1,09 g	—	—	—	—	9.12.48	—	ohne Str. in Behandl.	Spinalblock
53 T	101 g	0,5 g	opal	$^{16}/_3$ Ly	—	—	21. 9.48	21.10.48	klin. geh.	Gutes Ansprechen auf Str.
90 T	77 g	0,58 g	opal	$^{64}/_3$ Ly	—	—	18.10.48	5.11.48	klin. geh.	Gutes Ansprechen auf Str.
47 T	76 g	1,14 g	pos.	$^{48}/_3$ Ly $^{16}/_3$ Seg	—	—	6.12.48	22.12.48	klin. geh.	Gutes Ansprechen auf Str. verübergehend Spinalblock
28 T	11 g	0,27 g	—	—	—	—	27. 7.48	†27.7.48	†	Keine Beeinfl. durch Str.
117 T	73 g	0,74 g	opal	$^{32}/_3$ Ly $^{32}/_3$ Seg	—	—	17.12.48	28.12.48	klin geh.	Gutes Ansprechen auf Str.
—	—	—	—	—	—	—	—	—	in Beh.	Gutes Ansprechen auf Str.
—	—	—	—	—	—	—	28. 9.48	†28.9.48	†	Moribund eingewiesen
—	—	—	—	—	—	—	—	—	in Beh.	Gutes Ansprechen auf Str.
—	—	—	—	—	—	—	—	—	in Beh.	Gutes Ansprechen auf Str. dann Verschlechterung
7 T	3,9 g	0,1 g	—	—	—	—	31.10.48	†31. 10.48	†	Keine Beeinfl. durch Str.
—	—	—	—	—	—	—	—	—	in Beh.	Vorübergehende Blindheit
6 T	1,2 g	0,03 g	—	—	—	—	27.10.48	†27. 10.48	†	Keine Beeinfl. durch Str.
3 T	2,0 g	0,05 g	—	—	—	—	25.10.48	†25. 10.48	†	Keine Beeinfl. durch Str.
31 T	6,0 g	0,23 g	—	—	—	—	27.11.48	†27. 11.48	†	Keine Beeinfl. durch Str.
—	—	—	—	—	—	—	—	—	in Beh.	Gutes Ansprechen auf Str.
—	—	—	—	—	—	—	—	—	in Beh.	Beg. Optikusatrophie, Seh-störung
—	—	—	—	—	—	—	—	—	in Beh.	Gutes Ansprechen auf Str.
—	—	—	—	—	—	—	—	—	in Beh.	Kachexie, moribund
—	—	—	—	—	—	—	—	—	in Beh.	Gutes Ansprechen auf Str.
—	—	—	—	—	—	—	—	—	in Beh.	Gutes Ansprechen auf Str.

in den Übersichtstabellen 3 bis 6 zusammengefaßt. Angaben über die Art der Tuberkelbazillen, sowie Resistenzbestimmungen vor und während der Str.-Behandlung können nicht gemacht werden, da diese Bestimmungen bisher nicht durchgeführt werden konnten. Jetzt wurde auch mit diesen Untersuchungen begonnen.

Bei drei Kindern ist uns der Nachweis der Tuberkelbazillen im Liquor nicht geglückt. Wenn wir trotzdem der Meinung sind, daß es sich um Fälle von Meningitis tuberculosa handelte, dann hat dies folgende Gründe. Mit Färbemethoden konnten wir die Tuberkelbazillen im Liquor nicht nachweisen, das gelingt aber erfahrungsgemäß auch nicht in jedem Fall. Tierversuche konnten wir nicht anlegen, da uns im Frühjahr 1948 die Meerschweinchen für diese drei Kinder leider nicht zur Verfügung standen. Auf Grund der Anamnese, der typischen klinischen Befunde und der Ergebnisse der Röntgenaufnahmen der Lunge, sowie der Augenhintergrunduntersuchungen erscheint uns aber die Diagnose gesichert.

Bei dem Kind Nr. 13 traten im Juni 1947 Schmerzen in der rechten Ferse auf und im Dezember 1947 entwickelte sich dort eine Fistel, die dauernd sezernierte. Es handelte sich um eine spezifische Osteomyelitis des rechten Calcaneus. Seit Mitte Februar 1948 fieberte die Patientin plötzlich und kam wegen miliarer Lungentuberkulose in ein Spital. Da sich das Allgemeinbefinden verschlechterte, wurde sie am 18. März zur Str.-Behandlung an die Klinik gewiesen. Bei starken Kopfschmerzen und meningealen Zeichen ergab die Lumbalpunktion einen typischen Liquorbefund. Die Untersuchung des Augenhintergrundes zeigte gleich zu Beginn unscharf begrenzte Papillen mit einer Schwellung unter 1 Dptr. Prominenz und Chorioidealtuberkel beiderseits, deren weitere Entwicklung regelmäßig verfolgt werden konnte.

Das Kind Nr. 15 hatte im Februar 1948 ein *Erythema nodosum*, die anschließend durchgeführte Lungenprobe war stark positiv. Mitte März erkrankte das Mädchen mit Kopfschmerzen, Erbrechen und ansteigenden Temperaturen. Bei der Aufnahme bot sie die typischen meningealen Zeichen, im Liquor konnten die typischen Befunde erhoben werden. Die Röntgenaufnahme der Lunge ergab eine Bronchialdrüsentuberkulose und Verdacht auf Dissemination. Am rechten Augenhintergrund konnten zwei größere Tuberkel, sogenannte Solitärtuberkel, nachgewiesen werden, in denen es später zu Pigmenteinlagerungen kam.

Das Kind Nr. 26 erkrankte Ende April 1948 an einer *Conjunctivitis phlyctaenulosa*. Seit 16. Mai traten Erbrechen, Kopfschmerzen und Fieber auf und am 21. Mai erfolgte Spitalsaufnahme in somnolentem Zustand. Die Lumbalpunktion ergab den typischen Befund einer Meningitis tuberculosa. Die Papillen waren beiderseits temporal und oben unscharf begrenzt. Am 24. Mai wurde das Kind somnolent zur Str.-Behandlung an die Klinik gewiesen. Es bot das Bild der Meningitis tuberculosa mit den entsprechenden klinischen Befunden. Die Untersuchung des Augenhintergrundes zeigte eine Stauungspapille von ungefähr 1 Dptr. Prominenz, die sich während der Str.-Behandlung langsam zurückbildete. Die Röntgenaufnahme der Lunge ergab eine Bronchialdrüsentuberkulose, eine Streuungstuberkulose rechts und eine zarte Interlobärlinie rechts.

Die Anamnese und das Allgemeinbefinden dieser drei Kinder, sowie die typischen Laboratoriums- und Röntgenbefunde, ließen uns keinen Augenblick an der Meningitis tuberculosa zweifeln. Die Ergebnisse der wiederholten Untersuchungen des Augenhintergrundes sicherten mindestens in Fall Nr. 13 und 15 die Diagnose (Lancet, 1948/I/217)*.

In Tab. 5 ist die Aufteilung der Fälle, deren Behandlungsbeginn über sechs Monate zurückliegt, nach dem Alter und dem Ergebnis in Bezug auf das Alter wiedergegeben.

Tabelle 5.

Alter in Jahren	Zahl der Patienten	Klinisch geheilt	Noch in Behandlung	Gestorben
Unter 3 Jahre	9	1 (11%)	1 (11%)	7 (78%)
3 bis 6 »	8	4 (50%)	2 (25%)	2 (25%)
6 » 9 »	9	7 (78%)	1 (11%)	1 (11%)
9 u. mehr »	8	5 (63%)	—	3 (37%)
Zusammen	34	17 (50%)	4 (12%)	13 (38%)

Verglichen mit derselben Zusammenstellung des Medical Research Council (90), die sich auf 105 Kinder bezieht, ergibt sich in beiden Fällen übereinstimmend die ungünstige Prognose bei Kindern unter drei Jahren und die günstigere Prognose im Alter zwischen drei und neun Jahren. Auffallend ist, daß die Prognose bei den Kindern über neun Jahren wieder schlechter wird. Die ungünstigen Ergebnisse unter drei Jahren dürften mit der besonderen Abwehrlage dieses Alters in Zusammenhang stehen. In den beiden folgenden Gruppen sind die Aussichten auf Heilung besser, da es sich um Frühgeneralisationen handelt. Im Alter über neun Jahre werden die Aussichten wieder schlechter, weil schon öfters ältere tuberkulöse Herde vorhanden sind.

---

* Anmerkung bei der Korrektur: Kind Nr. 26 kam am 11. März 1949 mit einem Rezidiv zur Aufnahme. Aus dem Liquor konnten Tuberkelbazillen durch Tierversuch nachgewiesen werden.

In der Tab. 6 werden die 34 Kinder nach dem Stadium der Erkrankung und unter Berücksichtigung des Endergebnisses zusammengefaßt. 1 bedeutet leichtere Fälle, 2 weiter fortgeschrittene Patienten und 3 somnolente und benommene Kinder mit Lähmungen.

Tabelle 6.

Zustand bei Aufnahme	Zahl der Patienten	Klinisch geheilt	Noch in Behandlung	Gestorben
1	8	6 (75%)	1 (12,5%)	1 (12,5%)
2	12	5 (42%)	3 (25%)	4 (33%)
3	14	6 (43%)	—	8 (57%)
Zusammen	34	17 (50%)	4 (12%)	13 (38%)

Beim Vergleich dieser Tabelle mit der entsprechenden Darstellung des Medical Research Council (90) ergibt sich wieder übereinstimmend die schlechte Prognose der weit fortgeschrittenen Fälle ohne Rücksicht auf das Alter.

Bei drei Kindern, die sich in weit fortgeschrittenem Zustand ihrer Erkrankung befanden, mußte die Behandlung wegen Str.-Mangel abgelehnt werden. Seitdem genügend Str. zur Verfügung steht, behandeln wir alle Patienten. In dieser Zusammenstellung sind alle Fälle verzeichnet, die zur Behandlung kamen, wie auch aus der Höhe der Zahl der Todesfälle in der ersten Behandlungswoche ersichtlich ist.

Bei 27 von den 50 Patienten bestand neben der Meningitis tuberculosa röntgenologisch noch eine sichere miliare Lungentuberkulose. Bei neun weiteren Kindern konnte die miliare Lungenstreuung röntgenologisch nicht einwandfrei festgestellt werden. Das Auftreten einer Meningitis während der Str.-Behandlung einer miliaren Lungentuberkulose haben wir nicht gesehen.

Bei Berücksichtigung aller Kinder war die Tuberkulinreaktion nach Pirquet 43mal positiv und fünfmal war die Stichreaktion mit $^{1}/_{100}$ mg Alttuberkulin positiv. Bei einem Säugling von sieben Monaten war die Stichreaktion bis 10 mg negativ. Eine Wiederholung der Tuberkulinreaktion war bei dem kurzen Krankheitsverlauf nicht möglich, so daß zu dieser sonst so interessanten Beobachtung nicht näher Stellung genommen werden kann, doch wurde die Diagnose unter anderem auch durch die Obduktion bestätigt.

b) Krankengeschichten und pathologisch-anatomische Befunde.

Es folgen einige typische Krankengeschichten mit den entsprechenden pathologisch-anatomischen Befunden, die ich der liebenswürdigen Unterstützung durch Herrn Prof. Dr. *H. Chiari* verdanke.

Ein elf Monate alter Säugling (Nr. 10) war seit Mitte Januar 1948 weniger lebhaft, hüstelte und zeigte bei schlechtem Appetit Gewichtsabnahme. Am 24. II. 1948 traten plötzlich Temperaturen um 39⁰, starke Atemnot und Hustenreiz auf. Da eine Bronchopneumonie angenommen wurde, bekam das Kind Sulfonamide in genügender Menge, doch blieb die Temperatur unbeeinflußt. Das Erbrechen steigerte sich besonders während der Sulfonamidbehandlung. Stuhl konnte nur auf Einlauf erzielt werden. Seit 24. II. 1948 ließ es den rechten Arm schlaff herabhängen. Am 7. III. 1948 erfolgte Klinikeinweisung, da sich das Allgemeinbefinden rasch verschlechterte. Die Pirquetsche Probe zeigte eine kachektische Reaktion. Die Lumbalpunktion ergab den Befund einer Meningitis tuberculosa, die Röntgenaufnahme disseminierte Infiltrationsherde in der gesamten Lunge. Es wurde sofort mit der Str.-Behandlung in der üblichen Dosierung begonnen, doch starb das Kind am zweiten Tag dieser Behandlung. Der Zustand hatte sich gleichmäßig verschlechtert und es war nicht der geringste Einfluß durch die Str.-Medikation festzustellen.

Die Obduktion des Kindes ergab einen etwa bohnengroßen, verkästen tuberkulösen Primärherd subpleural im rechten Unterlappen mit ausgedehnter Verkäsung der bis daumenendgliedgroßen, regionären Lymphknoten, allenthalben in beiden Lungen, aber auch in der Milz, den Nieren und der Leber zahlreiche typische miliare, grauweißliche Tuberkel, die in der Leber teilweise gallig verfärbt waren. Außerdem fand sich eine schwere Tuberkulose der Mesenteriallymphknoten mit einzelnen Knötchen am Peritoneum nahe der Mesenterialwurzel, aber auch auf der Darmserosa und im Rectum einzelne tuberkulöse Geschwüre. Die Meningen waren besonders an der Hirnbasis von sulzig-gallertigem Exsudat durchsetzt, das jedoch linkerseits bis an die Konvexität hinauf zu verfolgen war. Allenthalben begleiteten die Gefäße miliare Knötchen, die auch in den Plexus zu sehen waren.

Somit lag der typische Befund einer allgemeinen Miliartuberkulose mit tuberkulöser Meningitis vor, wobei makroskopisch nirgends irgend welche Anhaltspunkte für eine vorausgegangene Str.-Behandlung sich erheben ließen. Dies war ja auch angesichts der nur eintägigen Dauer der Str.-Behandlung, die auch klinisch keinerlei Erfolge gebracht hatte, nicht anders zu erwarten gewesen.

Das sechseinhalb Jahre alte Mädchen (Nr. 20) erkrankte Ende Dezember 1947 an Varizellen und mit Schmerzen im linken Hüftgelenk. Im April 1948 wurde sie wegen Coxitisverdacht auf eine orthopädische Station aufgenommen. Als sie dort zu husten anfing und immer müder und matter wurde, ergab eine Röntgenaufnahme eine miliare Lungentuberkulose. Am 16. IV. 1948 wurde das Kind in kachektischem Zustand zur Str.-Behandlung an die Kinderklinik transferiert, da auch eine Meningitis tuberculosa aufgetreten war. Tuberkelbazillen konnten im Liquor nachgewiesen werden. Die Augenhintergrunduntersuchung ergab mehrere miliare Knötchen in der Chorioidea und die Str.-Behandlung wurde i. m. und i. l. in der üblichen Weise durchgeführt. Die Temperaturen, die anfangs 39,5⁰ erreichten, gingen etwa nach einer Woche auf Werte unter 38⁰ zurück, blieben dann jedoch bis zum Tode im wesentlichen unbeeinflußt. Wiederholte Kontrollen der Blutsenkung ergaben während des ganzen Krankheitsverlaufes normale oder ganz wenig erhöhte Werte. Der Appetit des Kindes war mäßig, das Gewicht nahm langsam ab. Im Vordergrund des Krankheitsbildes stand dauernd eine Dyspnoe mit Zyanose und wir hatten immer den Eindruck, daß die Lungenerkrankung gegenüber der meningealen Beteiligung im Vordergrund stehe. Eine Röntgenaufnahme vom 18. V. 1948 zeigte die Miliartuberkulose zwar im Rückgang, es hatte sich jedoch beiderseits ein Spon-

tanpneumothorax entwickelt. Selbst als dieser am 23. VI. röntgenologisch nicht
mehr nachgewiesen werden konnte und auch die miliare Aussaat in den
Lungenfeldern bereits vollkommen geschwunden war, änderte sich nichts an
dem pulmonalen Zustandsbild. Seit Anfang Juni traten Lidödeme auf, die sich
mit Lagewechsel änderten. Es entwickelte sich eine schwere Kachexie, der wir
durch wiederholte Bluttransfusionen zu begegnen suchten. Auffallend war, daß
wenige Stunden nach der zweiten Bluttransfusion keine Lidödeme zu verzeichnen waren, diese später jedoch wieder auftraten. Das Allgemeinbefinden verschlechterte sich, bei fast völliger Nahrungsverweigerung nahm das Gewicht
weiter ab. Anfangs Juli gaben wir zum Str. an sechs folgenden Tagen noch
20 ccm einer 10%igen Pas-Cilag-Lösung (Para-amino-salicylsäure). Trotz aller
Therapie nahm die Kachexie rasch zu und Patientin starb am 18. VII. 1948.
Sie hatte an 93 Tagen 63 g Str. bekommen, davon 1,17 g i. l. Obduktionsbefund:

In der hochgradig abgezehrten, nur 12 kg schweren Kindesleiche fand sich
ein erbsengroßer, bindegewebig abgekapselter, tuberkulöser Primärherd ohne
perifokale Aussaat im linken Unterlappen. Für das freie Auge sichtbare Tuberkel fanden sich nur ganz vereinzelt im übrigen Lungenparenchym, keineswegs jedoch in solcher Größe oder Dichte, daß es dem seinerzeitigen Röntgenbild entsprochen hätte. Die regionären Lymphknoten waren teilweise von vollkommen verkästen, pfefferkorngroßen Arealen eingenommen, mit einzelnen
grauweißen Fleckchen in der Peripherie. Miliare Tuberkel und einzelne verwaschene, grauweiße Herdchen in beiden Nieren, sonst waren keine Tuberkel
in den inneren Organen makroskopisch sichtbar. Der linke Femurknochen und
das linke Hüftbein unauffällig. Dagegen fand sich reichlich glasig gallertiges
Exsudat in den Cysternen der Hirnbasis, den Sylvischen Furchen, um den
Hirnstamm und in der Cysterna cerebello-medullaris. An allen diesen Stellen
auch reichlich grauweißliche, hirsekorngroße Knötchen. Auch die Tela chorioidea und die Plexus durch die Einlagerung zahlreicher Tuberkel verdickt,
hyperämisch. Am Ependym der stark ausgeweiteten Ventrikel zahlreiche Tuberkel, das Foramen Magendi und die Foramina Luschkae locker verklebt.
Auch an der Durainnenfläche der hinteren Schädelgrube zahlreiche Tuberkel.
Die harten und weichen Rückenmarkshäute sind im Zervikal- und Thorakal-
bereich fest miteinander verlötet, hier verdickt und von reichlich glasigem Exsudat und Tuberkeln durchsetzt. Im Lumbalbereich sind die Verklebungen
zart, die Leptomeningen durchscheinend, zwar injiziert, aber mit freiem Auge
keine Tuberkel zu erkennen. An der Stelle der Lumbalinjektionen zeigt die
Dura mater spinalis eine glatte Innenfläche, Verwachsungen fehlen. Das
Rückenmark, ebenso wie die Gehirnsubstanz, ist stark ödematös, sonst aber
unauffällig.

Die histologische Untersuchung zeigt den Primärherd fibrös abgekapselt,
das gleiche Bild zeigen die regionären Lymphknoten und die makroskopisch
erkennbar gewesenen weißlichen Fleckchen erweisen sich als hyaline Schwielen.
Bei der Durchmusterung zahlreicher anderer *Lungenschnitte* sieht man neben
einzelnen frischen Tuberkeln ohne Verkäsung zahlreiche kleinste rundliche
bis ovale Herdchen, die im Gieson-Präparat durch ihre zarte rosa Tönung bereits bei schwacher Vergrößerung auffallen. Sie erweisen sich (Abb. 9) als im
Interstitium gelegene Zellansammlungen, die sich aus vorwiegend Lymphozyten,
ganz vereinzelten Plasmazellen und Zellen mit chromatinarmen ovalen Kernen
aufbauen, die Fibroblasten gleichen. Typische epitheloide Zellen oder Riesenzellen fehlen, ebenso findet sich nirgends Verkäsung oder Kernzerfall. Dagegen
durchziehen feine kollagene Fibrillen allenthalben diesen Herd, der auch dünn-
wandige Gefäße führt. Elastische Fasern oder eine bindegewebige Abkapselung

fehlen. Im Hinblick auf den seinerzeit erhobenen Röntgenbefund wird man
wohl mit Sicherheit diese Herdchen als „*abgeheilte*" Tuberkel, und zwar als
fibrös umgewandelte Tuberkel ansprechen dürfen, was zweifellos auf Rechnung
der Str.-Behandlung zu setzen ist.

Leber und *Milz* zeigten nichts von Tuberkulose, hingegen fanden sich in der
Niere einzelne frische Tuberkel und einzelne frische tuberkulöse „Ausscheidungs-
herde", entsprechend den makroskopisch sichtbar gewesenen grauweißen
Fleckchen.

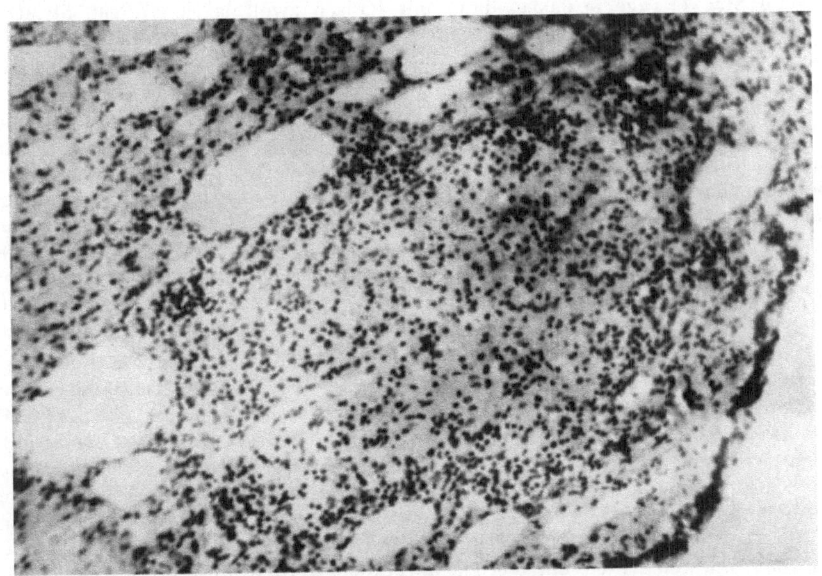

Abb. 9.   Fibrös umgewandelter Miliartuberkel der Lunge. 6½ jähr. Mädchen.

In Schnitten von der *Hirnbasis* fand sich das Bild einer schweren *tuberkulösen Meningitis*, mit reichlicher Exsudatbildung und zahlreichen, auch weitgehend verkästen Tuberkeln. Allerdings waren die Leptomeningen etwas faser-
reicher als gewöhnlich. Der entzündliche Prozeß war mit starker lymphozytärer
Infiltration der Wand kleiner Venen vergesellschaftet, an den Arterien war
eine weitgehende Intimaproliferation mit entzündlicher Durchsetzung aller
Wandschichten erkennbar und in der Arteria basilaris fand sich ein kleiner
Intimatuberkel. Die Meningitis griff längs der pialen Gefäße auch auf die stark
ödematöse Hirnsubstanz über. Schnitte vom Halsmark zeigten an seiner Oberfläche dicke Exsudatmassen mit Verkäsung und zahlreichen Tuberkeln. Im
Lumbalbereich erschienen die hier befindlichen Tuberkel klein, zeigten keine
Verkäsung, jedoch fehlten Giesonsäume oder eine fibröse Umwandlung. Exsudatbildung, wie sie an der Hirnbasis so deutlich war, trat gegenüber diesen
produktiven Prozessen ganz zurück. Einzelne kleine Arterien zeigten auch hier
eine leichte Intimaproliferation. Während im Halsmark die entzündlichen Veränderungen auch auf die oberflächlichen Schichten des ödematösen Rückenmarks übergegriffen hatten, war letzteres im Lumbalbereich unversehrt.

Der fast 17 Jahre alte Patient (Nr. 7) klagte seit Mitte Dezember 1947 über
Müdigkeit, Kopf- und Nackenschmerzen. Die Beschwerden waren nachts be-

sonders heftig. Es traten subfebrile Temperaturen und Schielen auf. In diesem Zustand erfolgte die Spitalsaufnahme am 23. XII. 1947. Die erste Lumbalpunktion ergab 112/3 Zellen, die vierte Lumbalpunktion am 30. XII. 936/3 Zellen. Am 3. I. 1948 wurde er in somnolentem Zustand zur Str.-Behandlung an die Kinderklinik gewiesen. Es handelte sich um eine Meningitis tuberculosa, die Tuberkelbazillen konnten im Liquor nachgewiesen werden. Die Röntgenaufnahme ergab ältere Hilusveränderungen ohne miliare Aussaat. Die Tuberkulinreaktion war bei $^1/_{100}$ mg s. c. positiv. Der Patient erhielt i. m. durch 24 Tage je 1,95 g Str., dann 25 Tage je 1,0 g und 12 Tage je 0,6 g. I. l. bekam er 8 Tage je 0,1 g Str., 14 Tage je 0,05 g, dann mit Pausen zwölfmal je 37,5 mg Str. Die Temperaturen waren anfangs um 39°, seit dem neunten Behandlungstag subfebril. Die Blutsenkung war in drei Wochen von mittleren Werten auf normale Werte zurückgegangen und stieg nach weiteren drei Wochen wieder an. An den Augen zeigte sich eine Stauungspapille von drei bis vier Dptr. Prominenz und seit Mitte Februar eine beginnende Optikusatrophie. In den folgenden Wochen ging die Stauungspapille langsam zurück, schließlich war die Prominenz nicht mehr meßbar, es kam jedoch zu einer völligen Optikusatrophie. Während der Patient im März fast völlig erblindet war, besserte sich der Visus in der folgenden Zeit und er konnte die Finger auf eine Entfernung von vier Metern wieder zählen. Der Appetit war wechselnd, das Gewicht ging von 47,4 auf 41,3 kg zurück. Das Allgemeinbefinden des Patienten schien jedoch deutlich gebessert und er setzte sich auf. Am 3. III. wurde die Str.-Behandlung abgesetzt.

Am 8. III. trat bei normaler Temperatur und normalen Blutsenkungswerten eine rasche Verschlechterung des Befindens ein. Bei der Lumbalpunktion kam dunkelgelber Liquor tropfenweise, Pandy war stark positiv, die Zellzahl sehr hoch. Bei der Suboccipitalpunktion dagegen floß klarer Liquor im Strahl, Pandy war nur schwach positiv, die Zellzahl niedrig. Eine i. l. Lufteinblasung am 9. III. zeigte in beiden Seitenventrikeln eine ganz schmale Luftsichel, im Lendenabschnitt der Wirbelsäule Luftaufhellungen. Bei einer s. o. Punktion am 10. III. wurde ebenfalls Luft eingeblasen und es konnten die erweiterten Seitenventrikel und der dritte Ventrikel gut dargestellt werden. Über der Hirnkonvexität und an der Hirnbasis war keine Luft nachweisbar. An den folgenden Tagen wurde bei den Lumbalpunktionen immer weniger Liquor gewonnen, er wurde immer dunkler, dickflüssiger und eiweißhältiger, während die s. o. Punktion regelmäßig reichlich klaren Liquor ergab. Es entwickelte sich ein vollständiger spinaler Block, der trotz aller Bemühungen und trotz neuerlicher kurzer i. l. Str.-Behandlung nicht mehr gelöst werden konnte. Seit dieser Zeit trat auch eine Incontinentia alvi et urinae auf. Auch schwere psychische Veränderungen waren zu beobachten.

Es hatte sich eine Meningitis tuberculosa spinalis chronica mit Erweichungsherden im Rückenmark entwickelt, wie dies *Lüthy* und *Zollinger* (121) bei drei Patienten beschrieben haben.

Das Gewicht hatte inzwischen einen Tiefpunkt von 38 kg erreicht. Dann besserte sich jedoch wieder das Allgemeinbefinden, die psychischen Störungen verschwanden vollkommen und bei gebessertem Appetit erreichte das Gewicht 42 kg. Die Lumbalpunktion ergab immer wieder den gleichen Befund. Mit leicht subfebrilen Temperaturen wurde er am 24. VI. 1948 in eine Pflegeanstalt abgegeben. Nach etwa einem Monat starb er dort ohne Str.-Behandlung an einem Rezidiv seiner Meningitis, das von Herden innerhalb der Verklebungen und Verwachsungen im Wirbelkanal ausgegangen sein mochte.

Die Obduktion der eher schlecht genährten Knabenleiche ergab einen im rechten Lungenoberlappen gelegenen, kaum pfefferkorngroßen, verkalkten und fibrös abgekapselten tuberkulösen Primärherd. Ausgedehnte, ebenfalls verkalkte Käseherde fanden sich in den rechten paratrachealen Lymphknoten. Sonstige tuberkulöse Veränderungen fehlten auch bei genauer Durchmusterung an den Brust- und Baucheingeweiden. Aus dem übrigen Sektionsbefund seien nur einige frische lobulär-pneumonische Herdchen in den Lungen und das Bestehen einer katarrhalischen Cystitis in der in ihrer Wand bis auf 8 mm verdickten Harnblase hervorgehoben.

Bei Eröffnung des *Schädels* fiel die Dünne der Calvaria und die Rauhigkeit ihrer Innenfläche auf. Die Dura ließ sich von der eines jeglichen Rindenreliefs entbehrenden, glatten Hirnoberfläche glatt lösen, deren trockene Leptomeningen an der Konvexität der Hemisphären stark injiziert, sonst aber nicht verändert waren. An der *Hirnbasis* waren die Hirnhäute weißlich verdickt, gerötet und von reichlich glasigem, ziemlich dünnem Exsudat durchsetzt. Allenthalben waren kleine, besonders um die Foramina optica dichtstehende Tuberkel von Hirsekorngröße zu sehen. Die Exsudatmassen in den Sylvischen Gruben nur gering, sehr reichlich aber wieder an der Unterfläche des Kleinhirns und in der Cysterna ambiens. Über der Cysterna cerebello-medullaris war die Arachnoidea ballonartig ausgespannt, das Foramen Magendi und die Foramina Luschkae offen.

Auf einem Sagittalschnitt durch das fixierte Gehirn (Abb. 10) erkennt man die starke Ausweitung der Seitenventrikel und der dritten Hirnkammer, deren

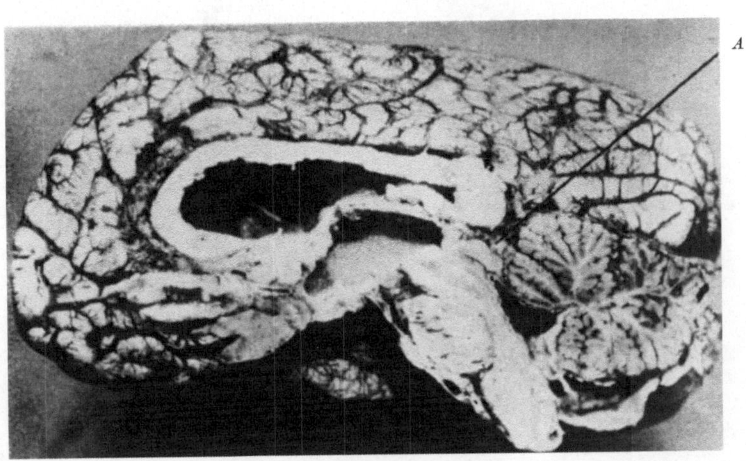

Abb. 10. Schwerer Hydrocephalus internus, Median-Sagittalschnitt. *A* Exsudatmassen in der Cysterna ambiens. 17jähr. Knabe.

Ependym allenthalben reichlich miliare Tuberkel aufwies. Der Aquaeductus Sylvii nicht zu sondieren, die Lamina quadrigemina durch die in der Cysterna ambiens enthaltenen Exsudat- und Granulationsgewebsmassen von oben her gedrückt und dadurch die Sylvische Wasserleitung unpassierbar. Der vierte Ventrikel erscheint wiederum etwas weiter als gewöhnlich, auch sein Ependym mit zahlreichen Tuberkeln besetzt.

Die Sektion des *Rückenmarks* ergab in seiner ganzen Länge, bis zur Cauda equina, eine Verwachsung der weichen und harten Rückenmarkshäute. Der Spalt zwischen beiden ist ausgefüllt durch ein graues bis graubräunliches, stark durchfeuchtetes, mäßig blutreiches Granulationsgewebe, das in Form eines bis 6 mm dicken Mantels die Medulla spinalis allseits umscheidete (Abb. 11). In diesem Granulationsgewebe fanden sich reichlich miliare Tuberkel. Das Rückenmark zeigte am Querschnitt ein schweres Ödem, aber eine noch deutlich erkennbare Zeichnung.

Histologisch fanden sich in Schnitten von der *Hirnbasis* die Leptomeningen stark verdickt und diffus chronisch entzündlich infiltriert. Flüssiges Exsudat eher spärlich, allenthalben waren kleinere, aber auch auffallend große Epitheloid- und Riesenzelltuberkel zu sehen. Nur in letzteren waren die zentralen Anteile verkäst, fast ohne Kerntrümmer. Die kleineren Tuberkel zeigten keine Nekrose, wohl aber erschienen sie, wie dies besonders van Gieson-Schnitte ergaben, entweder selten von einem zarten kollagenen Fasernetz durchzogen

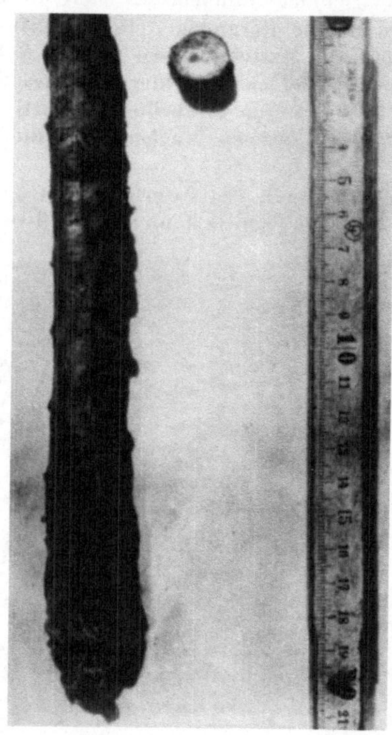

Abb. 11. Rückenmark mit Rückenmarkshäuten. Mächtiger Exsudatmantel um die Medulla spinalis.

oder sie waren häufig wenigstens in den Randpartien an kollagenen Fibrillen reicher. Eine typische, konzentrische Giesonsaumbildung fehlte jedoch. Längs der pialen Gefäße fanden sich reichlich Lymphozytenansammlungen in der oberflächlichen Hirnsubstanz, in der Brücke einmal auch ein kleiner, tief in dem Brückenparenchym gelegener Epitheloidzelltuberkel. Sowohl an den Venen, wie an den Arterien an der Hirnbasis, war die Gefäßlichtung durch eher kernarme Intimapolster, teilweise bei Ausfall von elastischen Lamellen an diesen Stellen, erheblich eingeengt.

In Schnitten vom *Rückenmark* war der Subduralraum zur Gänze von einem Granulationsgewebe mit zahlreichen, auch verkäsenden Tuberkeln ausgefüllt.

Die Knötchen in den peripheren Anteilen vielfach reich an kollagenen Fasern, jedoch ohne typischer Giesonsaumbildung. Starke Intimawucherung in der Arteria spinalis anterior. Die chronisch-entzündliche Durchsetzung der weichen Rückenmarkshäute greift auf die Medulla spinalis über, die nicht nur stark ödematös ist, sondern vielfach das Bild einer entzündlichen Erweichung bietet.

Ein zweijähriges Mädchen (Nr. 4) erkrankte im April 1947 an Keuchhusten. Da sich das Kind anschließend nicht mehr ganz erholte, wurde im Juli 1947 eine Tuberkulinprobe gemacht, die negativ ausfiel. Seit Mitte November traten besonders in den Nachmittagsstunden starke Müdigkeit und Temperaturen zwischen 38 und 39° auf. Das Allgemeinbefinden des Kindes wurde zusehends

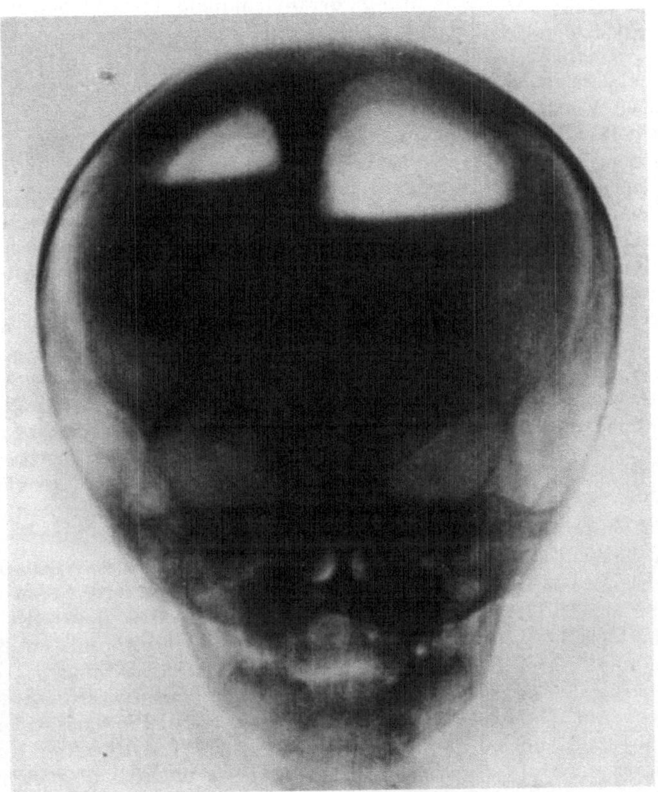

Abb. 12. Mächtiger Hydrocephalus internus, 7 Wochen nach Beginn der Streptomycin-Behandlung. 2jähr. Mädchen. Siehe Abb. 13.

schlechter. Am 4. XII. 1947 fiel die Lungenprobe positiv aus und am 16. XII. 1947 wurde das Mädchen in ein Spital aufgenommen. Die Röntgenaufnahme ergab eine miliare Lungentuberkulose. Die Blutsenkung war leicht erhöht. Am 20. XII. 1947 trat Nackensteife auf, Kernig war positiv, das Kind schlief auffallend viel. Die Lumbalpunktion ergab Pandy positiv, 96/3 Zellen. Das Kind verfiel rasch, konnte den rechten Arm nicht mehr bewegen und kam am

24. XII. 1947 in tiefer Benommenheit zur Str.-Behandlung an die Kinderklinik. Die Diagnosen miliare Lungentuberkulose und Meningitis tuberculosa wurden bestätigt, im Tierversuch konnten Tuberkelbazillen aus dem Liquor nachgewiesen werden. Die Augenuntersuchung ergab einen Solitärtuberkel links. Das Kind bekam i. m. durch 62 Tage je 0,4 g Str., dann 15 Tage je 0,2 g und i. l. an 52 Tagen je 25 mg Str., wobei von der dritten Woche vereinzelt Pausen gemacht wurden. Als Zeichen einer starken Hirndrucksteigerung auftraten, wurde an 3 Tagen je zweimal punktiert. Am 14. II. 1948 wurde nach einer Enzephalographie röntgenologisch ein Hydrocephalus internus festgestellt (Abb. 12).

Die Temperatur erreichte durch fünf Wochen täglich 38⁰, dann traten nur vereinzelte Fieberzacken auf. Vor dem Tode am 9. IX. 1948 stieg sie wieder bis über 40⁰. Da das Kind seit Beginn der Behandlung dauernd bewußtlos war und das Allgemeinbefinden sich verschlechterte, wurde am 76. Behandlungstag, nach einer Gesamtgabe von 29,1 g, die Str.-Behandlung nach Rücksprache mit den Eltern abgesetzt. Der chronische Zustand mit Enthirnungsstarre hielt noch weitere sieben Monate unverändert an. Die Röntgenaufnahme der Lunge zeigte am 17. II. 1948, also etwa nach sieben Wochen der Str.-Behandlung, eine deutliche Besserung und am 24. IV. 1948 konnten in den Lungenfeldern röntgenologisch keine pathologischen Veränderungen mehr nachgewiesen werden. Dieser Befund blieb bis zur letzten Kontrolle am 27. VII. 1948. Mitte Januar, drei Wochen nach Beginn der Str.-Behandlung, wurde ein Gibbus in der unteren Brustwirbelsäule festgestellt. Die Röntgenaufnahme ergab einen stark destruierten und zusammengebrochenen neunten Wirbelkörper, bei fehlendem Zwischenwirbelspalt zwischen dem achten und neunten Brustwirbel. Die Röntgenkontrolle vom 23. III. 1948 zeigte eine deutliche Destruktion auch des zehnten Brustwirbels und am 27. VII. 1948 wurde eine Destruktion der Oberseite des achten Brustwirbels festgestellt. In der vierten Woche der Str.-Behandlung war also ein Gibbus manifest geworden und obwohl im ganzen 76 Tage mit Str. behandelt wurde, war der Knochenprozeß in dieser Zeit weiter fortgeschritten. Die letzte Röntgenaufnahme vom 12. VIII. 1948 ergab einen unveränderten Skelettbefund. Die Blutsenkung war in fünf Wochen von 17/30 rasch auf normale Werte heruntergegangen und blieb es bis zum Tode des Kindes.

Die Obduktion des kachektischen, nur 9 kg schweren Kindes, ergab als letzte Todesursache eine peribronchiale rezente Pneumonie beiderseits. Subpleural im linken Unterlappen fand sich ein 4 mm im Durchmesser haltender, bindegewebig abgekapselter, tuberkulöser Primärherd. Die linken unteren Bifurkationslymphknoten waren bohnengroß, gänzlich verkäst und verkreidet. Trockene, gelbe Käseherde fanden sich auch in den bis kleinbohnengroßen Mesenteriallymphknoten. Auf einem Sägeschnitt durch die Wirbelsäule erschien vom neunten Brustwirbel nur mehr ein 10 : 6 mm messender keilförmiger Knochenteil vorhanden, auch die angrenzenden Anteile des zehnten bzw. achten Brustwirbels teilweise zerstört, hier war ein mehr graurotes Granulationsgewebe zu sehen.

Am *Schädel* war die Sutura frontalis 10 mm und die Sutura sagittalis 12 mm breit klaffend, die Fontanellen weit. Die Dura maximal gespannt, ihre Sinus und Innenfläche unauffällig. Die Leptomeningen an der Hirnkonvexität waren injiziert, trocken und die Windungen hier höchstgradig abgeplattet. In den Cysternen der Hirnbasis, aber auch der Cysterna ambiens, fand sich reichlich, eher dünnflüssiges, gallertiges Exsudat, reichlich solches besonders in der Cysterna cerebello-medullaris und dementsprechend die Unterfläche der beiden Kleinhirnhemisphären flachgrubig eingedellt. Die Leptomeningen erschienen dabei leicht weißlich verdickt und zeigten mit Ausnahme des Bereiches der

Cysterna cerebello-medullaris kleinste weißliche Knötchen. Auf einem Horizontalschnitt durch das Gehirn (Abb. 13) erkennt man deutlich den mächtigen *Hydrocephalus*. Überdies aber sieht man, sowohl in den Plexus chorioidei, wie auch am Ependym, multiple miliare Tuberkel. Im Markweiß des linken Temporal- und Parietallappens finden sich mehrere, zum Teil subependymär gelegene, bis über bohnengroße, glattwandige Höhlen (Abb. 13 c), deren Innenfläche grauweiß erscheint und die von klarer, farbloser Flüssigkeit erfüllt werden. Es sind also alte *weiße Erweichungszysten*. Angrenzend an das linke Vorderhorn findet sich hier im weißen Marklager ein etwa 1 cm im Durchmesser haltendes, verkästes *Tuberkulom*.

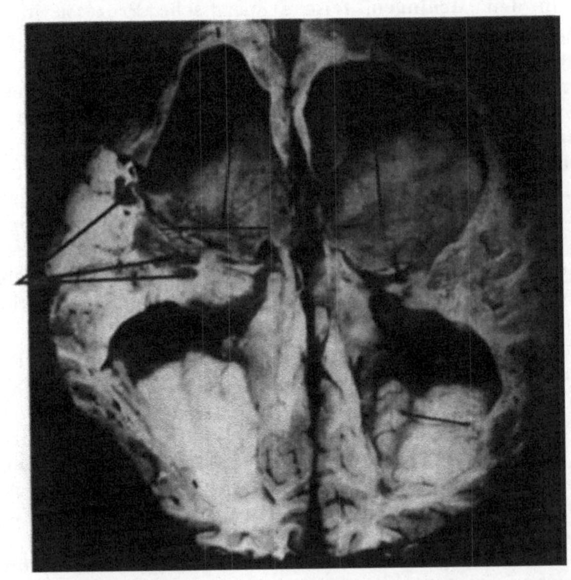

Abb. 13. Schwerer Hydrocephalus internus. *c* Multiple Erweichungszystchen. Horizontalschnitt durch das Gehirn. 2 jähr. Mädchen.

Das *Rückenmark* und seine Häute waren, abgesehen von kleinen weißlichen Verdickungen in letzteren, für das freie Auge unauffällig.

Bei der *mikroskopischen* Untersuchung erwies sich der erwähnte Primärherd in der Lunge als fibrös abgekapselt, partiell verkalkt und ebenso fibrös abgekapselt die regionären Lymphknoten. Auch hier Kalkablagerungen. In der *Leber* fanden sich einzelne kleine Nekrosen, tuberkulöse Prozesse waren aber weder in diesem Organ, noch in der *Milz*, noch in den Nieren nachweisbar. Auch in zahlreichen Lungenschnitten ließen sich jetzt sichere Anhaltspunkte für das seinerzeitige Vorliegen einer Miliartuberkulose nicht auffinden. Nur hie und da war das interstitielle Bindegewebe etwas herdförmig verbreitert, aber zellarm und teilweise hyalinisiert. Vermutlich waren dies die Reste der seinerzeit röntgenologisch sichergestellten Miliartuberkulose. In Schnitten von den *Leptomeningen* der Hirnbasis fanden sich die Zeichen einer ziemlich rezenten tuberkulösen Meningitis mit reichlich Exsudat und ziemlich zahlreichen frischen Tuberkeln, dabei aber die Meningen etwas bindegewebsreicher und mehrfach auch einen deutlichen Giesonsaum zeigende Tuberkel. Frische Tuberkel fanden sich auch im Bereiche des Ependyms der Ventrikel, zusammen mit einer Ependymitis granularis. Entsprechend den schon makroskopisch erkennbar· gewesenen Erweichungszystchen zeigen mehrfach arterielle Gefäße eine weitgehende *obliterierende Endarteriitis*. Auch in den tieferen Lagen der Hirnsubstanz im linken Temporallappen größere, weitgehend verkäste und auch teilweise verkalkte, zumeist weitgehend bindegewebig abgekapselte *Tuberkulome*. Auch die weißlichen Knötchen in den Leptomeningen des Rückenmarks erwiesen sich als frischere Tuberkel, die eines Giesonsaumes entbehrten.

Auf Grund dieses histologischen Befundes konnten somit neben Zeichen der Abheilung der tuberkulösen Veränderungen, und zwar nicht nur in der Lunge, sondern auch in den Meningen, frische spezifische Prozesse in den weichen Hirnhäuten und im Gehirn gefunden werden. Somit lag eine rezidivierende Meningo-Encephalitis tuberculosa vor.

Ein anderes fast dreijähriges Mädchen (Nr. 3) war fast zur selben Zeit mit den gleichen Symptomen aufgenommen worden. Auch dieses Kind hat während einer Behandlungsdauer von 71 Tagen das Bewußtsein nicht mehr wiedererlangt. Es hatte sich bei beiden Kindern eine chronische tuberkulöse Meningitis entwickelt, wie wir dies vorher nie gesehen hatten. Der weitere Krankheitsverlauf durch fünf, respektive sieben Monate war so deprimierend, daß man ihn nicht eindrucksvoll genug schildern kann.

Die Obduktion des zweiten Kindes ergab einen etwa kirschkerngroßen, scharf bindegewebig abgekapselten Primärherd subpleural im rechten Lungenunterlappen, in dessen zentralen Anteilen kleine Kalkstippchen zu sehen waren. Ebensolche fanden sich in den ebenfalls bindegewebig abgekapselten Käseherden in den rechten unteren Bifurkationslymphknoten. Das beide umschließende Bindegewebe war makroskopisch frei von Tuberkeln, ebensowenig fanden sich solche in den übrigen Brust- und Baucheingeweiden.

Das *Gehirn* zeigte einen mächtigen Hydrocephalus internus sämtlicher Ventrikel, das Foramen Magendi und die Foramina Luschkae waren nicht zu sondieren, sondern durch die an der ganzen Hirnbasis erheblich weißlich verdickten und über der Brücke und den großen basalen Zisternen auch bräunlich fleckweise verfärbten, weichen Hirnhäute verschlossen. Knötchen waren makroskopisch nicht mit Sicherheit festzustellen. Die Dura mater spinalis ließ sich trotz bestehender zarter Verwachsungen leicht von den Leptomeningen des Rückenmarks lösen. Letztere diffus milchig getrübt und leicht rostbraun verfärbt. Am Rückenmarksquerschnitt makroskopisch nichts Auffälliges.

Die *histologische* Untersuchung des *Primärherdes* ergab ausgedehnte fibröse Abkapselung desselben mit ausgebreiteter hyaliner Umwandlung in diesem Bindegewebe. Zentral spärliche Kalkbröckel. Trotzdem fanden sich außerhalb der hyalinen Kapsel in einem reich vaskularisierten und hyperämischen Bindegewebe, das von zahlreichen Lymphozyten durchsetzt war, einzelne frische Epitheloid- und Riesenzelltuberkel. In dieser Zone auch hie und da hämosiderotisches Pigment. Das übrige Lungengewebe zeigte in zahlreichen untersuchten Schnitten nichts Auffälliges. Das gleiche Bild fibrös-abgekapselter, partiell verkalkter Käseherde in den regionären Lymphknoten, jedoch auch hier ganz vereinzelt frische kleinste, nicht verkäste Tuberkel.

In Schnitten von der *Hirnbasis* die Leptomeningen stark verdickt, der Subarachnoidealraum von einem an Bindegewebsfasern und Lymphozyten reichen Granulationsgewebe ausgefüllt. Dieses umschließt an einer Stelle verkäste Massen, in denen es zur feinkörnigen Kalkablagerung gekommen ist. Kleine arterielle Gefäße der Hirnbasis zeigen weitgehende Intimawucherung mit starker Einengung ihres Lumens. An anderen Stellen ist die offensichtlich auf

Organisationsvorgänge des Exsudates zurückgehende Granulationsgewebsbildung geringer, Verkäsung fehlt. Man sieht jedoch mehrfach weitgehend fibrös umgewandelte Tuberkel oder in zellreichem Bindegewebe einzelne Riesenzellen vom Langhanstyp. Besonders im Bereiche des Tuber cinereum ist die benachbarte Hirnsubstanz ödematös, chronisch entzündliche Infiltrate finden sich längs der Gefäße und oberflächlich ist die Hirnsubstanz durch ziemlich dichte lymphozytäre Infiltrate und auch Gliazellwucherung in ihrem Aufbau weitgehend gestört.

Schnitte vom *Zervikalmark* zeigen die Rückenmarksubstanz unauffällig. Die Leptomeningen sind hie und da etwas zellreicher, was auf eine Durchsetzung mit Lymphozyten beruht. Auch sind die kollagenen Fasern vermehrt und hie und da finden sich kleine, aus Lymphozyten und Fibrozyten sich aufbauende Zellherde. Vermutlich handelt es sich hier um kleine, abortive, fibrös umgewandelte Tuberkel, doch ist dies mangels weiterer spezifischer Kennzeichen hier nicht zu beweisen. Wohl aber fanden sich in Schnitten vom *Lumbalmark* in den Leptomeningen einzelne ovale oder rundliche Knötchen, in denen zwar Verkäsung und typische Epitheloide fehlten, die aber mehrfach Langhanssche Riesenzellen neben Lymphozyten und Fibrozyten aufwiesen. Auch kollagene Fasern waren hier eher reichlich. Somit gleicht dieses mikroskopische Bild dem einer fibrösen Umwandlung von Tuberkeln, zweifellos eine Folge der Str.-Behandlung, welche in unmittelbarer Nachbarschaft der örtlichen intralumbalen Applikationsstelle anscheinend am intensivsten seine Wirkung entfaltete.

Überblickt man die anatomischen Befunde der im voranstehenden wiedergegebenen, ad exitum gekommenen Fälle von mit Str. behandelten Meningitis-tuberculosa-Kranken, so tritt bereits makroskopisch als Effekt dieses Therapeutikums die *Tendenz zu bindegewebiger Abheilung* deutlich in Erscheinung: Die Leptomeningen sind weißlich verdickt, oftmals fleckweise bräunlich verfärbt, was auf die Ablagerung von Blutpigment zurückzuführen ist. Diese Narbengewebsbildung kennzeichnet in gleichem Maße auch das feingewebliche Bild. Am deutlichsten erkennbar ist diese Verschwielung an den miliaren Tuberkeln, besonders in denen der Lunge, wie dies z. B. Fall Nr. 20 am sinnfälligsten zeigte. Dabei gibt sich diese Abheilung an den Tuberkeln, also an den vorwiegend produktiven Produkten der Tuberkulose, einerseits in einer *fibrösen Abkapselung,* dem auch schon vor der Streptomycinära bekannten Bilde, mit Bildung eines sogenannten „Giesonsaumes“, andererseits aber auch in einer *fibrösen Umwandlung* zu erkennen. Hyalinisierung und Verkalkung kommt ebenfalls vor.

Die vorwiegend exsudativen Formen der tuberkulösen Meningitis werden ebenfalls von proliferativen Vorgängen allmählich verdrängt. Es kommt zur Bildung umfänglicher Granulationsgewebsmassen, die allmählich vernarben, in denen aber auch trotz scheinbarer Besserung der klinischen Symptome, der spezifische, tuberkulöse Prozeß vielfach nicht zum Stehen gekommen ist, sondern immer noch weiter fortschwelt. Dies in den Meningen vermutlich deswegen, weil die Zutrittsmöglichkeiten für das Str. zu den Krankheitsherden, auch bei intralumbaler Applikation des Pharmakons, keine ideale ist.

Aus diesen anatomischen Lagebeziehungen heraus resultieren auch einige der *Komplikationen,* die aber überdies noch in eben dem Auftreten des Granulationsgewebes ihre Begründung finden.

Hier ist zuerst der *Hydrocephalus* zu nennen. Er ist offensichtlich vielfältiger Genese. Die in den Plexus nachweisbaren Tuberkel führen als entzündlicher Reizzustand des Plexus sicherlich zu einer Mehrproduktion von Liquor cerebrospinalis: entzündlicher, hypersekretorischer Hydrocephalus. Die reichliche Ausbildung von Granulationsgewebe an der Hirnbasis kann einerseits das Foramen Magendi und die Foramina Luschkae verlegen, andererseits aber verursacht die gleiche Granulationsgewebsbildung im Bereiche der Cysterna ambiens einen Druck auf die Vierhügelplatte und komprimiert auf diese Weise die Sylvische Wasserleitung: *Hydrocephalus occlusus.* Und schließlich wird durch die Anpressung der Großhirnhemisphären an die Innenfläche der Dura mater im Bereiche der Konvexität des Großhirns die Rückresorption des Liquors nahezu unmöglich gemacht. Daß es hier zu einer völligen Verlegung des Subarachnoidealraumes kommt, geht aus den wiederholten Angaben der Kliniker hervor, daß niemals Luft an der Konvexität des Gehirns bei enzephalographischer Luftfüllung zu sehen gewesen sei, was überdies durch die Verlegung der Cysterna ambiens ebenfalls unmöglich gemacht wird.

Als weitere, unter der Str.-Behandlung sich einstellende Komplikation ist die *Enzephalomalazie* zu nennen. Sie ist die Folge des Umstandes, daß die arteriellen Gefäße an der Hirnbasis, vorwiegend die des Verteilungsgebietes der *Artt. fossae Sylvii,* die Zeichen einer Endarteriitis bieten, die zu völliger Obliteration des Gefäßes führen kann. Man vermißt diese Arterienveränderung auch bei unbehandelten Fällen von Leptomeningitis tuberculosa keineswegs, aber sie erreicht hier, da die Kranken viel früher ad exitum kommen, nicht diese hohen Grade, wie bei Str.-behandelten Kranken mit ihrer viel längeren Krankheitsdauer. Gleichsinnige Veränderungen an den Venen kommen vor, erreichen aber unserer Erfahrung nach nicht die gleiche Intensität.

Die gleichen Gefäßveränderungen werden auch in den Meningen des Rückenmarks beobachtet. Zusammen mit einem direkten Übergreifen der Entzündungen von den weichen Rückenmarkshäuten können sie auch hier die Veränderungen einer *Myelomalazie* hervorrufen.

Schließlich können auch *Tuberkulome* innerhalb des Gehirns zur Entwicklung kommen, wie wir dies bei Nr. 4 beobachtet haben. Fibröse Abkapselung und Verkalkung kennzeichnet auch hier den Einfluß der Str.-Behandlung. Sie scheinen jedoch selten zu sein.

Die in der Literatur vermerkte lymphozytäre Enzephalitis und gröbere anatomische Veränderungen im Bereiche des Akustikus- und Vestibulariskernes haben wir bei den früher geschilderten Fällen nicht gesehen. Sie boten allerdings auch während des Lebens keine Anhaltspunkte für das Vorliegen einer Schädigung dieser Nerven (122).

Das 13jährige Mädchen (Nr. 31) hatte öfters durch drei bis vier Tage erhöhte Temperatur, ohne dabei über Beschwerden zu klagen. Im März 1948 wurde sie in ein Krankenhaus überwiesen, von wo sie wegen röntgenologisch nachweisbarer Verschlechterung der miliaren Lungentuberkulose am 5. VI. 1948 zur Str.-Behandlung an die Kinderklinik gewiesen wurde. Pirquet war positiv. Die Augenhintergrunduntersuchung ergab sogenannte Solitärtuberkel an beiden Augen. Am 8. VI. 1948 traten Kopfschmerzen auf, die Lumbalpunktion ergab 32/3 Zellen, ausschließlich Lymphozyten, Pandy opal. Im Liquor wurden Tuberkelbazillen nachgewiesen. Es handelte sich also neben der miliaren Lungentuberkulose um eine beginnende Meningitis tuberculosa. Die Patientin bekam täglich 1,4 g Str. i. m. und 0,05 g Str. i. l. Die Krankheit nahm rasch einen günstigen Verlauf und bei der i. l. Str.-Applikation konnten bald Pausen gemacht werden. Auffallend war, daß die Patientin besonders zwischen der dritten und siebenten Behandlungswoche auf die einzelnen i. l. Str.-Injektionen mit Temperaturzacken bis 38,5° und Kopfschmerzen reagierte, wie dies mit solcher Regelmäßigkeit bei den anderen Patienten nicht beobachtet werden konnte. Die Röntgenaufnahme vom 27. VII. zeigte einen leichten Rückgang der kleinfleckigen disseminierten Lungenveränderungen und am 27. IX. 1948 erschien die Lungenzeichnung stellenweise normal. Bei gutem Appetit nahm das Gewicht rasch zu und erreichte 45 kg, bei einem Aufnahmegewicht von 34,5 kg. Die Senkung betrug bei der Aufnahme 37/55, bei der Entlassung am 21. X. 1948 20/30. Die Lumbalpunktion ergab klaren Liquor bei 16/3 Zellen und Pandy schwach opal. Patientin hatte in 109 Behandlungstagen 101 g Str. erhalten und konnte bei bestem Allgemeinbefinden ohne klinisch nachweisbare Restzustände entlassen werden.

Ein 9¼jähriges Mädchen (Nr. 5), das seit März 1947 kränklich war, fühlte sich öfters müde, erbrach gelegentlich und klagte über Kopfschmerzen. Seit November 1947 traten vermehrtes Schlafbedürfnis, neuerliche Kopfschmerzen und Fieber auf. Die Spitalsaufnahme erfolgte wegen Bronchialdrüsenschwellung. Der Pirquet war blasig positiv. Am 22. XII. 1947 zeigten sich bei Temperaturanstieg auf 37,6° Nackensteifigkeit, Kopfschmerzen und Erbrechen. Die Lumbalpunktion ergab 948/3 Zellen, fast ausschließlich Lymphozyten und das Kind wurde am 26. XII. 1947 apathisch und verfallen, jedoch nicht benommen, zur Str.-Behandlung an die Kinderklinik transferiert. Es handelte sich um eine Meningitis tuberculosa, die Tuberkelbazillen wurden im Liquor nachgewiesen. Die Röntgenaufnahme ergab eine Drüsenschwellung rechts paratracheal, die Lungenfelder zeigten eine vermehrte zartstreifige, netzförmige Zeichnung ohne sicheren Anhaltspunkt für miliare Streuherde. Das Kind bekam durch 27 Tage je 0,96 g Str. i. m., dann durch 47 Tage je 0,48 g

Str. und i. l. 17 Tage je 0,04 g, dann mit Pausen. Die letzte i. l. Str.-Applikation war am 28. I. 1948, die letzte i. m. Injektion am 10. III. Die Temperaturen betrugen in den ersten fünf Tagen über 38⁰, bis Mitte Februar war das Kind subfebril, dann fieberfrei. Der Appetit war von der dritten Woche an gut, es trat eine Gewichtszunahme von 21,8 auf 25,8 kg ein. Die verbrauchte Str.-Menge betrug 48 g, davon 0,88 g i. l. Patientin war bei gutem Allgemeinbefinden und meningeal frei.

Am 15. III. 1948 traten Kopfschmerzen und Brechreiz auf. Die Temperatur war bis 39⁰ angestiegen. Die Lumbalpunktion ergab stark erhöhten Druck und bei annähernd gleicher Zellzahl war die Reaktion nach Pandy deutlich stärker positiv als bei der Punktion vier Tage vorher. Die allgemeine Verschlechterung des Befindens, zusammen mit den Ergebnissen der klinischen Untersuchungen, wurden als Rezidiv gewertet und sogleich wieder mit der Str.-Behandlung begonnen. Patientin bekam täglich 1,0 g Str. i. m., sowie i. l. an 4 Tagen 0,05 g, dann an 6 folgenden Tagen 0,025 g und diese Menge mit zunehmenden Pausen noch 30mal. Das Kind hat auf die neuerliche Str.-Behandlung gut angesprochen. Die Temperaturen erreichten noch längere Zeit 38⁰ und wurden Ende Mai normal. Am 22. VI. 1948 erfolgte die letzte i. l. Str.-Injektion, am 21. VII. 1948 die letzte i. m. Injektion. Während dieser zweiten Behandlungsserie wurden 96 g Str. i. m. gegeben, zusammen mit den 48 g der ersten Serie waren es also 144 g. I. l. wurden 1,025 g verabreicht, zusammen mit den 0,88 g der ersten Serie 1,905 g. Am 17. X. 1948 wurde das Kind bei gutem Allgemeinbefinden mit normalen Senkungswerten, normaler Temperatur und ohne Beschwerden entlassen. Die letzte Lumbalpunktion ergab 64/3 Zellen, Pandy leicht positiv.

c) Behandlungsweise und Behandlungsdauer.

Im Februar 1947 stand uns noch keine Literatur über Str. zur Verfügung. Wir mußten uns bei der Behandlung der beiden ersten Kinder mit den wenigen Angaben der Gebrauchsanweisung begnügen und diese waren für die Tuberkulose und besonders für die tuberkulöse Hirnhautentzündung sehr vorsichtig gehalten und unzureichend. Als dann im Herbst 1947 die erste größere Str.-Sendung eintraf und mit der Behandlung auf breiterer Basis begonnen werden konnte, waren die Richtlinien des Council on Pharmacy and Chemistry, sowie die Arbeit von *Cocchi* und *Pasquinucci* bekannt und wir konnten so auf den Erfahrungen anderer aufbauen und manche Fehler vermeiden, die in den Ländern unterlaufen waren, welche als erste Gelegenheit hatten, mit Str. zu behandeln.

Wir haben gesehen, daß die einzelnen Kinder mit Meningitis tuberculosa ganz verschieden auf die Str.-Behandlung ansprachen. Zum Teil mag dies durch das verschiedene Alter der Patienten und die damit verbundene unterschiedliche Reaktionslage bedingt sein, zum Teil durch den Zustand, in dem sich die Patienten zu Beginn der Behandlung befanden und wieviel lebenswichtiges Gewebe schon endgültig zerstört war. Dazu kommt die verschiedene Str.-Empfindlichkeit der einzelnen Bazillenstämme mit dem eventuellen Auftreten von Str.-resistenten Stämmen und als dritter Faktor die

Wirkungsweise des Str. Diesen Tatsachen wurde von einigen Autoren nicht Rechnung getragen. Sie empfehlen starre Behandlungsschemen, die ohne Unterschied der Schwere des einzelnen Falles und ohne Rücksicht darauf, wie er auf die Behandlung anspricht, eingehalten werden sollen. Diese starre Behandlungsweise wahllos durchzuführen, ist sicher nicht richtig. Besonders nachteilig dürfte es auch sein, wenn nach einer wochenlangen Behandlungspause die i. l. Str.-Injektionen wieder aufgenommen und für längere Zeit täglich weitergegeben werden. Neben dem schweren meningealen Reiz, der durch die neuerliche gehäufte i. l. Str.-Behandlung ausgelöst wird, darf auf die Auswirkung des psychischen Schocks nicht vergessen werden, der durch die Wiederaufnahme der i. l. Str.-Behandlung bei einem Großteil der Kinder ausgelöst wird.

Wenn diese starren Schemen für schwere, weit fortgeschrittene Fälle ausgearbeitet wurden, dann werden Patienten, die früh zur Behandlung kommen und die auf die Behandlung gut ansprechen, zu lange und zu intensiv behandelt. Daraus können sich unnötig toxische Schädigungen ergeben. Ist dieses Schema für leichtere Fälle entwickelt worden, dann entspricht es nicht den Anforderungen, die an die Behandlung schwerer Fälle gestellt werden müssen.

Auf Grund monatelanger intensiver Beobachtung haben wir für die Meningitis tuberculosa eine Behandlungsmethode entwickelt, die es ermöglicht, im Rahmen bestimmter Richtlinien individuell, elastisch, von Fall zu Fall verschieden, zu dosieren und sich der jeweils gegebenen Situation rasch und zwanglos anzupassen. So können die schweren, weit fortgeschrittenen Fälle genügend lang und intensiv behandelt werden, während die leichteren Fälle bei einer kürzeren Behandlungszeit weniger Str. erhalten.

Alle Kinder mit Meningitis tuberculosa bekamen das Str. i. m. nach den Richtlinien, wie sie für die Patienten mit miliarer Lungentuberkulose schon angegeben wurden. Dazu kam noch in allen Fällen die i. l. Str.-Behandlung. Nach einer anfangs hohen i. l. Str.-Dosierung erfolgte eine rasche Reduzierung dieser Menge, wobei die Schnelligkeit der Verminderung ganz von dem jeweiligen Zustand des Patienten abhing. Die Kinder erhielten in den ersten Tagen i. l. 2 mg pro Kilogramm Körpergewicht in einer Injektion täglich. Nur in ganz schweren Fällen, wenn die Symptome für eine Steigerung des intrakraniellen Druckes sprachen, wurde diese Menge für wenige Tage auf zwei Punktionen täglich aufgeteilt. In günstig verlaufenden Fällen, wenn das Sensorium wieder frei wurde und die Kopfschmerzen rasch zurückgingen, wurde diese Str.-Menge vier bis fünf Tage lang i. l. gegeben. In weniger günstigen Fällen bis acht Tage, jedoch niemals länger. Dann gingen wir auf eine Dosis von 1 mg Str. pro Kilogramm Körpergewicht und Tag herunter. Auch diese Menge wurde verschieden lange i. l. injiziert. Wenn sich die Erkrankung weiter günstig entwickelte, erfolgten die täglichen i. l. Injektionen ungefähr eine Woche lang. Bei Patienten, die weniger rasch eine Besserung des Allgemeinbefindens und des psychischen Verhaltens zeigten, wurden die täglichen i. l. Injektionen bis zu drei Wochen gegeben. Nach denselben Gesichtspunkten, wobei auch die Temperatur und die Gewichtskurve berücksichtigt wurden, haben wir dann Pausen von einem Tag, später zwei, dann drei und vier Tagen zwischen die einzelnen i. l. Str.-Injektionen gelegt.

Schließlich haben wir etwa einen Monat lang nur noch einmal wöchentlich punktiert und die gleiche Str.-Menge von 1mg injiziert, dann bei günstiger Entwicklung nur mehr einmal wöchentlich eine Probepunktion zur Kontrolle durchgeführt, ohne daß Str. injiziert wurde. In der Folgezeit wurden bis zur Entlassung die Probepunktionen in noch größerem Abstand vorgenommen. Kurz nachdem i. l. kein Str. mehr gegeben wurde, sind wir mit der i. m. Dosierung von den ursprünglichen Werten auf 30 mg pro Kilogramm Körpergewicht heruntergegangen. Im ganzen dauerte die i. l. Str.-Behandlung acht Wochen bis sechs Monate, die i. m. Behandlung zweieinhalb bis siebeneinhalb Monate und richtete sich nach dem Krankheitsverlauf.

Nach diesen Richtlinien behandelten wir in den letzten acht Monaten alle unsere Kinder und werden uns zunächst auch noch weiter darnach halten. Es ist durchaus möglich, daß sich in Zukunft auf Grund weiterer Erfahrungen neue Gesichtspunkte ergeben, die zu einer Änderung dieser Richtlinien führen werden. Es ist möglich, daß man mit einer geringeren Zahl von täglichen i. m. Injektionen auskommen wird, da die Auscheidung des Str. langsamer erfolgt als die des Penicillins. Vielleicht wird auch mit einer geringeren Dosis, als derzeit bei der i. m. Behandlung üblich ist, eine Heilung zu erreichen sein. Von verschiedener Seite, u. a. von *Feldman* und *Hinshaw* (42), wurden Untersuchungen angekündigt, um diese Fragen zu klären. Die Berichte über die Ergebnisse liegen derzeit noch nicht vor. Deswegen möchten wir noch abwarten und wollen uns nicht von einer Behandlungsmethode trennen, die uns bisher so günstige Ergebnisse gebracht hat.

Als Unterstützung der Str.-Behandlung bekamen alle Kinder anfangs Vitamin A, sowie 15 mg Vitamin D_2 im Abstand von 14 Tagen.

In je einem Fall gaben wir zur Str.-Behandlung auch Sulfon-Cilag und die Paraaminosalicylsäure. Wir haben zu wenig eigene

Erfahrung, um den Wert der kombinierten Behandlung beurteilen zu können.

Nach Beendigung der Str.-Behandlung blieben die Kinder noch vier bis acht Wochen in klinischer Beobachtung. Ein anschließender Heilstättenaufenthalt wäre wohl angezeigt, um die Kinder noch weiter genau beobachten zu können, doch besteht derzeit hiefür keine Möglichkeit. So werden sie in häusliche Pflege entlassen, obwohl die Liquorbefunde noch nicht völlig normal sind. Sie kommen zu regelmäßigen Kontrollen an die Klinik und wir haben bisher nur Erfreuliches gesehen und erfahren.

Mit der Behandlungsweise eng verknüpft ist die Frage, wann man mit der Str.-Behandlung bei Kindern mit Meningitis tuberculosa schon, bzw. noch beginnen soll. Wenn im folgenden zu diesen Fragen Stellung genommen werden soll, dann geschieht dies auf Grund der bisherigen Erfahrungen, die in der Literatur festgelegt wurden und die wir selbst in der fast zweijährigen Behandlungszeit gewinnen konnten. Es handelt sich dabei keineswegs um endgültig feststehende Meinungen. Es ist durchaus möglich, daß sich die Ansichten auf Grund von Beobachtungen der nächsten Zeit ändern werden.

Wenn ein Kind mit typischer Anamnese, den typischen Kopfschmerzen in der Stirngegend, Erbrechen ohne Zusammenhang mit den Mahlzeiten, mit Obstipation und anderen weniger eindrucksvollen Symptomen zur Aufnahme kommt, wenn das typische Aussehen der Meningitis-tuberculosa-Kinder vorhanden ist, wenn der klinische Befund mit den meningealen Zeichen und nach der Lumbalpunktion der Liquorbefund eindeutig für eine tuberkulöse Hirnhautentzündung sprechen, dann muß mit der Str.-Behandlung begonnen werden, auch wenn die Tuberkelbazillen nicht gleich im Liquor nachgewiesen werden können. Das Resultat einer vorhergehenden Tuberkulinprobe mag in einigen Fällen bekannt sein. Wo dies nicht der Fall ist, darf das Ergebnis bei sonst typischen Befunden nicht erst abgewartet werden. Wertvolle Hinweise zur Sicherung der tuberkulösen Ätiologie bilden auch Röntgenaufnahmen der Lungen und Untersuchungen des Augenhintergrundes, doch werden diese Befunde nicht immer rasch genug erhoben werden können. Dies darf den Beginn der Behandlung nicht verzögern.

Solange die Tuberkelbazillen im Liquor nicht einwandfrei nachgewiesen werden können, mögen sich immer wieder Zweifel ergeben, ob nicht in dem einen oder anderen Fall doch eine andere Erkrankung des Zentralnervensystems vorliegt, die ähnliche Symptome verursacht. Leider werden öfters die Tuberkelbazillen im ersten Punktat nicht gleich direkt gefunden und sie können erst bei späteren Punktionen im Spinnwebgerinnsel färberisch nachgewiesen werden. Das Ergebnis der Kulturen und der Tierversuche steht am Anfang der Behandlung noch nicht zur Verfügung, es darf auch nicht abgewartet werden, um nicht kostbare Zeit zu verlieren.

Bei Patienten, die gleich zu Beginn ihrer meningealen Erkrankung zur Aufnahme kommen, ist es besonders schwer, sich für den Beginn der Str.-Behandlung zu entscheiden. Steht die tuberkulöse Ätiologie nicht einwandfrei fest, dann ist erst nach gründlichster Überlegung aller Einzelheiten die Entscheidung zu treffen. Einerseits darf man keine kostbare Zeit verlieren und andererseits bringt ein unbegründeter Beginn der Behandlung mit den zahlreichen Injektionen und Punktionen den Patienten viel Leid und durch das Str. selbst kann das Krankheitsbild so verwischt werden, daß es später oft sehr schwer fällt oder ganz unmöglich wird festzustellen, ob es sich tatsächlich um eine tuberkulöse Hirnhautentzündung gehandelt hat. In solchen Fällen ist es auch nicht einfach zu entscheiden, wann man die Str.-Behandlung wieder abbrechen soll. Ein positiver Tierversuch bietet dann wertvollere Anhaltspunkte als ein negatives Ergebnis.

Bei Kindern, deren Meningitis schon besonders weit vorgeschritten ist, die vollkommen bewußtlos sind und auf keinen Reiz mehr reagieren, wird eine Str.-Behandlung überhaupt abgelehnt (90, 104). Solange wir nicht über genügend Str. verfügten und immer bangen mußten, auch erfolgreich begonnene Kuren wegen Str.-Mangel nicht beenden zu können, haben wir in drei Fällen von Bewußtlosigkeit mit Krämpfen und Lähmungen die Behandlung ebenfalls ablehnen müssen. Da sich jetzt die Lage gebessert hat, beginnen wir auch in weit vorgeschrittenen Fällen mit der Str.-Behandlung, um zu sehen, ob nicht doch noch ein Erfolg zu erzielen ist, vorausgesetzt, daß die Kinder nicht schon moribund sind. Wenn wir jedoch sehen, daß die Bewußtlosigkeit durch Wochen anhält, wenn es sich zeigt, daß sich das Allgemeinbefinden überhaupt nicht bessert, im Gegenteil immer schlechter wird, dann müssen wir die Behandlung rechtzeitig abbrechen. Damit sind wir bei der äußerst schwierigen und verantwortungsvollen Frage angelangt, wann wir in solchen Fällen das Recht oder die Pflicht haben, mit der Str.-Behandlung aufzuhören. Unsere beiden Kinder von zwei und drei Jahren, die wir bewußtlos zur Behandlung übernommen hatten, die während einer Str.-Behandlung von 71, bzw. 76 Tagen, bewußtlos blieben und es nach Absetzen der Behandlung — es erfolgte dies nach Rücksprache und mit Einwilligung der Eltern — bis zu ihrem Tode nach weiteren fünf bzw. sieben Monaten noch waren, haben uns gezeigt, daß diese Behandlungsweise in den beiden Fällen, denen eben nicht mehr zu helfen war, zu lange durchgeführt wurde. Zu ähnlicher Erkenntnis ist man auch auf englischer Seite gekommen (90), wo jetzt die Meinung vertreten wird, daß man in Fällen, in denen der Verlauf innerhalb von zwei Monaten eine fortschreitende ungünstige Entwicklung nimmt, berechtigt ist, die Behandlung abzubrechen.

Smith, Vollum und *Cairns* (28) beendeten die Str.-Behandlung bei ihren Meningitispatienten gewöhnlich nach sechs Monaten. Wenn jedoch ein Hydrocephalus, eine vollkommene Blindheit, schwere Lähmungen, Demenz und anhaltend positive Tuberkelbazillenbefunde im Liquor vorlagen, dann beendeten sie die Behandlung vorzeitig, ohne allerdings eine genaue Zeit anzugeben. Sie betonen, daß nur die schwersten neurologischen Defekte, die trotz entsprechender Behandlung über Monate unverändert bleiben, als Indikation für die Unterbrechung der Behandlung gelten dürfen. Alle ihre erwachsenen Patienten, die schließlich heilten, zeigten Lähmungen und Demenz, Inkontinenz und Ernährungsschwierigkeiten, sowie grobe Erinnerungsdefekte für die letzten Ereignisse während mehrerer Wochen. Trotzdem besserten sich diese Patienten dann fortlaufend von Woche zu Woche. Bei Kindern haben sie diese Entwicklung jedoch niemals gesehen.

Goebel hat bei der Tagung der Deutschen Gesellschaft für Kinderheilkunde im August 1948 den Standpunkt vertreten, daß man die Behandlung dann abbrechen soll, wenn vier Wochen nach Behandlungsbeginn noch eine Bewußtlosigkeit besteht und ein Hydrocephalus nachweisbar ist.

Solange sich an der ungünstigen Prognose der weit fortgeschrittenen Fälle nichts ändert, wird in solchen Fällen die Behandlung nach einigen Wochen abzubrechen sein, daß das Schicksal seinen unaufhaltsamen Lauf nehme. Die Zeit nach welcher die Str.-Behandlung abgesetzt wird, mag von Fall zu Fall etwas verschieden sein. Es sollen Zustandsbilder vermieden werden, wie wir sie bei den beiden Kleinkindern gesehen haben und wie sie nicht eindringlich genug geschildert werden können.

Wie lange man bei günstigen Behandlungserfolgen das Str. geben, bzw. wann man die Behandlung abbrechen soll, wird von den einzelnen Autoren ganz verschieden beurteilt. Man muß bei der Beantwortung dieser Frage allerdings zwischen der Dauer der i. l. und der i. m. Behandlung unterscheiden. Während die i. l. Behandlung — wie aus den bisherigen Publikationen ersichtlich — von einigen Autoren überhaupt abgelehnt wird, wird diese von anderen als unbedingt notwendig bezeichnet. Doch auch in dieser Gruppe gehen die Meinungen über die Dauer, die Häufigkeit der i. l. Injektionen und die Dosierung bei den einzelnen Punktionen weit auseinander. Es sollen hier die verschiedenen Anschauungen nicht nochmals wiedergegeben werden.

Ähnlich ist es bei der Beurteilung der i. m. Behandlung. Versuchen, die Meningitis tuberculosa nur durch i. m. Injektionen zu behandeln, stehen solche gegenüber, bei denen auf die i. m. Behandlung vollkommen verzichtet und das Str. nur i. l. gegeben wird (28, 123). Bezüglich der Dauer der i. m. Behandlung, der Dosierung und der Zahl der täglichen Injektionen gibt es ebensowenig eine einheitliche Auffassung wie bei der i. l. Anwendung.

Die Frage der Dauer der gesamten Str.-Behandlung wäre sehr einfach zu lösen, wenn man feststellen könnte, wann eine Tuberkulose überhaupt als geheilt betrachtet werden kann. Zunächst ist dies aber nicht möglich und vielleicht auch nicht notwendig. Möglicherweise wäre es viel wichtiger festzustellen, wann der Körper, dank der Unterstützung durch die Str.-Behandlung, nach Überwindung der akuten miliaren Streuung mit seinen Abwehrkräften sich selbst überlassen werden kann und wann es nicht mehr notwendig ist, dem Körper im Verlauf der Auseinandersetzung mit dem tuberkulösen Geschehen durch weitere Str.-Injektionen zu helfen. Doch auch dafür gibt es derzeit keine sicheren Anhaltspunkte. Wenn die Str.-Behandlung nach kurzer Zeit abgebrochen wird, läuft man Gefahr, daß es in dem einen oder anderen Fall eben zu früh war und daß dadurch die Möglichkeit von neuerlichen Verschlechterungen oder von Rückfällen gegeben ist. Eine zu lange Behandlung mit Str. ist dagegen eher in Kauf zu nehmen, solange sich dadurch keine toxischen Schäden für den Patienten ergeben, man das Auftreten von Rückfällen verhindern kann und solange sich keine Str.-resistenten Bazillen entwickeln. Die derzeit noch immer beschränkte Menge von Str. und der Preis des Medikamentes dürften zu krasse Übertreibungen der Behandlungsdauer verhindern. Im allgemeinen hat man den Eindruck, daß man von den hohen Dosierungen für kurze Zeit abgekommen und daß man zur Verwendung von niedrigeren Dosen für längere Zeit übergegangen ist. Dadurch ist die Häufigkeit und die Schwere der toxischen Nebenerscheinungen wesentlich zurückgegangen und wahrscheinlich wird dadurch auch die Zahl der Rückfälle verringert.

Bei der Erwägung, wann man in einem gegebenen Fall mit der Str.-Behandlung tatsächlich aufhören soll, darf man sich nicht von einem einzigen Gesichtspunkt leiten lassen. Erst wenn eine Reihe günstiger Faktoren dafür sprechen, wird man sich zu diesem Schritt entschließen dürfen, ohne immer wieder berechtigterweise für die weitere Entwicklung bangen zu müssen. Zu den günstigen Zeichen zählen eine völlige Fieberfreiheit durch mehrere Wochen, eine gleichmäßig ansteigende Gewichtskurve, eine normale oder annähernd normale Blutsenkungsgeschwindigkeit bei wiederholten Kontrollen, das Fehlen aller klinischen meningealen Zeichen, gutes Aussehen, gutes Allgemeinbefinden ohne jegliche Beschwerden. Es ist nicht empfehlenswert, auf einen normalen Liquorbefund zu warten, da sowohl die Zellzahl als auch der Eiweißgehalt noch viele Monate nach Absetzen der Str.-Behandlung leicht erhöht sind. Wir haben die Str.-Behandlung abgesetzt, wenn die Zellzahl im Liquor bei wiederholten Punktionen in wöchentlichem Abstand bei Werten von 50/3 bis 150/3 Zellen nicht mehr wesentlich schwankte. Die Reaktion nach Pandy zeigte dabei Opaleszenz bis deutlich positives Ergebnis. Auf das negative Ergebnis von Tuberkelbazillenkulturen oder auf negative Tierversuche haben wir nicht gewartet, da es nach langer Behandlungsdauer ganz besonders schwierig ist, ein positives Ergebnis zu erhalten. Auf die Frage, wann man die Str.-Behandlung absetzen soll, gibt es also derzeit keine klare Antwort. Man wird möglichst viel Faktoren berücksichtigen und von Patient zu Patient zeitlich verschieden entscheiden müssen.

d) Lumbalpunktionen.

Die Kinder reagierten auf die wiederholten i. l. Str.-Injektionen sehr verschieden. Bei den ersten Punktionen, bei denen sie noch benommen oder bewußtlos waren, gab es kaum eine Abwehr. Später, wenn sie wieder bei klarem Bewußtsein waren und auf Grund verschiedener Vorbereitungen erkannten, daß sie punktiert werden, war die Reaktion je nach Alter und Art sehr verschieden. Es gab Kinder, die vernünftigem Zureden zugänglich, die Notwendigkeit der Lumbalpunktion einsahen und sich dabei ruhig verhielten, um recht bald wieder ins Bett gebracht zu werden. Es war oft erstaunlich, wie rasch sich manche Kinder sowohl an die i. l. Punktion, als auch an die zahlreichen i. m. Injektionen gewöhnten. Manche wurden bei den i. m. Injektionen nachts überhaupt nicht mehr wach. Kleinere und psychisch leicht erregbare Kinder waren vor den Lumbalpunktionen oft schwerer zu beruhigen. Bei ruhigem und sicherem Auftreten, bei entsprechender Punktionstechnik und bei Berücksichtigung gewisser Faktoren, die erfahrungsgemäß die Beschwerden oder Schmerzen der Punktion verringern, war auch eine größere Anzahl von Punktionen bei solchen unruhigen Kindern rasch und ohne Aufregung abzuwickeln.

Vereinzelt klagten die Kinder bei der i. l. Str.-Injektion über Bauchschmerzen oder Schmerzen in den Beinen. In solchen Fällen hat es sich bewährt, die Punktionsnadel ein wenig zurückzuziehen und dann erst das Str. langsam zu injizieren. Außerdem empfiehlt es sich, nicht zu dicke Punktionsnadeln zu verwenden.

Wir haben immer versucht, etwas mehr Liquor abzulassen, als anschließend Flüssigkeit injiziert wurde, um eine eventuelle Hirndrucksteigerung zu vermeiden. Solange sich kein Spinalblock entwickelt hat, ist es auch nicht schwer, bei der i. l. Punktion genügend Liquor zu gewinnen. Wir erhielten gewöhnlich 10 bis 20 ccm, je nach dem Alter des Kindes. Wenn sich ein größerer Hydrocephalus internus entwickelt hatte, konnten auch 30 bis 50 ccm abgelassen werden. In vielen Fällen fließt der Liquor gleich im Strahl, in anderen anfangs nur tropfenweise. Dann genügt oft ein ganz leichtes oder stärkeres Drehen der Nadel, wodurch die Öffnung an der Nadelspitze in eine bessere Lage kommt und der Liquor dadurch rascher fließen kann. In anderen Fällen hat es sich bewährt, wenn man größere Kinder wie beim Stuhlgang pressen ließ oder bei kleineren Kindern den Kopf nach vorne gegen das Brustbein beugte. Es war interessant zu beobachten, wie bei einigen Kindern der Liquor beim Beugen des Kopfes rascher floß, bei anderen dagegen erst beim darauffolgenden Heben des Kopfes. Durch all diese Maßnahmen hatte man selbst bei anfänglich langsamer Tropfenfolge bald die Gewißheit, ob die Nadelspitze richtig im Rückenmarkskanal lag. Wenn die Kinder beim Punktieren gelegentlich über die ersten leichten Kopfschmerzen klagten, wurde sofort mit dem Ablassen des Liquors aufgehört und die 10 ccm Str.-Lösung injiziert. Es erschien uns günstig, wenn dies im Liegen erfolgte, während die Punktionen selbst im Sitzen durchgeführt wurden.

Bei den früher verwendeten hohen i. l. Str.-Dosierungen wurden öfters heftige Kopfschmerzen, Erbrechen, Schwindelgefühl und auch Schockzustände beobachtet. Bei unserer Dosierung von 1 bis 2 mg pro Kilogramm Körpergewicht haben wir Ähnliches nie beobachtet und selbst wenn die Kinder ganz vereinzelt einmal über leichte Kopfschmerzen nach der Str.-Injektion klagten, waren diese nach spätestens fünf Minuten wieder verschwunden. Es versteht sich von selbst, daß die physiologische Kochsalzlösung, mit der das Str. für die i. l. Injektion verdünnt wird, vorher auf Körperwärme gebracht wurde, um eine kalorische Reizung des Zentralnervensystems zu vermeiden. Ferner muß das Str. langsam injiziert werden, um zu große Druckschwankungen zu verhindern. Das Auftreten von Schmerzen im Augenblick des Herausziehens der Nadel konnte bei manchen Kindern auf keine Weise vermieden werden.

Nach der Punktion wurde die Punktionsstelle mit Mastisol und einem schmalen Hansaplaststreifen verklebt. Etwa fünf Stunden später wurde alles mit Benzin abgewaschen und die Stelle mit

Lebertranvaseline eingefettet. Dadurch konnten entzündliche Veränderungen der Haut und des darunter liegenden Gewebes auch bei täglichen Punktionen vollkommen verhindert werden, so daß eine neuerliche Punktion an der gleichen Stelle immer wieder möglich war. Bei einigen Kindern waren im Verlauf und am Ende der Behandlung die lokalen Veränderungen so gering, daß man die Punktionsstellen kaum nachweisen konnte. Etwa zwei Stunden nach der Punktion mußten die Kinder flach liegen. Bei besonders lebhaften Patienten war es jedoch nicht zu vermeiden, daß sie sich schon wenige Minuten nach der i. l. Str.-Injektion wieder aufsetzten und spielten.

Nach einiger Zeit der Str.-Behandlung entwickelte sich in etwa 10% der Fälle eine besondere Blutungsbereitschaft, die durch Nachbluten nach den i. m. Injektionen und den i. l. Punktionen gekennzeichnet war. Diese Bereitschaft klang mit und ohne Vitamin-K-Behandlung wieder langsam ab. Die Str.-Behandlung wurde deswegen nicht abgesetzt.

Manchmal haben wir einige Stunden nach der i. l. Str.-Injektion einen mäßigen Temperaturanstieg ohne sonstige Beschwerden gesehen. Besonders auffällig war dies, als wir trotz leicht sanguinolenten Liquors in zwei Fällen das Str. i. l. injizierten. Als nach einer Pause von vier bzw. sechs Tagen bei zwei Kindern abschließend noch Str. i. l. gegeben wurde, sahen wir Übelkeit und Kopfschmerzen, die einige Stunden anhielten. Dies war uns ein Grund mehr, die starren Schemas mancher Autoren abzulehnen, welche empfehlen, daß z. B. nach einer Pause von drei Wochen die tägliche i. l. Str.-Behandlung für die gleiche Zeit wie zu Beginn der Erkrankung wieder aufgenommen werden soll.

e) Liquorbefunde.

Zu Beginn der Behandlung fließt bei der Lumbalpunktion immer reichlich Liquor. Gegen Ende der ersten Behandlungswoche oder im Verlauf der zweiten Woche nimmt dann gewöhnlich die Liquormenge ab und dieser Zustand bleibt in günstigen Fällen unverändert bis zur klinischen Heilung. Nur in wenigen Fällen, in denen später ein Hydrocephalus internus auftrat, nahm die Liquormenge nach anfänglichem Rückgang wieder zu.

Die großen Liquormengen sind in erster Linie auf die gesteigerte Produktion zurückzuführen. Aber auch die verminderte Rückresorption dürfte in einigen Fällen eine Rolle spielen, sei es nun, daß durch den Druck eines Hydrocephalus internus die Pacchionischen Granulationen an die Innenseite des knöchernen Schädeldaches gedrückt werden und so die Resorption behindert wird (122), sei es, daß durch einen Verschluß der Tentoriumöffnung durch organisierte Exsudatmassen der Liquor überhaupt nicht mehr an die Hirnoberfläche gelangen kann (28). Bei der Enzephalographie dieser Kinder konnten wir die Luft zwar im Ventrikelsystem, nicht aber an der Hirnoberfläche nachweisen.

Nur in einem einzigen Falle haben wir gesehen, daß vom zweiten Behandlungstage an bei der i. l. und s. o. Punktion bloß wenige Tropfen Liquor zu gewinnen waren, obwohl ausnahmsweise täglich bis zu 30 ccm Str.-Lösung injiziert wurden. Zwischen dem achten und zehnten Behandlungstag waren bei diesem Kinde die wenigen Liquortropfen besonders eiweißreich und stockten nach wenigen Minuten zu einer gallertigen Masse. Eine i. l. Luftfüllung zeigte, daß weder ein Spinal- noch ein Ventrikelblock vorhanden war und es konnte die Luft auch an der Hirnoberfläche im Röntgenbild nachgewiesen werden. Es muß sich also um eine verminderte Produktion bei erhaltener Resorption gehandelt haben. Der Patient war in dieser Zeit besonders schwer ansprechbar und auffällig steif. Erst vom 14. Behandlungstag an konnten wir bei beiden Punktionen wieder reichlich Liquor gewinnen.

Der Liquordruck ist vor Beginn der Str.-Behandlung und in den ersten Tagen dieser Behandlung gewöhnlich stark erhöht. Er wird bei günstigem Krankheitsverlauf nach wenigen Tagen normal und bleibt es bis zur Entlassung der Kinder. Wenn später ein Hydrocephalus internus auftritt, kann der Druck in ganz kurzer Zeit sehr hohe Werte erreichen. Bei Auftreten eines Spinalblocks ist ein Sinken des Liquordrucks zu beobachten. Wenn Kinder bei der Punktion schreien und durch nichts zu beruhigen sind, müssen eventuelle Drucksteigerungen vorsichtig beurteilt werden.

Gleich nach der ersten i. l. Str.-Injektion stieg die Zellzahl im Liquor sehr rasch an und erreichte in sechs Fällen schon am Tag nach dieser ersten Injektion ihre höchsten Werte. In den folgenden Tagen nahm die Zellzahl trotz weiterer i. l. Str.-Injektionen wieder ab. Im größten Teil der Fälle wurden die höchsten Zellwerte im Liquor zwischen dem vierten und achten Behandlungstag erreicht (bis 5000/3 Zellen), um dann bei weiterer i. l. Str.-Behandlung ebenfalls langsam zurückzugehen. Auch bei den beiden Rezidiven stieg mit Wiederaufnahme der i. l. und i. m. Str.-Behandlung die Zellzahl wieder rasch, um dann auch langsam abzusinken.

Vor Beginn der Behandlung überwiegen die Lymphozyten. Während der i. l. Str.-Injektionen verschiebt sich aber das Verhältnis zwischen den Lymphozyten und den Segmentierten zugunsten der letzteren. Trotzdem war die Zahl der Lymphozyten noch immer höher als die der Segmentkernigen. Nur bei fünf Kindern kam es zu einer besonders raschen Vermehrung der Segmentkernigen, die schließlich die Lymphozyten zahlenmäßig übertrafen. Wovon dies abhängt, ist vorläufig nicht mit Sicherheit zu sagen. Auch prognostisch konnten daraus keine Schlüsse gezogen werden.

Die Zellzahl im Liquor sinkt nach dem raschen Anstieg nur langsam ab und hält sich nach Absetzen der i. l. Str.-Medikation noch durch Monate bei Werten zwischen 50/3 und 150/3 Zellen. Bei gutem Allgemeinbefinden und sonstigen günstigen klinischen Befunden wurden die Kinder trotzdem entlassen. Erst Monate nach der Entlassung konnten bei zwei Kindern weniger als 10/3 Zellen im Liquor festgestellt werden.

Manchmal wird ein rascheres Absinken der Zellzahlen durch einen beginnenden Hydrocephalus internus vorgetäuscht. Es handelt sich in solchen Fällen aber nur um eine Verteilung der Zellen auf eine größere Liquormenge.

Bei den i. l. mit Str. behandelten Meningitiskindern konnten wir auch die Beobachtung bestätigen, die schon bei Lumbalpunktionen Gesunder gemacht wurde, daß der zuerst abgelassene Liquor eine höhere Zellzahl aufwies als der folgende und daß die Zellzahl bei der Lumbalpunktion höher war als bei der s. o. Punktion. Dies muß bei einer eventuellen vergleichenden Bewertung von Befunden berücksichtigt werden. Daß der Unterschied der Ergebnisse einer Lumbalpunktion und einer s. o. Punktion bei bestehendem Spinalblock besonders groß sein wird, braucht nicht erst besonders betont zu werden.

Der Eiweißgehalt im Liquor ist schon vor der Behandlung erhöht und steigt während der i. l. Str.-Injektionen rasch noch höher an. Trotz der weiteren i. l. Str.-Behandlung geht er aber nach einem gewissen Höhepunkt langsam wieder zurück. Selbst Monate nach der Entlassung, wenn die Zellzahl im Liquor schon unter 10/3 gesunken ist, ergibt Pandy noch immer eine ganz leichte Opaleszenz. Besonders hohe Eiweißwerte findet man im Liquor nach der Lumbalpunktion bei spinalem Block und das Eiweiß fällt bei der Reaktion nach Pandy flockig, „topfig" aus. Die Rückbildung des Eiweißgehaltes geht in diesen Fällen besonders langsam vor sich.

Von Interesse ist das Verhältnis zwischen Zellzahl und Eiweißgehalt im Liquor zu Beginn und während der Str.-Behandlung. Während in den ersten Tagen die Zellzahl sehr hoch und der Eiweißgehalt noch verhältnismäßig niedrig ist, nimmt bei sinkender Zellzahl das Eiweiß in den folgenden Tagen zu. Erst viel später sinkt auch die Eiweißmenge langsam ab, um sich gemeinsam mit der Zellzahl normalen Werten zu nähern.

Auch die Farbe des Liquors ändert sich während der Str.-Behandlung. Der anfangs wasserklare Liquor trübt sich langsam, bekommt einen gelblichen Stich, wird manchmal grünlichgelb und erscheint, wenn es zu einer kleinen Blutung bei der Punktion kommt, am nächsten Tag bräunlichgelb. Doch auch hier ist bald ein Höhepunkt überschritten und während das Str. noch weiter i. l. gegeben wird, schwinden die intensiven Farbtöne langsam, bis schließlich wieder wasserklarer Liquor fließt. Besonders intensive Verfärbungen wurden bei der Lumbalpunktion bei spinalem Block beobachtet. Auch in diesen Fällen bilden sich die Farbveränderungen äußerst langsam zurück.

Der Liquorzucker ist zu Beginn der Meningitis tuberculosa vermindert und bleibt es längere Zeit. Wir verzichten, genauere Werte anzugeben, da es uns bis vor kurzer Zeit hier unmöglich war, die Reagenzien in entsprechend reiner Form zu bekommen. Doch hatten auch wir den Eindruck, daß der Liquorzucker nur langsam ansteigt, wie dies *Löffler* und *Piotti* (109) beschrieben haben. Da aber das Str. reduzierende Eigenschaften besitzt, müssen auch diese in Rechnung gestellt werden. Mengenmäßige Veränderungen des Liquorzuckers während einer i. l. Str.-Behandlung dürfen daher nicht ausschließlich auf den Verlauf der Grundkrankheit zurückgeführt werden.

f) Spinalblock.

Im Februar und anfangs März 1947 haben wir aus pathologisch-anatomischen Erwägungen fast nur s. o. punktiert und auf diesem Wege das Str. injiziert. Wir wollten an der Hirnbasis eine möglichst hohe Konzentration des Antibiotikums erreichen. Bei dieser Methode haben wir jedoch kaum einen besseren Erfolg gesehen und punktierten daher in der Folgezeit wieder mehr lumbal. Bei der Obduktion eines Kindes, das nur kurz mit Str. behandelt worden war, wurden wir auf die Möglichkeit eines Verschlusses des Wirbelkanals durch Exsudatmassen und durch Verklebungen, sowie Verwachsungen aufmerksam. Seither haben wir gesehen, daß bei acht Kindern während der Lumbalpunktion nur wenige Tropfen Liquor zu gewinnen waren, während bei der s. o. Punktion reichlich Liquor im Strahl floß, so daß es sich also um eine Behinderung des Liquorabflusses innerhalb des Rückenmarkskanals handeln mußte.

Der spinale Block entwickelte sich bei sechs Kindern in der ersten oder zweiten Behandlungswoche, bei zwei Kindern in der elften bzw. zwölften Woche. Siebenmal trat der bedrohliche Zustand bei Kindern unter sechs Jahren auf, der achte Patient war 17 Jahre alt.

In zwei Fällen haben wir das Passagehindernis nach Lufteinblasung röntgenologisch verifizieren können (Abb. 14). In solchen Fällen muß man sich sofort bemühen, das Hindernis zu beseitigen. Bei sechs Kindern ist uns dies durch i. l. Lufteinblasungen mit und ohne physiologische Kochsalzlösung bei mäßigem Überdruck gelungen. In manchen Fällen konnten wir die Verklebungen rasch lösen, in anderen hatten erst längere Bemühungen Erfolg. Bei vier Kindern trat dann kein neuerliches Hindernis mehr auf. Bei einem drei Jahre alten Knaben (Nr. 33) entwickelte sich aber wenige Tage nach Öffnen der Liquorwege immer wieder ein neuer spinaler Block. Als dieses Hindernis zum drittenmal aufgetreten war, wurden bei einer Punktion bereits viermal je 10 ccm Luft i. l. injiziert, doch strömte die gesamte Luftmenge jedesmal wieder zurück. Besonders eindrucksvoll war es dann, als beim fünften Versuch zunächst auch nur wenige Tropfen, dann aber plötzlich Liquor im Strahl floß. In diesem Augenblick hat die Luft das letzte Hindernis überwunden und den freien Liquorabfluß ermöglicht. Wenige Tage später trat bei diesem Kinde zum viertenmal der Block auf, der ebenfalls gelöst werden konnte. Seit Monaten hat sich Ähnliches nicht mehr wiederholt, es geht dem Kind jetzt gut.

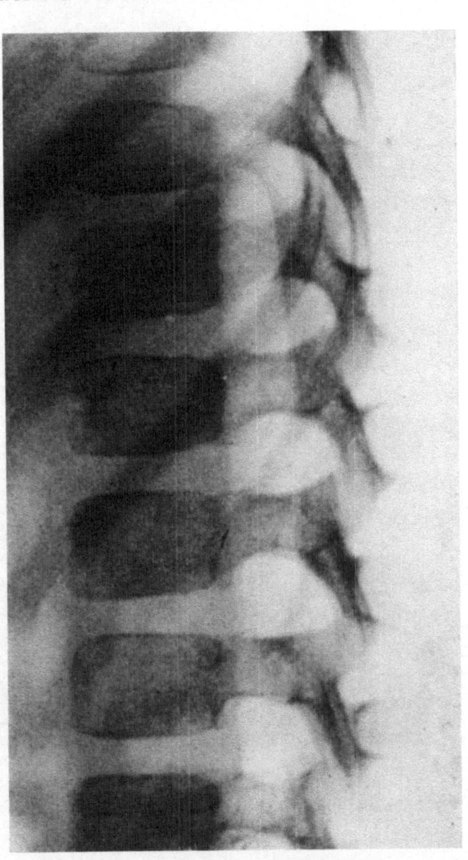

Abb. 14. Spinalblock. Luftsäule im Spinalkanal der Lendenwirbelsäule endet in Höhe des 12. Brustwirbelkörpers bogig. 3 jähr. Knabe.

Bei einem fast sechs Jahre alten Knaben (Nr. 50) bestand das Hindernis schon bei Beginn der Behandlung. Am vierten Tag gelang es uns, einen freien Liquorabfluß zu erzielen, nach drei weiteren Tagen war das Hindernis aber wieder vorhanden. Röntgenologisch konnte es in Höhe des ersten und zweiten Halswirbels dargestellt werden, da die i. l. eingeblasene Luft über diese Stelle hinaus nicht mehr vordringen konnte (Abb. 15 und 16). Bei der i. l. Punktion waren nur wenige Kubikzentimeter Liquor zu gewinnen, bei der s. o. Punktion dagegen reichlich. Erst zehn Tage später gelang es nach täglichen Bemühungen, wieder freien Liquorabfluß zu errei-

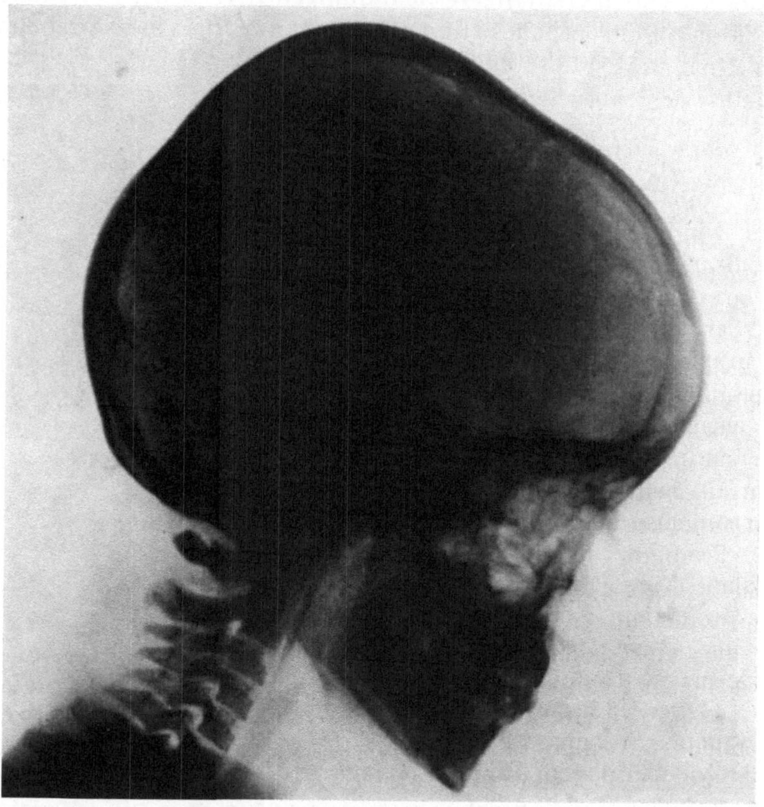

Abb. 15. Spinalblock. Luftsäule im Spinalkanal der Halswirbelsäule endet beim Intervertebralspalt zwischen I. und II. Halswirbel. Praevertebrales Aufhellungsband. 6 jähr. Knabe.

chen und nach einer neuerlichen i. l. Lufteinblasung konnte diese in den Seitenventrikeln nachgewiesen werden. (Abb. 16.)

Es ist unbedingt notwendig, bei dem geringsten Verdacht auf einen beginnenden Spinalblock etwa 5 ccm Luft mit der Str.-Lösung zu injizieren. Beginnende Verklebungen sind auf diese Weise sicher zu lösen. Haben sich diese jedoch voll entwickelt, was in kurzer Zeit möglich ist, dann ist es viel schwieriger, dieses Hindernis zu beseitigen. Für den Patienten sind die nötigen Maßnahmen dann auch mit Schmerzen verbunden und führen nicht in jedem Falle zum Erfolg. Bei voll entwickeltem Block besteht dauernd die Gefahr einer Exazerbation durch Tuberkel, die im Exsudat eingeschlossen sind, und die Möglichkeit von Komplikationen neurologischer Art.

Bei zwei Kindern konnten wir den Spinalblock nicht mehr lösen

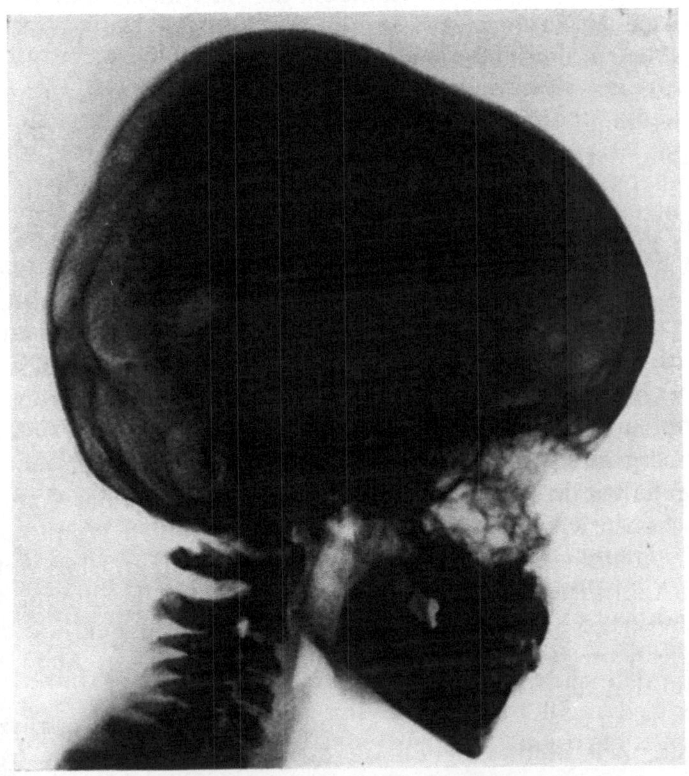

Abb. 16. Spinalblock gelöst. Keine Luftsäule im Spinalkanal, Luftfüllung der Hirnventrikel.

(Nr. 7 und 30). Die Krankengeschichte des einen Patienten wurde schon ausführlich wiedergegeben. Der Block war in der elften Woche nach Behandlungsbeginn, eine Woche nach Absetzen der Str.-Behandlung aufgetreten. Bei einem zweiten Kind von $3^1/_4$ Jahren trat der drohende Zustand in der zwölften Woche während der Str.-Behandlung auf und wir versuchten sofort die nötigen Lufteinblasungen. Trotzdem bemühten wir uns bisher vergebens. Die Aussichten, daß uns dies gelingen könnte, werden zwar immer geringer, doch setzen wir unsere Bemühungen fort. Das Allgemeinbefinden des Patienten erscheint zur Zeit überraschend gut, wenn auch die

Prognose recht ungünstig sein dürfte. Nach dem Bericht des Medical Research Council (90) kann sich ein Spinalblock allerdings spontan lösen.

Das Auftreten dieser Verklebungen im Rückenmarkskanal hängt, genau so wie die Bildung der sulzigen Massen an der Hirnbasis, mit der tuberkulösen Grundkrankheit der Meningen und der Rückenmarkshäute zusammen. Da sie im Rückenmarkskanal scheinbar nicht bei allen Patienten auftreten, dürften individuelle Momente zusätzlich eine wesentliche Rolle spielen. Das Auftreten des Spinalblocks hängt sicher nicht mit der mechanischen Reizung durch die Punktion zusammen. Bei einer Obduktion sahen wir, daß die Rückenmarkshäute an der Stelle der gehäuften Lumbalpunktionen siebförmig durchlöchert, jedoch vollkommen rein und ohne die geringsten Verklebungen waren. Der Spinalblock saß auch immer viel höher, an der engsten Stelle des Subarachnoidealraumes, in der Höhe der *Intumescentia cervicalis*. Diese Verklebungen sind auch nicht der Str.-Wirkung zuzuschreiben, da *Mordasini* (53) einen Fall von Blockbildung schon vor Beginn der Str.-Behandlung beobachtet hat. Ferner müßte sich der Block dann an der Stelle der — wenn auch vorübergehend — höchsten Str.-Konzentration und des höchsten Zellgehaltes im Liquor bilden, also in der Gegend der *Cauda equina*. Dies haben wir jedoch in keinem Fall beobachtet. Wenn man früher den Spinalblock nicht so häufig gesehen hat, dann ist es wohl darauf zurückzuführen, daß die tuberkulöse Hirnhautentzündung früher zu rasch verlief und es nicht mehr zur vollen Entwicklung dieses Zustandes kommen konnte und weil man vielleicht nicht bei jeder Obduktion den Rückenmarkskanal eröffnete.

Falls sich ein Spinalblock entwickelt und es für kürzere oder längere Zeit nicht möglich ist, die Liquorwege wieder frei zu bekommen und so eine möglichst gleichmäßige Verteilung des Str. zu erreichen, dann müssen wir unbedingt auch s. o. punktieren. Diese Punktion mit der nachfolgenden Str.-Injektion wird von den meisten Kindern ebenso gut vertragen wie die Lumbalpunktion. Nur ganz vereinzelt hatten wir manchmal den Eindruck, daß die s. o. Str.-Applikation vorübergehend etwas heftigere Kopfschmerzen zur Folge hat.

In diesem Falle wurde nur die halbe Str.-Menge s. o. injiziert. Wenn bei bestehendem Block an einem Tag i. l. und s. o. punktiert wurde, gaben wir an beiden Stellen je die halbe Str.-Menge.

Nach unseren bisherigen Erfahrungen würde es sich also nicht empfehlen, ausschließlich s. o. zu punktieren, da man sonst nicht merkt, wenn sich ein spinaler Block entwickelt und weil man auf diese Weise die ersten wertvollen Tage versäumt, in denen der Versuch, die Verklebungen zu lösen, noch die größte Aussicht auf Erfolg hat. Möglicherweise würde auch der dauernde rasche und hohe Anstieg der Str.-Konzentration anläßlich der wiederholten s. o. Punktionen zur Schädigung wichtiger Zentren im Hirn und im verlängerten Rückenmark führen. Deswegen punktieren wir jetzt s. o. nur dann, wenn die Liquorwege nicht frei sind.

g) Sonstige Befunde.

Eines der augenfälligsten Merkmale, nach denen man die Str.-Wirkung beurteilen kann, ist neben der Besserung des Allgemeinbefindens und dem Schwinden zahlreicher subjektiver Beschwerden der Temperaturverlauf.

Bei etwas mehr als einem Drittel der Kinder, die genügend lange am Leben waren, um deren Fieberverlauf richtig beurteilen zu können, sank die Temperatur innerhalb von acht bis vierzehn Tagen nach Beginn der Str.-Behandlung auf normale Werte.

Drei von ihnen hatten im Anschluß daran noch eine langsam ansteigende und ebenso absinkende Temperaturwelle von acht bis vierzehn Tagen Dauer, wobei bis 38° erreicht wurden, wie dies *Paine* und Mitarbeiter (169) bei der Behandlung der Influenza-Meningitis öfters beobachtet haben. Diese Temperaturwelle dürfte mit den i. l. Str.-Injektionen zusammenhängen, da bei der Influenza-Meningitis die Temperatur mit Weglassen des Str. gleich normal wurde. Die gleiche Ursache haben wahrscheinlich auch gelegentliche Temperaturzacken im weiteren Verlauf der Erkrankung, besonders wenn sie nach vereinzelten i. l. Str.-Injektionen auftreten, sowie gelegentliche kleinere Fieberwellen im späteren Verlauf der Erkrankung, wie sie im Anschluß an die erste Entfieberung eben beschrieben wurden.

Ein weiteres Drittel der Fälle fieberte innerhalb von drei bis sieben Wochen langsam und ziemlich gleichmäßig ab. Auch bei diesen Patienten haben wir im weiteren Verlauf gelegentliche Temperaturzacken und kleine Temperaturwellen gesehen.

Bei einer dritten Gruppe konnten wir durch längere Zeit einen ziemlich unregelmäßigen Fieberverlauf beobachten. Diese Kinder sind bis auf eines nach längerem Krankheitsverlauf gestorben.

Dubois und Mitarbeiter (106) sahen öfters Temperaturen bis 39° durch zehn bis vierzehn Tage, dann erfolgte ein rasches Absinken auf 38°. Diese Temperatur blieb durch einige weitere Tage unverändert, bis die Patienten schließlich fieberfrei wurden. Eine ähnliche Entfieberung in zwei Phasen haben wir nur bei einem Kinde gesehen.

Von verschiedenen Seiten wurde beschrieben, daß einige Patienten erst nach Absetzen der Str.-Behandlung entfieberten, nach einer Behandlungspause mit Wiederaufnahme der Behandlung wieder zu fiebern begannen und während einer neuerlichen Behandlungspause zum zweitenmal fieberfrei wurden. *(Dubois* und *Mitarbeiter* [106], *Löffler* und *Piotti* [109] u. a.). Da wir keine Pausen während der Str.-Behandlung machten, haben wir ein ähnliches Verhalten der Temperatur nicht gesehen.

Dagegen haben wir in wenigen Fällen große Differenzen zwischen den einzelnen Temperaturmessungen innerhalb von 24 Stunden, bei sonst fast normaler Temperatur beobachtet, ohne daß irgendwelche Beschwerden oder eine Verschlechterung des Allgemeinbefindens aufgetreten wären. Über die gleiche Beobachtung berichteten auch *Madigan, Swift* und *Brownlee* (51).

Die Blutsenkungsgeschwindigkeit zeigte einen ziemlich einheitlichen Verlauf. Niedrige oder nur mäßig erhöhte Werte stiegen in den ersten acht bis vierzehn Tagen der Str.-Behandlung noch an, um nach ein bis zwei weiteren Wochen abzusinken. Anfangs hohe Senkungswerte gingen bei der ersten Kontrolle nach acht Tagen schon zurück. Im weiteren Verlauf zeigten beide Gruppen oft noch Unterbrechungen in der fallenden Tendenz der Senkungswerte, die nicht immer sichtlich mit einer Verschlechterung der einzelnen klinischen Befunde einhergingen. Bei den beiden Rezidiven, bei denen die erste Str.-Behandlung schon beendet war, ist erst in der ersten Woche der zweiten Str.-Kur ein leichter Anstieg der Senkungswerte eingetreten. Eine Woche später gingen diese wieder zurück.

Der Appetit war anfangs bei allen Kindern schlecht oder wechselnd, besserte sich im weiteren Verlauf gewöhnlich langsam und wurde später in vielen Fällen recht gut.

Erbrechen trat mit wenigen Ausnahmen zu Beginn der Behandlung bei allen Kindern auf. Mit Besserung des Allgemeinbefindens wurde es immer seltener und war dann gewöhnlich nur noch zeitweise zu beobachten, besonders bei Rückfällen, neuerlichen Hirndrucksteigerungen und vorübergehenden Infekten. Gegen Ende der Behandlung haben die Kinder nicht mehr erbrochen.

Entgegen allen Erwartungen stieg das Gewicht bei zwei Drittel der Kinder schon in den ersten Behandlungstagen und Wochen ganz leicht an oder es zeigte nur geringe Schwankungen. Bloß bei einem Drittel sank das Gewicht von Anfang an durch Wochen, um erst später wieder anzusteigen. Nach gelegentlichen unregelmäßigen Gewichtskurven im weiteren Verlauf der Erkrankung war abschließend eine Gewichtszunahme zu verzeichnen, die nach dem Alter der Kinder sehr verschieden war. Bei einem 16jährigen Patienten (Nr. 2) betrug sie 20,5 kg.

Aufgefallen war uns, daß bei drei Kindern schon in der Anamnese wiederholt Gähnen angegeben wurde, das in einem Fall schon acht Tage dauerte und bei allen auch in den ersten Behandlungstagen noch zu beobachten war. Bei Kindern, deren Krankheitsverlauf besonders protrahiert war und bei denen sich ein enzephalitisches Zustandsbild entwickelte, konnten wir das gehäufte Gähnen im weiteren Verlauf noch wochenlang beobachten. Besonders intensiv war es bei den beiden Kindern, die ein Rezidiv bekommen hatten.

Bei sechs Kindern sahen wir, wie sich bei protrahiertem Krankheitsverlauf während der Str.-Behandlung eine dichte und lange Behaarung am Rücken, sowie an Armen und Beinen, zum Teil auch im Gesicht, entwickelte. Bei einem dieser Kinder ist auch das Kopfhaar besonders dicht und struppig geworden. Dies dürfte mit enzephalitischen Veränderungen im Zusammenhang stehen. Diese Behaarung hat eine große Ähnlichkeit zu der jenes Falles, den *Stracker* (124) an unserer Klinik beschrieben hat. Im Anschluß an einen Typhus abdominalis entwickelte sich ein enzephalitisches Krankheitsbild und dann neben anderen dystrophischen Erscheinungen auch eine abnorme Behaarung im Gesicht, an den Beinen, Oberarmen und am Rücken. Wir haben den Eindruck, daß sich die Hypertrichose bei dem einen oder anderen Kinde mit Meningitis tuberculosa jetzt langsam wieder zurückbildet, doch ist dies bei der relativ kurzen Beobachtungszeit vorläufig nicht mit Sicherheit zu beurteilen. Vereinzelt haben wir während der Str.-Behandlung eine auffallend trockene Haut beobachtet. Auch dies dürfte durch enzephalitische Veränderungen bedingt sein. Über das zeitliche Auftreten dieser Hautveränderungen ist es sehr schwer, genauere Angaben zu machen.

Sogar die Haarfarbe änderte sich etwas bei einem Kinde. Das Kopfhaar wurde nicht nur struppig, sondern auch die ursprünglich braune Farbe schien etwas heller und rötlich. Den gleichen Farbwechsel zeigte die auftretende Behaarung am Körper, die am Rücken und an den Beinen besonders dicht war (Abb. 17 und 18).

Einige Kinder wiesen in verschiedenen Phasen ihrer Erkrankung eine fliegende Rötung im Gesicht auf, die oft nur stundenlang, höchstens wenige Tage zu beobachten war und sicher nicht mit irgendeiner mechanischen Reizung der Haut in Zusammenhang stand. Vereinzelt sahen wir auch für kurze Zeit eine rote Nasenspitze oder eine Rötung der Handflächen, die uns sehr an ähnliche Veränderungen bei der *Feerschen* Krankheit erinnerte. Sonstige Zeichen, die für diese Erkrankung typisch sind, waren nicht vorhanden.

Bei vier Kindern, die wegen ihrer hämatogenen Streuung mit Str. behandelt wurden, bestanden auch tuberkulöse Knochenerkrankungen. Diese haben ganz verschieden auf die Behandlung angesprochen.

Bei einem zwei Jahre alten Mädchen (Nr. 4) ist eine Spondylitis des 9. Brustwirbels erst nach drei Wochen Str.-Behandlung klinisch manifest geworden. Trotz einer Behandlungsdauer von 76 Tagen, wobei 29 g Str. verabreicht wurden, erfaßte der Prozeß noch den

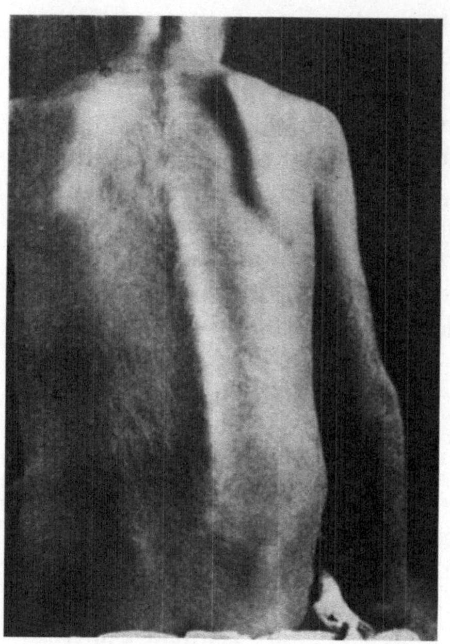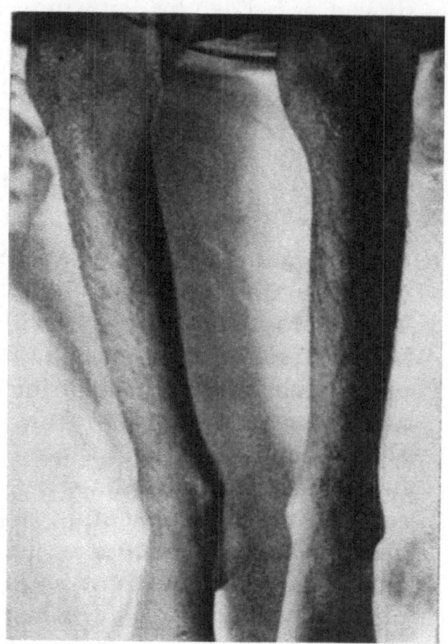

Abb. 17 und 18. Starke Behaarung während einer langen Streptomycin-Behandlung bei enzephalitischen Zustandsbildern im Verlauf einer Meningitis tuberculosa.

10. Brustwirbel, blieb dann zwei Monate stationär und nach zwei weiteren Monaten war auch der 8. Brustwirbel ergriffen.

Ein elfjähriger Knabe (Tab. 3, Nr. 8) stand wegen Spondylitis des 8. bis 10. Brustwirbels sechs Monate in Behandlung, dann kam er wegen miliarer Lungentuberkulose zur Str.-Behandlung an die Klinik. Nach zwei Monaten dieser Behandlung war die Spondylitis klinisch und röntgenologisch unverändert.

Bei einem vierjährigen Knaben (Tab. 3, Nr. 5) traten drei Wochen vor Klinikaufnahme Schmerzen im linken Knie auf. Wegen miliarer Lungentuberkulose wurde er zur Str.-Behandlung eingewiesen. Röntgenologisch zeigte sich ein gelenksnaher Destruktionsherd in der Tibia. Drei Monate nach Behandlungsbeginn ergab die Röntgenkontrolle keine Formveränderung des Destruktionsherdes,

doch war dieser schärfer begrenzt und wies am Rande deutlich vermehrte Kalkablagerung auf.

Bei einem zwölfjährigen Mädchen (Nr. 13) traten im Juni 1947
Schmerzen in der rechten Ferse auf. Ein halbes Jahr später zeigte
sich dort eine Fistel, die dauernd sezernierte. Wegen miliarer Lungentuberkulose und Meningitis tuberculosa kam die Patientin zur
Str.-Behandlung an die Klinik. Nach zwei Monaten war die Fistel
geschlossen und nach weiteren zwei Monaten zeigte die Spongiosa
des Calcaneus eine schärfere Zeichnung und eine Zunahme des
Kalkgehaltes. Die Besserung war drei Monate später noch deutlicher,
die Fistel blieb geschlossen und die Pat. hatte beim Gehen keine
Beschwerden.

h) Neurologische Symptome und psychische Veränderungen.

Die neurologischen Symptome und die psychischen Veränderungen im Verlaufe der Meninigitis tuberculosa sind während der Str.-
Behandlung in einigen Fällen besonders mannigfaltig und neuartig.
Einen Teil davon konnte man auch vor der Str.-Behandlung beobachten. Damals verlief die Erkrankung jedoch so rasch, daß die
einzelnen Symptome nur für kurze Zeit auftraten und bei ihrer
Flüchtigkeit oft nur schwer zu erfassen waren. Bei einigen Patienten traten auch ganz neue, bisher unbekannte Zustandsbilder auf.

Diese Erscheinungen sind sicher zum Großteil durch die krankhaften Veränderungen am zentralen Nervensystem bedingt. Ich erwähne als solche nur kurz das spezifische Granulationsgewebe, die
chronischen meningitischen und enzephalitischen Veränderungen,
die obliterierende Endarteriitis, die eine Enzephalo- und Myelomalazie mit allen ihren Symptomen zur Folge haben kann,
den Druck organisierter Exsudatmassen, ferner Veränderungen,
die durch einen akut oder chronisch verlaufenden Hydrocephalus, sowie durch gelegentliche Hirntuberkulome hervorgerufen werden. Die Symptome, die während der Str.-Behand-
lung einer tuberkulösen Hirnhautentzündung auftreten, werden
öfters irrtümlich der Str.-Wirkung zugeschrieben. Diese Wirkung
bedingt aber nicht die neuen Zustandsbilder, sie läßt nur durch den
protrahierten Krankheitsverlauf die Symptome deutlich werden. Wie
weit alle Erscheinungen jedoch durch das Str. beeinflußt und modi-
fiziert werden, ist derzeit nicht abzugrenzen.

Die Nackensteifigkeit und die andern meningealen Zeichen nehmen manchmal während der ersten Tage der i. l. Str.-Behandlung
noch zu und klingen dann im Verlauf von Wochen langsam ab.
Selten entwickelt sich eine besondere Rigidität der gesamten Skelett-
muskulatur. Auffällig war dies in einem Fall, bei dem trotz freier

Liquorwege eine Woche lang bei der i. l. und s. o. Punktion nur wenige Tropfen Liquor zu gewinnen waren. Erst mit Einsetzen einer ausreichenden Liquorproduktion wich die Muskelstarre. Aber auch eine besondere Muskelschlaffheit konnten wir im späteren Verlauf der Erkrankung vereinzelt sehen. Diese betraf sowohl einzelne Extremitäten, als auch die gesamte Muskulatur und trat bei ausgedehntem *Hydrocephalus internus* und bei malazischen Herden auf. Reflexanomalien, die schon bei der Aufnahme der Patienten bestanden, konnten mit fortschreitendem Verfall der Kinder noch ausgeprägter werden. Sie bildeten sich mit zunehmender Besserung des Allgemeinbefindens wieder zurück.

Sehr häufig sahen wir schon bei der Aufnahme Augenmuskellähmungen, Ptose, Fazialisparesen, sowie in seltenen Fällen einen Babinski als Zeichen einer Pyramidenbahnschädigung. In allen günstig verlaufenden Fällen bildeten sich die Lähmungen während der Str.-Behandlung zurück. Bei einigen Patienten traten frische Lähmungen bis zum Ende der dritten Behandlungswoche auf, die später ebenfalls schwanden. In mehr als der Hälfte der Fälle traten Gleichgewichtsstörungen verschiedenen Grades auf, gelegentlich auch eine Ataxie. Bei einigen Patienten war ein Intentionstremor oder ein Dauertremor zu beobachten. Bei den meisten sind alle Erscheinungen vollkommen zurückgegangen und nur vereinzelt sind geringe Reste zurückgeblieben, die sich noch laufend weiter bessern. Zwei Patienten klagten nach der Entlassung über unsicheres Gehen bei Eintritt der Dämmerung, da sie das Gleichgewicht nicht mehr mit ihrem Gesichtsinn kontrollieren konnten. Wenn die Kinder nach längerem Gehen ermüden, wird ihr Gang ebenfalls etwas unsicher.

Oft sahen wir Einnässen und Einschmutzen, besonders bei Patienten bis zu sechs und acht Jahren. Manchmal war es schon zu Beginn der Erkrankung vorhanden, bei andern Kindern begann es in der zweiten oder dritten Behandlungswoche und hörte im weiteren Verlauf der Erkrankung wieder auf. Bei einem 17jährigen Patienten (Nr. 7) mit voll entwickeltem Spinalblock kam es zu einer *Incontinentia alvi et urinae*. Dieser Patient ist gestorben. Selten wurde auch eine Harnverhaltung beobachtet. Dagegen trat eine Masturbation häufiger auf. Dieses Symptom möchten wir in das Bild der postenzephalitischen Triebenthemmung einreihen, das noch beschrieben wird.

Die psychischen Veränderungen während der Str.-Behandlung wurden von *Asperger* (125, 126) ausführlich beschrieben. Bei einem fast achtjährigen Patienten trat am Anfang der zweiten Behandlungswoche eine schwere choreiforme Unruhe auf, verbunden mit halluzinatorischer Verwirrtheit. Er sah Vögel im Zimmer herumfliegen, er glaubte, die Finger nicht mehr bewegen zu können und sein Arm sei nicht mehr am Körper, er suchte Fäden im Bett und meinte, er müsse sich Haare aus dem Munde herausziehen. Nach zwei Tagen waren die akuten Symptome überwunden, der Zustand besserte sich in der Folgezeit langsam und der Knabe konnte symptomfrei entlassen werden. Bei den Kontrolluntersuchungen versicherten die Eltern, an seinem Wesen habe sich nichts geändert, er sei wie vor der Erkrankung.

Bei einem anderen Kinde trat eine schwere Verwirrtheit mit höchstgradiger Erregung auf, Zerstörungssucht, Zerbeißen und Zerreißen der Bettwäsche, Beißen der eigenen Finger und aller Gegenstände, derer er habhaft werden konnte. Auch der schon erwähnte 17jährige Junge mit Spinalblock war einige Wochen von schweren Angstzuständen verfolgt. Er wähnte sich tätlich angegriffen, verfolgt und vergiftet, was wohl auf Geschmacksveränderungen zurückzuführen war, glaubte lange Zeit, er habe den Fuß gebrochen und ließ sich dies auf keine Art ausreden. Der Grund hierfür war wohl in Parästhesien der Beine gelegen. Wegen seiner Blasenlähmung trat eine Cystitis auf und er war einige Wochen der Meinung, man habe ihm die Harnröhre verstopft. Gelegentlich sah er im Zimmer fremde Männer mit Pferden, Wagen und Autos, die er recht genau beschreiben konnte.

Bei einigen Kindern haben wir auch Charakterveränderungen gesehen, die den sonstigen postenzephalitischen Persönlichkeitsstörungen gleichen. Manchmal waren sie nur angedeutet und schwer zu erkennen, bei drei Kindern jedoch stärker ausgeprägt. In diesen Fällen verlief die akute Erkrankung auch sehr schwer. Die Kinder waren bewußtlos, mit neurologischen Ausfallserscheinungen, zur Behandlung gekommen. Sie sollen aber auch schon vor der Erkrankung schwer zu behandeln gewesen sein. Das gleiche kann man auch bei enzephalitischen Persönlichkeitsstörungen anderer Ätiologie feststellen. Auch da hat man oft den Eindruck, daß schon vorher psychopathisch reagierende Kinder öfter an einer Enzephalitis erkranken als „durchschnittliche" Kinder. Ähnliche Gedanken werden uns bei der Besprechung der konstitutionellen Voraussetzungen bei der Meningitis tuberculosa später noch begegnen.

Nach Abklingen der akuten Symptome zeigten sich typische „kurzschlüssige" Triebhandlungen, Wutanfälle bei geringstem Anlaß, negativistische Reaktionen, stereotype, scheineinsichtige Antworten und faxige, durch pädagogische Maßnahmen kaum abzustellende Bosheitshandlungen. Der größere der drei Patienten, der sehr intelligent war, führte seine Bosheiten besonders raffiniert durch. Er versteckte wichtige Gegenstände, daß sie nicht mehr zu finden waren und tyrannisierte die anderen Kinder, die davon wußten, durch heimliche Quälereien so, daß sie es nicht wagten, irgendwelche Angaben zu machen. Bei einem dieser Kinder war für längere Zeit als Zwischenhirnsyndrom ein Diabetes insipidus-ähnliches Zustandsbild mit großem Flüssigkeitsbedarf und häufigem Urinieren aufgetreten.

Gleichfalls als Zwischenhirnsyndrom möchten wir die schon beschriebene Hypertrichose bei den sechs Kindern deuten. Trophische Veränderungen an den Haaren, Zähnen, am Zahnfleisch und am Skelett sehen wir ja nach Enzephalitiden, oft erst einige Jahre später, recht häufig. Vielleicht werden wir bei unseren Meningitiskindern derartige Bilder später noch häufiger zu sehen bekommen.

Bei zwei Kindern, die in hoffnungslosem Zustand zur Behandlung gekommen waren, entwickelte sich eine chronische Meningitis mit schwerem Hydrocephalus internus. Die Behandlung wurde etwas über zwei Monate durchgeführt. Es kam zu einem Zerfall aller geistigen und seelischen Fähigkeiten. Es blieben menschliche Ruinen unter dem Bilde einer Enthirnungsstarre. Der Tod, der sehr spät eintrat, wurde als Erlösung empfunden.

Bei einigen Kindern entwickelte sich im Verlauf der weiteren Erkrankung das Bild einer chronischen Enzephalitis. Die Reaktionszeit war sehr verlängert, es dauerte mehrere Sekunden, bis sie antworteten. Nach wenigen Fragen antworteten sie plötzlich nicht mehr und man verlor jeglichen Kontakt mit ihnen. Sie fielen in ihre ursprüngliche Teilnahmslosigkeit zurück und reagierten auf alle weiteren Fragen höchstens mit einem leeren, verständnislosen Blick. Auffallend war auch das große Schlafbedürfnis und das häufige Gähnen dieser Kinder. Im Laufe von Wochen nahm die leichte Ermüdbarkeit ab, der Kontakt mit diesen Patienten wurde besser, die Antworten erfolgten viel rascher und lebhafter. Die Kinder bekamen wieder Interesse an ihrer Umgebung, sie begannen zu spielen und zu lachen. Es war gut zu beobachten, wie mit Besserung des Allgemeinbefindens alle geschilderten Erscheinungen zurückgingen und wie sie mit einer eventuellen vorübergehenden Verschlechterung wieder deutlicher wurden. Einmal sahen wir auch, wie auf die erste Frage wohl richtig geantwortet wurde, dann aber auf alle weiteren Fragen perseverierend die gleiche Antwort erfolgte.

Einige Kinder bekamen während der Str.-Behandlung einen älteren, reiferen Gesichtsausdruck. Erst nach Absetzen der Punktionen und Injektionen kehrte das frischere, kindliche Wesen wieder.

Bei den Kindern, die entlassen wurden, haben wir keinen Intelligenzabbau gesehen. Welche Wege die geistige und seelische Entwicklung in Zukunft gehen wird, ist ebensowenig vorauszusehen, wie ihr weiteres körperliches Schicksal.

Betont soll noch werden, daß sich alle beschriebenen neurologischen und psychischen Veränderungen bis zur Entlassung der Kinder zurückgebildet haben. Einige Eltern erklärten bei Kontrolluntersuchungen, daß in dem Verhalten ihrer Kinder keine Änderung eingetreten sei, daß es ihnen vor der Erkrankung nie so gut gegangen wäre und daß sie früher nie so an Gewicht zugenommen hätten. Auch bei den Kindern, die noch in Behandlung stehen, gehen alle Erscheinungen langsam zurück. Nur bei zwei Patienten mit stärkerem Hydrocephalus internus, die sich in gutem körperlichem Zustand befinden, sind die Symptome jetzt stationär. Der eine ist derzeit nicht ansprechbar, bei dem andern hat sich bei erhaltenem Hörvermögen eine Aphasie entwickelt.

Wenn bisher von schwerwiegenden psychischen Veränderungen und neurologischen Ausfällen verschiedenen Grades gesprochen wurde, dann muß erwähnt werden, daß im größten Teil der Fälle der Krankheitsverlauf viel erfreulicher war. Die Kinder zeigten oft schon wenige Tage nach Beginn der Str.-Behandlung eine deutliche Besserung ihres Allgemeinbefindens. Das Seufzen und Stöhnen hörte auf, die Benommenheit oder Bewußtlosigkeit und die Kopfschmerzen schwanden, das klare Bewußtsein kehrte wieder. Sie begannen auf die einzelnen Injektionen und Punktionen zu reagieren und zeigten Interesse für ihre Umgebung. Die Lähmungen bildeten sich langsam zurück, es stellte sich guter Appetit ein. Später begannen sie zu spielen, setzten sich im Bett auf und freuten sich auf den Besuch ihrer Angehörigen. Diese Entwicklung dauerte aber Wochen und vereinzelt auch Monate. Man darf bei der Behandlung dieser Kinder nur nicht die Geduld verlieren und sich durch kleine oder größere unerwartete Zwischenfälle nicht gleich entmutigen lassen. Dann wird man auch eines Tages mit besonderer Freude und Genugtuung erleben, wie ein Teil der Kinder, deren Leben schon verloren schien, seine Betten verlassen kann, beim Gehen Fortschritte macht und später klinisch geheilt entlassen wird.

i) Augenbefunde.

Bei 42 unserer Kinder wurden seit Anfang 1948 die Augen von *Mejer* laufend untersucht und dann zusammenfassend beschrieben (127). Von 15 Fällen mit tuberkulöser Hirnhautentzündung ohne röntgenologisch sicher nachweisbare miliare Lungentuberkulose hatten zwei eine Papillenschwellung, vier eine Stauungspapille und zwei Chorioidealtuberkel. Von 19 Kindern mit tuberkulöser Hirnhautentzündung und miliarer Lungentuberkulose zeigten sechs eine Papillenschwellung, vier eine Stauungspapille, eines eine primäre Optikusatrophie und elf Chorioidealtuberkel. Die höhere Gesamtzahl der Veränderungen ergibt sich daraus, daß bei drei Patienten gleichzeitig zwei verschiedene Veränderungen am Augenhintergrund beobachtet wurden. In acht Fällen von isolierter miliarer Lungentuberkulose wurden dreimal Chorioidealtuberkel gefunden. 16mal, also in mehr als einem Drittel der Fälle, wurden Papillenveränderungen, Papillenschwellung unter 1 Dptr. Prominenz oder eine Stauungspapille gefunden. Gleich zu Beginn der Erkrankung aufgetretene Papillenschwellungen haben weder prognostische noch diagnostische Bedeutung. Eine Stauungspapille ist als Zeichen einer stärkeren Hirndrucksteigerung prognostisch ungünstiger zu bewerten. In diesen Fällen war der Krankheitsverlauf kompliziert. Wenn die Papillenschwellung zu einem späteren Zeitpunkt auftritt, wenn sich aus einer Papillenschwellung eine Stauungspapille entwickelt oder wenn später primär eine Stauungspapille auftritt, ist das immer als Zeichen einer Komplikation zu werten. Es handelte sich in diesen Fällen um einen akut einsetzenden Hydrocephalus internus oder um das Wiederaufflackern einer bereits im Abklingen begriffenen Meningitis. In den Fällen mit normalem Krankheitsverlauf klingt die Papillenschwellung durchschnittlich in ein bis drei Wochen nach Einsetzung der Str.-Behandlung ab, bei der Stauungspapille kann dies bis zu vier Monate dauern.

Bei 16 Kindern wurden Chorioidealveränderungen gesehen, 14mal typische, multiple, miliare Chorioidealtuberkel und zweimal etwas größere Tuberkel in geringer Anzahl, sogenannte Solitärtuberkel. Die miliaren Herde waren öfters bei den akut verlaufenden Fällen zu beobachten, die Solitärtuberkel eher bei den protrahiert verlaufenden Formen. Während der Str.-Behandlung konnte die Heilung dieser Chorioidealveränderung beobachtet werden. Elfmal zeigten die miliaren Tuberkel rasche Rückbildung. Die Herde wurden blasser, sie zeigten eine gelbliche Farbe und es kam zu Pigmenteinlagerungen. Einige sind vollkommen verschwunden. Bei diesen Kindern war der Krankheitsverlauf in der Regel günstig. In drei Fällen erfolgte die Rückbildung dieser Herde ganz langsam, der Heilungsverlauf war durch Komplikationen gestört. Zweimal sind im Verlauf der Str.-Behandlung frische miliare Herde am Augenhintergrund aufgetreten, während die alten in Rückbildung waren. Beide Kinder konnten nach längerem Krankheitsverlauf entlassen werden und bei Kontrolluntersuchungen zeigten sie gutes Allgemeinbefinden. Die Solitärtuberkel bildeten sich langsamer zurück als die typischen miliaren Knötchen. So war das Verhalten der Chorioidealveränderungen bis zu einem gewissen Grad als Zeichen für die Wirksamkeit der Str.-Behandlung und für die Prognose zu verwerten.

In einigen Fällen war ein anfangs positiver Chorioidealbefund differentialdiagnostisch sehr wertvoll. Wenn der Röntgenbefund der Lunge nicht eindeutig für eine miliare Streuung sprach, konnte ein positiver Augenhintergrundbefund die Diagnose stützen und die Indikation zum Beginn der Str.-Behandlung geben.

Die Frage, ob eine toxische Schädigung des *Nervus opticus* durch das Str. möglich ist, erscheint vorläufig noch nicht restlos geklärt.

k) Sehstörungen und Blindheit.

In den Publikationen über die ersten Behandlungsversuche mit Str. bei der tuberkulösen Hirnhautentzündung wird ziemlich viel über das Auftreten von Blindheit und Taubheit während und nach dieser Behandlung berichtet. Vereinzelt werden diese Schäden auch der toxischen Str.-Wirkung zugeschrieben. Bei der Beurteilung dieser Fragen muß man berücksichtigen, daß die Str.-Präparate früher noch nicht so gereinigt waren, daß sowohl i. m. als auch i. l. viel höher dosiert wurde, als dies heute üblich ist.

Zunächst einiges über die Blindheit. Auch wir haben sie gesehen, glauben jedoch, diese in jedem Fall auf die tuberkulöse Meningitis und ihre Folgezustände zurückführen zu können. Über Schädigungen des 8. Hirnnerven, die wir beobachten konnten, wird unter den Nebenerscheinungen berichtet.

Ein acht Monate alter Säugling (Nr. 6) war nach Angaben der Eltern am Tage vor der Klinikaufnahme, somit auch vor der Str.-Behandlung, erblindet. Auch wir hatten den Eindruck, daß das Kind nicht sehe, doch war dies bei dem schlechten Allgemeinbefinden nur schwer zu beurteilen. Es war benommen aufgenommen worden und hat während des Klinikaufenthaltes das Bewußtsein nicht mehr voll wiedererlangt. Die Pupillen reagierten auf Licht, die Untersuchung des Augenhintergrundes ergab normalen Befund. Es starb nach 26 Behandlungstagen.

Bei einem vier Jahre alten Mädchen (Nr. 18), das am 30. März 1948 wegen Meningitis tuberculosa zur Aufnahme kam, entwickelte sich vier Wochen nach Beginn der Str.-Behandlung eine Abduzensparese links und eine Papillenschwellung unter 1 Dptr. Prominenz, die in der nächsten Woche bis 3 Dptr. und nach weiteren 14 Tagen trotz wiederholter Lumbalpunktionen bis zu 4 Dptr. Prominenz zunahm. Am 1. Juni hatten wir den Eindruck, daß sich eine hochgradige Sehstörung rechts und eine völlige Blindheit links entwickelt hatte. Eine genauere Untersuchung des Gesichtsfeldes war bei dem schlechten Befinden des Kindes nicht mehr möglich. Innerhalb einer Woche trat dann eine völlige Blindheit auf. Das Kind hatte bis dahin 30 g Str. erhalten, davon 1,25 g i. l. Die Stauungspapille ging später langsam zurück. Der Zustand verschlechterte sich rasch und das Kind starb Mitte Juli 1948.

Die beiden nächsten Kinder waren zwei, bzw. fast drei Jahre alt (Nr. 3 und 4), sie kamen gegen Ende Dezember 1947 in bewußtlosem Zustand zur Str.-Behandlung. Da beide während der ganzen Behandlungszeit fast nicht mehr zu klarem Bewußtsein kamen und da sich das Befinden laufend verschlechterte, wurde nach 71, bzw. 76 Tagen die Str.-Behandlung abgebrochen. Bei einem wurde eine Stauungspapille festgestellt, die sich später zurückbildete. Bei beiden Kindern kam es zu einer Optikusatrophie und eine hochgradige Sehstörung war anzunehmen. Wegen des schlechten Allgemeinzustandes und der Bewußtseinsstörung konnte das Sehvermögen jedoch nicht genau geprüft werden. Die akute Meningitis tuberculosa hatte sich in eine chronische Form verwandelt und ein ausgedehnter Hydrocephalus internus war aufgetreten. Das eine Kind starb Ende Juli 1948 während einer Erkrankung an Feuchtblattern ohne klinische Anzeichen eines Aufflackerns der Tuberkulose, das andere starb anfangs September 1948 an seinem Hydrocephalus internus und an einer peribronchialen Pneumonie.

Bei dem nächsten Patienten (Nr. 7) handelte es sich ebenfalls um eine schwere Sehstörung. Seine Krankengeschichte wurde schon ausführlich wiedergegeben. Bei einem Krankheitsbeginn Mitte Dezember 1947 wurde mit der Str.-Behandlung am 3. Januar 1948 begonnen. Am 10. Januar wurde eine Stauungspapille von 3 bis 4 Dptr. Prominenz festgestellt. Mitte Februar begann die sekundäre Atrophie, die sich bis Anfang April voll entwickelte. Bis zum 3. März 1948 hatte er 76 g Str. erhalten. Dann entwickelte sich ein spinaler Block. Als Folge der sekundären Atrophie konnte der Patient die Finger nur in einer Entfernung von kaum 1 m zählen, nach einigen Wochen besserte sich jedoch das Sehvermögen und er konnte die Finger wieder auf 4 m Entfernung sehen. Nach der Verlegung in eine Pflegeanstalt starb er dort Ende Juli 1948.

Diese fünf Kinder, die blind waren oder schwere Sehstörungen zeigten, sind gestorben. Die pathologisch-anatomischen Befunde sprechen dafür, daß die Blindheit oder die Sehstörung durch die Grundkrankheit bedingt war und nicht der Str.-Wirkung zuzuschreiben ist.

Es folgen die Krankengeschichten zweier Kinder, die mit ganz plötzlich auftretendem Hydrocephalus internus und einer rasch einsetzenden Stauungspapille bis zu 2 Dptr. schlagartig erblindeten, nach zwei Tagen wieder zu sehen begannen und nach langsamem Abklingen der Stauungspapille jetzt keine Herabminderung des Sehvermögens mehr aufweisen.

Ein $3^3/_4$ Jahre alter Knabe (Nr. 41) hatte am 13. September 1948 einen epileptiformen Anfall, der eine Stunde dauerte. Die gleichen Anfälle wiederholten sich am 14., 15. und 17. September, worauf die Aufnahme in ein Spital erfolgte. Die Untersuchung des Augenhintergrundes ergab etwas verwaschene und erhabene Papillen. Die Kontrolluntersuchung am 30. September zeigte den gleichen Befund. Eine Lumbalpunktion am 9. Oktober ergab im Liquor 109/3 Zellen, Liquorzucker 68 mg% und eine Cysternenpunktion am 16. Oktober 56/3 Zellen, Pandy positiv. Am 20. Oktober wurde das Kind wegen Meningitis tuberculosa zur Str.-Behandlung an die Klinik gewiesen. Es hat auf die Behandlung gut angesprochen. Eine anfängliche Papillenschwellung von über 1 Dptr. beiderseits ist nach kurzer Zeit bis auf unscharfe Papillengrenzen zurückgegangen. Am 6. Dezember klagte das Kind morgens plötzlich über Kopfschmerzen, vormittags änderte sich das Allgemeinbefinden und das Wesen ganz auffällig, mittags setzte ein horizontaler Nystagmus und Blickkrämpfe nach rechts ein. Kurz darauf traten tonisch-klonische Krämpfe in der linken Körperhälfte auf, die dann rasch auf den ganzen Körper übergriffen. Trotz Lumbalpunktion und Sedativa steigerten sich die Krämpfe und der Zustand wurde so bedrohlich, daß jeden Augenblick mit dem Ableben zu rechnen war. Nach fünfstündiger Dauer klangen die Symptome in der umgekehrten Reihenfolge des Auftretens wieder ab. Das Kind wurde ansprechbar, hat aber zwei Tage nichts gesehen. Die Untersuchung des Augenhintergrundes ergab neuerlich eine Zunahme der Prominenz bis zu einer Stauungspapille von 1 bis 2 Dptr., die sich in den folgenden 14 Tagen zu einer Papillenschwellung zurückgebildet hat. Nach der zweitägigen völligen Blindheit kehrte das Sehvermögen rasch und vollkommen wieder.

Die Krankengeschichte des zweiten Falles, eines $4^1/_2$ jährigen Mädchens (Nr. 11), wird im Abschnitt „Rezidive und Komplikationen" ausführlich besprochen. Neun Wochen nach der letzten i. l. Str.-Injektion, als noch wöchentlich einmal eine Kontrollpunktion durchgeführt wurde, sah das Kind unter Auftreten sonstiger Hirndrucksymptome bei klarem Bewußtsein plötzlich nichts mehr und diese Blindheit hielt zwei Tage an. Die Untersuchung des Augenhintergrundes, die vorher wiederholt normalen Befund ergeben hatte, zeigte eine beidseitige Stauungspapille von 2 Dptr. Prominenz. Nach wiederholten Lumbalpunktionen, bei denen 15 bis 20 ccm Liquor abgelassen wurde, kehrte das Sehvermögen innerhalb von zwei Tagen vollkommen zurück. Auch hier handelte es sich bei der vorübergehenden Blindheit nicht um eine Str.-Schädigung, sondern um die Folgen eines akuten Hydrocephalus internus. Die beiderseitige Stauungspapille bildete sich langsam zurück, das Sehvermögen ist weiterhin normal geblieben.

Es folgen die Krankengeschichten zweier Kinder, bei denen das Sehvermögen im Verlauf der Str.-Behandlung langsam abnahm. Ein Kind beginnt nach einer drei Monate dauernden, völligen Blindheit wieder zu sehen. Die schweren Sehstörungen bei dem andern Kinde sind erst vor kurzer Zeit aufgetreten, ihre weitere Entwicklung bleibt abzuwarten.

Ein neunjähriger Knabe (Nr. 27) erkrankte Mitte Mai 1948 mit den typischen Zeichen einer Meninigitis tuberculosa und am 24. Mai wurde er zur Str.-Behandlung an die Klinik gewiesen. Die Röntgenaufnahme der Lunge ergab eine floride Bronchialdrüsentuberkulose ohne Zeichen einer miliaren Streuung. Der Augenhintergrund war bei wiederholten Untersuchungen ohne pathologischen Befund.

Während der üblichen i. l. und i. m. Str.-Behandlung fieberte er bis gegen Ende Juni langsam ab, dann stiegen die Temperaturen bald wieder auf 38⁰ an. Mitte Juli konnten röntgenologisch miliare Schattenbildungen im linken Oberfeld nachgewiesen werden, bis Ende August war die Streuung noch deutlicher zu erkennen. Die Röntgenkontrolle Mitte Oktober zeigte die Lungenfelder wieder ohne sicheren pathologischen Befund. Mit dem neuerlichen Fieberanstieg Anfang Juli war auch eine Verschlechterung des Allgemeinbefindens eingetreten. Er war zeitweise verwirrt, zeitlich und örtlich desorientiert und stundenlang benommen. Die Untersuchung des Augenhintergrundes ergab am 10. Juli eine temporale Papillenabblassung und bis Ende Juli entwickelte sich eine Atrophie. Im Zusammenhang mit dem neuerlichen Temperaturanstieg, mit der Verschlechterung des Krankheitsbildes und mit der röntgenologisch erstmalig feststellbaren Lungenstreuung war die temporale Papillenabblassung wahrscheinlich eher durch eine retrobulbäre Neuritis, als durch eine mechanische Schädigung des Sehnerven im Bereiche des Chiasma zu erklären. Ende Juli traten auch Sehstörungen auf, die sich langsam bis zur völligen Blindheit steigerten. Obwohl sich gegen Ende Juli das Allgemeinbefinden wieder besserte und das Bewußtsein wieder vollkommen klar wurde, hat er durch drei weitere Monate nichts gesehen. Die Pupillen reagierten in dieser Zeit nicht auf Licht. Erst seit Ende Oktober ist eine geringe Rückkehr das Sehvermögen im nasalen, oberen Quadranten des linken Auges festzustellen, die linke Pupille reagiert wieder träge, aber deutlich auf Licht. Er zählt jetzt die Finger auf 1 m Entfernung, größere Gegenstände erkennt er auf 2 bis 3 m Entfernung. Das Sehvermögen bessert sich langsam, jedoch merklich von Tag zu Tag. Dies spricht dafür, daß sich einzelne geschädigte Sehnervenfasern wieder erholen. Da das Sehvermögen trotz weiterer Str.-Behandlung teilweise wiederkehrt, ist wohl auch in diesem Fall keine Str.-Schädigung anzunehmen.

Ein $6^1/_2$ Jahre alter Knabe (Nr. 46) erkrankte Anfang Oktober an Kopfschmerzen, Erbrechen und Fieber. Am 27. Oktober wurde er in ein Krankenhaus eingewiesen, erhielt dort 1 g Str. und kam am 4. November zur Weiterbehandlung an die Klinik. Neben der Meningitis bestand noch eine miliare Lungentuberkulose und eine Abduzensparese. Am Augenhintergrund waren bei scharf begrenzten Papillen beiderseits sogenannte Solitärtuberkel nachweisbar. 14 Tage später erschienen die Papillen beiderseits unscharf begrenzt, nach zehn Tagen war der Befund unverändert. Nach weiteren vier Wochen begann beiderseits eine Optikusatrophie, die sich innerhalb weniger Tage rasch entwickelte und zu schwersten Sehstörungen geführt hat. Die Pupillen reagierten unausgiebig und träge auf Licht. Die Weiterentwicklung des Sehvermögens ist abzuwarten.

Bei einem drei Jahre alten Knaben (Nr. 28) trat sieben Monate nach Beginn der Str.-Behandlung ebenfalls ein akuter Hydrocephalus auf, doch entwickelte sich die Stauungspapille von 1 bis 2 Dptr. innerhalb einer Woche langsamer als in den beiden eben beschriebenen Fällen und ging dann viel rascher wieder zurück. Bei diesem Kinde konnten keine merklichen Sehstörungen beobachtet werden.

l) Nebenerscheinungen.

Lokale Reizerscheinungen an den i. m. Injektionsstellen haben wir nur ganz selten gesehen.

Kopfschmerzen, Temperaturzacken und Zellvermehrung im Liquor nach den i. l. Str.-Injektionen wurden schon an anderer Stelle beschrieben.

Bei drei Kindern ist am zehnten und elften Tag der Str.-Behandlung ein morbilliformes, zum Teil urtikarielles Exanthem aufgetreten, das unregelmäßig über Gesicht, Stamm und Extremitäten verteilt war. Der Temperaturverlauf wurde dadurch nicht geändert. Bei starkem Juckreiz schien das Allgemeinbefinden durch das Exanthem unbeeinflußt, es wurde auch keine Gelenkbeteiligung beobachtet. Nach ein bis zwei Tagen schwand das Exanthem ohne Absetzen der Str.-Medikation und ohne daß pigmentierte Stellen zurückblieben.

Bei den hämatologischen Untersuchungen sind uns wiederholt höhere Werte für die Eosinophilen aufgefallen (bis 18%), ähnlich auch für die Monozyten, ohne daß wir daraus besondere Schlüsse ziehen wollen. Die Sternalpunktion der beiden Kinder, deren Meningitis tuberculosa chronisch geworden war, ergab in einem Fall einen vollkommen normalen Befund, im anderen eine Vermehrung der Retikulumzellen, wie sie bei chronischen Tuberkulosen öfters beschrieben wurde. Eine Anämie, Leukopenie oder Thrombopenie haben wir nicht gesehen. Es war zu keiner merklichen Schädigung der blutbildenden Organe gekommen.

Pathologische Harnbefunde haben wir bei drei Kindern erhoben. Ein sechsjähriges Mädchen, bei dem am zehnten Behandlungstag ein Exanthem aufgetreten war, hatte am zwölften Tag nach 12 g Str. i. m. und i. l. im Harn einige Erythrozyten, granulierte Zylinder und Leukozyten. Die Eiweißreaktion war positiv. Die Str.-Behandlung wurde nicht abgesetzt, es wurde auch keine Diät gegeben. Der pathologische Harnbefund bildete sich rasch zurück und nach 14 Tagen war der Harn wieder normal. Alle späteren Kontrollen ergaben die gleichen günstigen Befunde.

Ein $14^1/_2$ Jahre altes Mädchen hatte am 30. Behandlungstag, nach 38 g Str. i. m., plötzlich blutigen Harn mit reichlich Erythrozyten, einigen Leukozyten und vereinzelt granulierten Zylindern. Auch hier wurde die Str.-Behandlung nicht abgesetzt, auch keine Diät verordnet. Die Harnbefunde besserten sich langsamer, vereinzelt waren immer wieder Erythrozyten nachzuweisen. Erst nach vier Wochen war der Harn normal und ist es seither geblieben.

Bei einem $3^1/_2$jährigen Knaben traten nach 68 Tagen, an denen er 40 g Str. i. m. und i. l. erhalten hatte, im Harn einige granulierte Zylinder und Leukozyten auf, jedoch keine Erythrozyten. Ohne Absetzen der Str.-Injektionen, jedoch bei Nephritisdiät, war der Harnbefund nach drei Tagen wieder normal und ist es geblieben.

In keinem der drei Fälle sind Beschwerden, Ödeme oder sonstige Erscheinungen, die mit dem pathologischen Harnbefund im Zusammenhang stehen mochten, aufgetreten.

Schädigungen des 8. Hirnnerven haben wir während der Str.-Behandlung öfters beobachtet. Etwa seit der vierten Behandlungswoche klagten viele Kinder über Schwindelgefühl. Wenn sie sich im Bette aufsetzten, waren sie deutlich unsicher. Es war ein leichtes Schwanken zu beobachten, das in den folgenden Wochen während der weiteren Str.-Behandlung noch zunahm. Vereinzelt steigerte sich das Schwindelgefühl bis zum Brechreiz und Erbrechen. Wenn die Kinder später aufstehen konnten, war ihr Gang breitspurig und anfangs sehr unsicher. Zwei ältere Kinder gaben an, sie hätten den Eindruck, daß der Boden unter ihren Füßen wanke. Die Beschwerden nahmen bei Verminderung der Str.-Dosierung und nach deren Absetzen in allen Fällen wieder ab. Das Schwindelgefühl ging zurück und der Gang wurde wieder sicherer. Die Kinder lernten die Verminderung ihrer Vestibularfunktion besonders mit den Augen zu kompensieren. So erzählten größere Kinder nach ihrer Entlassung, daß sie tagsüber ohne Beschwerden gehen könnten, bei Eintritt der Dämmerung und in der Nacht sei der Gang aber noch immer unsicher. Erst wenn irgendwo ein Licht auftauche, könnten sie sicher weitergehen. Da sich auch dieser Zustand langsam bessert, ist zu hoffen, daß die Patienten im weiteren Leben dadurch kaum behindert sein werden. Eine Herabminderung des Hörvermögens konnte durch die laufenden Beobachtungen der Kinder nicht festgestellt werden.

Seit Frühjahr 1948 wurden an 40 unserer Kinder von *E. H. Majer* (128) genaue otologische Untersuchungen durchgeführt. Diese erfolgen bei den schwerkranken Kindern vor der Str.-Behandlung ohne Audiometer. Von sieben Kindern, die weniger als 20 g Str. erhalten hatten, zeigte nur eines eine kalorische Untererregbarkeit des Vestibularapparates. Von sieben Kindern, die 20 bis 49 g Str. in drei bis 18 Wochen bekommen hatten, war in drei Fällen bei i. m. und i. l. Str.-Behandlung eine kalorische Untererregbarkeit festzustellen. Unter 26 Kindern, die 50 bis 187 g Sar. in zehn Wochen bis 7½ Monaten erhalten hatten, war viermal bei gleichzeitiger i. l. Str.-Behandlung eine kalorische Unerregbarkeit und 17mal eine Untererregbarkeit des Labyrinths festgestellt worden. Bei diesen 26 mit hohen Str.-Dosen behandelten Kindern bestand also in zirka 80% der Fälle eine nachweisbare Vestibularschädigung. Vier dieser Patienten hatten auch eine geringe Kochlearschädigung, nachgewiesen durch die Herabsetzung der oberen Tongrenze. Andere Störungen des Hörvermögens wurden nicht beobachtet.

Die Frage nach dem Sitz dieser Schädigung ist schwer zu beantworten. Die regelmäßige beiderseitige Beteiligung des Vestibularapparates bei meist normalen Hörvermögen spricht für eine zentrale Lokalisation der Störung.

In keinem Fall mußte die Str.-Behandlung wegen unerwünschter Nebenwirkungen abgesetzt werden.

Die Str.-Schädigungen waren bei der hier üblichen Dosierung nach dem Körpergewicht und der gleichen Anzahl der täglichen Injektionen nicht immer eindeutig von der Dauer der Behandlung abhängig. Es müssen noch individuelle Unterschiede beim Auftreten dieser Nebenwirkungen eine entscheidende Rolle spielen.

Bei den Ärzten und Schwestern haben wir bisher keine Überempfindlichkeitserscheinungen durch die Handhabung mit Str. gesehen.

m) Prognose.

Die Prognose der einzelnen Patienten mit Meningitis tuberculosa kann auf Grund ihres Aussehens und der klinischen Befunde bei der Aufnahme nicht mit Sicherheit gestellt werden. Im allgemeinen ist es aber so, daß die Aussicht auf eine erfolgreiche Behandlung um so günstiger ist, je früher die Diagnose gestellt wird, je besser das Allgemeinbefinden der Patienten zu Beginn der Str.-Behandlung ist und je älter diese Kinder sind.

Wir haben Kleinkinder gesehen, die bei relativ gutem Allgemeinbefinden zur Str.-Behandlung gebracht wurden und bei denen die Erkrankung einen so stürmischen Verlauf nahm, daß sie rasch verfielen und in wenigen Tagen starben, obwohl sie genau so behandelt wurden wie diejenigen Patienten, die auf die Therapie günstig ansprachen. In diesen Fällen hatten wir den Eindruck, daß das rasche Fortschreiten der Erkrankung mit dem Alter in ursächlichem Zusammenhang stand und daß das Str. gar nicht mehr wirksam geworden sein konnte. Andere Kleinkinder sprechen zwar auf die Str.-Behandlung gut an und ihr Befinden bessert sich nach wenigen Behandlungstagen. Diese Besserung hält aber nur drei bis acht Tage an, dann kommt es zu einem Stillstand oder gleich zu einer Verschlechterung, die nach verschieden langem Verlauf zum Tode führt.

Andererseits haben wir größere Kinder gesehen, die schon zeitweise benommen oder bewußtlos waren, bei der Aufnahme Lähmungen hatten oder bei denen während der ersten Behandlungszeit Lähmungen aufgetreten sind und die trotzdem überraschend gut auf die Behandlung ansprachen und dann — wenn auch nach besonders langer Behandlungszeit — als klinisch geheilt bereits entlassen werden konnten.

So ist es fast unmöglich, die Prognose nach dem Aussehen und nach den Befunden bei der Aufnahme zu stellen. Erst das Ansprechen auf die Therapie ergibt verläßlichere Hinweise auf die weitere Entwicklung.

Erfreulich ist natürlich eine Entwicklung, die durch Wochen geradlinig zur klinischen Heilung und dann zur Entlassung führt. Die Prognose von Patienten, bei denen diese Entwicklung oft von einem Stillstand oder gar von Rückschlägen unterbrochen wird,

muß sehr vorsichtig gestellt werden. Wenn die Kinder mit einem
Hydrocephalus internus zur Behandlung kommen oder wenn sich
dieser später entwickelt, wenn enzephalitische Zustandsbilder auftreten und Symptome, die auf schwere Gefäßveränderungen und
eventuelle Erweichungsherde im Hirn schließen lassen, dann wird
man auch nach vorübergehender Besserung oft noch vor unüber-
windlichen Schwierigkeiten stehen. Rückblickend kann dann immer
wieder festgestellt werden, daß es Kinder waren, die sehr spät und
in weit fortgeschrittenem Zustand zur Behandlung gekommen sind.
Unter günstigen Umständen ist in diesen Fällen die akute Meningitis zwar für Wochen oder Monate zu beherrschen, den Spätkompli-
kationen stehen wir derzeit aber fast machtlos gegenüber.

n) Rezidive und Komplikationen.

Die Prognose der Meningitis tuberculosa wird auch bei günstigem Ansprechen auf die Str.-Behandlung, sowohl während der Behandlung als auch nach deren Abschluß, durch die Gefahr der Rezidive und Komplikationen getrübt. In allen ausführlichen Publikationen wird immer betont, daß Rezidive während und auch nach
der Str.-Behandlung aufgetreten sind und daß sie auf eine neuerliche
Behandlung mit Str. oft schlechter ansprechen als auf die erste Behandlung. Als Ursache dieser Rezidive wird neben der Möglichkeit
eines Neuaufflackerns der tuberkulösen Erkrankung des Zentralnervensystems und einer neuen Streuung aus anderen, im Körper
gelegenen Herden, besonders eine zu kurze Behandlungsdauer
erwogen.

Von englischer Seite (90) wurde bei 105 Patienten, die wegen
ihrer Meningitis tuberculosa mit Str. behandelt worden waren,
über 17 Rückfälle berichtet. In anderen Arbeiten finden sich leider
nicht immer genaue Angaben, doch dürften nach allgemeinen Bemerkungen die Zahl der Rückfälle manchmal noch höher sein.

Nach unseren Erfahrungen muß man genau unterscheiden zwischen echten Rückfällen und einem Symptomenkomplex, der einen
Rückfall vortäuschen kann. Es handelt sich dabei aber um Komplikationen, die nach einem guten Ansprechen der Meningitis auf
das Str. im späteren Verlauf der Erkrankung auftreten können.
Dazu zählen in erster Linie der akute Hydrocephalus internus verschiedenen Ursprungs, der bei spätem Behandlungsbeginn wohl
immer auftritt, dann Enzephalo- und Myelomalazien, vereinzelte
Tuberkulome und die Folgeerscheinungen firöser Umwandlungen,
sowohl der mehr produktiven als auch der vorwiegend exsudativen
Veränderungen der Grundkrankheit. Bei den oft einheitlichen
Symptomen ist es in den meisten Fällen in den ersten Tagen äußerst

schwierig, gewöhnlich unmöglich, zu sagen, welche neue Situation vorliegt. Nur bei echten Rückfällen und bei akutem Hydrocephalus ist es vielleicht etwas leichter, gleich die richtige Diagnose zu stellen. Die Lage ist noch dadurch erschwert, daß nur selten eine Komplikation vorliegt, daß sie gewöhnlich in verschiedener Zahl und in verschiedenem Ausmaß kombiniert auftreten.

Echte Rückfälle haben wir bisher bei allen 50 Patienten zweimal gesehen. Ob es sich dabei um einen glücklichen Zufall oder um einen Erfolg der elastischen und individuellen Dosierung handelt, ist vorläufig noch nicht zu entscheiden. Jedenfalls legen wir besonderen Wert darauf, durch entsprechende i. l. Dosierung das Auftreten von Str.-Schäden zu vermeiden und von Fall zu Fall verschieden so lange zu behandeln, bis man den Eindruck hat, daß der Patient bei dem Krankheitsgeschehen wieder die Oberhand gewonnen hat und sich wahrscheinlich selbst mit Erfolg weiter mit der Infektion auseinandersetzen kann.

Bei einem neunjährigen Mädchen (Nr. 5) waren wegen ihrer tuberkulösen Hirnhautentzündung in 74 Tagen 48 g Str. gegeben worden. Da vorübergehender Str.-Mangel aufgetreten war, mußte früher als sonst die Behandlung abgesetzt werden, obwohl noch eine aktive Bronchialdrüsentuberkulose vorlag und in den letzten vier Tagen schon Temperaturen bis 37,6° aufgetreten waren. Die Krankengeschichte dieses Mädchens wurde bereits ausführlich wiedergegeben. An den vier folgenden Tagen war die Temperatur bis 37,8° gestiegen und erreichte am 5. Tag nach Absetzung der Str.-Behandlung unter dem Bilde einer frischen Meningitis plötzlich 39°. Mit der Str.-Behandlung wurde sogleich ganz von vorne begonnen und das Kind bekam in 129 weiteren Tagen noch 96 g Str. Es sprach auf die neuerliche Behandlung gut an und konnte vor zweieinhalb Monaten ohne Beschwerden und ohne Restzustände entlassen werden. Die Kontrollen ergaben günstige Befunde.

Im zweiten Fall handelte es sich um einen acht Jahre alten Knaben (Nr. 19), der Ende Januar 1948 an Masern erkrankte und besonders über Kopfschmerzen klagte. Er hatte auch zweimal erbrochen. Nach den Masern blieben die Temperaturen um 38°, auch die Kopfschmerzen blieben bestehen. Acht Tage später klagte er über Doppelsehen, ab 11. Februar war er sehr schläfrig und teilnahmslos, am 14. Februar erfolgte Aufnahme in ein Spital. Die Lumbalpunktion am 16. Februar ergab eine Meningitis tuberculosa. Zwischen 26. und 28. Februar erhielt der Patient bei einem Gewicht von 23 kg 2 g Str. i. m. und davon an drei Tagen je 50 mg i. l. Am 1. März war das Allgemeinbefinden wesentlich gebessert. Am 3. März konnte ein drittes Gramm Str. besorgt werden, das sofort i. m. gegeben wurde, außerdem an zwei Tagen zusammen 150 mg i. l. Am 8. März konnte sich der Patient wieder aufsetzen, am 19. März konnte er aufstehen. Am 20. März traten jedoch heftige Kopfschmerzen und Erbrechen auf, am 25. März wurde er somnolent. Am 28. März konnte ein viertes Gramm Str. besorgt werden, von dem 100 mg i. l. gegeben wurden. Am 31. März erfolgte Verlegung an die Kinderklinik. Patient hatte also zwischen 26. Februar bis 31. März 4 g Str. bekommen, davon 400 mg bei sechs Lumbalpunktionen. Die unzureichende Str.-Dosierung war durch den Medikamentenmangel bedingt gewesen.

An der Klinik wurden in 119 Tagen weitere 70 g Str. gegeben, davon 0,825 g i. l. Patient hatte besonders zu Beginn der Behandlung über Kopfschmerzen und Übelkeiten geklagt, manchmal auch erbrochen. Durch Verlegung des Patienten in ein anderes Zimmer und durch ähnliche Maßnahmen hörten seine jeweiligen Beschwerden rasch auf, so daß wir zumindest an eine starke psychische Überlagerung der Erscheinungen dachten. Als später keine Beschwerden mehr auftraten und die Blutsenkung und die Temperatur durch längere Zeit normal blieben, wurde die Str.-Behandlung abgesetzt. 25 Tage später traten wieder Kopfschmerzen, Erbrechen, häufiges Gähnen und Temperaturen bis 38,6° auf, der Appetit und das Allgemeinbefinden wurden rasch schlechter. Er antwortete nur wenig auf Fragen, ermüdete rasch und fiel sehr schnell in seine ursprüngliche Teilnahmslosigkeit zurück. Die Liquorbefunde, die noch nicht vollkommen normal geworden waren, verschlechterten sich zunächst nicht. Im Tierversuch konnten aber Tuberkelbazillen aus dem Liquor nachgewiesen werden. Es wurde mit einer zweiten Str.-Kur begonnen, jedoch sprach Patient darauf nicht so gut an wie bei der ersten Kur, die an der Klinik durchgeführt worden war. Nach 15 Wochen konnte das Str. abgesetzt werden und das Befinden des Kindes bessert sich jetzt rasch.

Die Rückfälle bei beiden Kindern waren durch Kopfschmerzen in der Stirngegend, Brechreiz bis Erbrechen, gestörtes Allgemeinbefinden, Müdigkeit, Teilnahmslosigkeit, schlechten Appetit, Gewichtsabnahme und Temperaturanstieg gekennzeichnet, der einmal plötzlich, das andere Mal etwas langsamer einsetzte. Der Liquorbefund war bei beiden Kindern vorher noch nicht normal gewesen, Zellzahl und Eiweißgehalt waren noch etwas erhöht. Zu Beginn der Rezidive zeigten die Liquorbefunde jedoch keinen wesentlichen Unterschied gegenüber den vorhergehenden Tagen. Dies darf also bei sonstigen Anzeichen für ein Meningitisrezidiv nicht als Gegenargument gewertet werden. Erst mit Wiederaufnahme der i. l. Str.-Behandlung stieg die Zellzahl im Liquor. Die Blutsenkungsgeschwindigkeit war vorher unverändert geblieben, sie stieg während der ersten Behandlungswoche leicht an und sank in den folgenden Wochen.

Da das eine Kind nach seinem Rückfall bereits entlassen werden konnte und auch das andere auf die Wiederaufnahme der Behandlung — wenn auch langsam — angesprochen hat, kann man wohl nicht annehmen, daß sich während der ersten Behandlungszeit von 74 bzw. 119 Tagen eine Str.-Resistenz der Tuberkelbazillen entwickelt hat. Eine Resistenzbestimmung wurde leider nicht durchgeführt.

Wir glauben, das Auftreten des Rezidivs im ersten Falle durch die zu kurze Behandlungsdauer bei bestehender aktiver Bronchialdrüsentuberkulose und im zweiten Fall durch die verzettelte Str.-Dosierung in den ersten fünf Behandlungswochen erklären zu können. An 35 Behandlungstagen wurden nur 4 g Str. gegeben, wobei mit der Behandlung erst in der dritten Krankheitswoche begonnen worden war. Eigentlich könnte man den Krankheitsverlauf bei diesem Kind jetzt zwanglos sogar in drei Teile zerlegen.

Diesen beiden echten Rückfällen stehen drei Kinder gegenüber, bei denen man auf Grund der Symptome zunächst ebenfalls an einen Rückfall denken konnte, der es aber sicher nicht war.

Ein 16jähriger Patient (Nr. 2) war am 1. Dezember 1947 erkrankt. Es entwickelten sich die typischen Zeichen einer tuberkulösen Hirnhautentzündung. Am 9. Dezember war er zur Str.-Behandlung an die Klinik gewiesen worden. Nach Absetzen der i. l. Str.-Behandlung am 28. Jänner 1948 wurden noch wöchentliche Kontrollpunktionen durchgeführt. Am 14. Februar, drei Tage nach einer solchen Punktion, traten plötzlich Kopfschmerzen in der Stirne, Übelkeit und Erbrechen auf und das Allgemeinbefinden war wesentlich beeinträchtigt. Die Temperatur blieb jedoch normal. Eine Entlastungspunktion nahm dem Patienten seine Beschwerden, die in der Folgezeit nicht mehr auftraten. Es hatte sich also nur um die Folgen einer akuten Hirndrucksteigerung gehandelt und nicht um ein echtes Meningitisrezidiv.

Der zweite Fall betraf ein viereinhalb Jahre altes Mädchen (Nr. 11), das am 27. Februar 1948 plötzlich mit Fieber, Kopfschmerzen und Erbrechen erkrankte. Bei der Spitalsaufnahme wurde eine Meningitis tuberculosa festgestellt und das Kind wegen Str.-Mangel gleich wieder entlassen. Am 4. März begann ein Privatarzt mit der Str.-Behandlung und am 18. März wies er das Kind zur weiteren Behandlung an die Klinik. Röntgenologisch wurde eine floride Bronchialdrüsentuberkulose festgestellt und der Verdacht auf eine Streuung, besonders im linken Unterfeld ausgesprochen. Die Augenhintergrunduntersuchung ergab wiederholt normalen Befund. Am 1. Juni erfolgte die letzte i. l. Str.-Injektion, anschließend wurden wöchentliche Kontrollpunktionen ohne Str.-Applikation durchgeführt. Neun Wochen später traten plötzlich Erbrechen, Kopfschmerzen, schlechter Appetit, gestörtes Allgemeinbefinden bei normaler Temperatur auf. Das Kind hat zwei Tage bei klarem Bewußtsein überhaupt nichts gesehen. Die i. m. Str.-Dosierung war drei Wochen vorher auf 30 mg pro Kilogramm Körpergewicht herabgesetzt worden. Die Untersuchung des Augenhintergrundes ergab jetzt beiderseits eine Stauungspapille von 2 Dptr. Prominenz, während die Liquoruntersuchung unveränderte Werte zeigte. Nach mehreren Lumbalpunktionen kam innerhalb von zwei Tagen das Sehvermögen langsam, jedoch vollkommen wieder. Alle Beschwerden hörten auf, das Allgemeinbefinden besserte sich. Es hatte sich auch in diesem Fall um einen akuten Hydrocephalus internus gehandelt, der in den ersten Tagen ein echtes Meninigitisrezidiv vorgetäuscht hatte. Mit der i. l. Str.-Behandlung war nicht mehr neuerlich begonnen worden, auch das i. m. Str. wurde bald abgesetzt. Die Symptome der Hirndrucksteigerung sind nicht mehr aufgetreten. Die beiderseitige Papillenschwellung ist derzeit in Rückbildung.

Auf Grund dieser vier Fälle schien der neuerliche Temperaturanstieg ein führendes Symptom des echten Rückfalles zu sein. Alle anderen Erscheinungen, wie Erbrechen, Kopfschmerzen, gestörtes Allgemeinbefinden, waren auch bei den beiden Kindern mit der akuten Hirndrucksteigerung zu beobachten. Ein fünftes Kind hat uns aber gezeigt, daß auch ein interkurrenter Infekt, eine Pharyngitis, eine Angina, bei länger anhaltender Temperatursteigerung das Bild eines echten Rückfalles hervorrufen kann. In solchen Fällen ist es besonders schwierig, oft unmöglich, in den ersten Tagen die richtige Diagnose zu stellen.

Ein dreijähriger Knabe (Nr. 28), der am 28. Mai 1948 mit einer Vorgeschichte von fast vier Wochen in somnolentem Zustand wegen Meningitis tuberculosa aufgenommen worden war, bekam bei der hier üblichen Str.-Behandlung am 30. August die letzte i. l. Str.-Injektion. Es folgten die wöchentlichen Kontrollpunktionen und am 18. Oktober wurde auch das i. m. Str. abgesetzt. Der Patient hatte im ganzen 69 g Str. in 143 Tagen bekommen, davon 0,58 g i. l. Elf Tage später traten Temperaturen auf, die innerhalb von fünf Tagen 39,2° erreichten. Da außerdem heftige Kopfschmerzen in der Stirngegend einsetzten, meningeale Zeichen, Erbrechen und Appetitlosigkeit auftraten und das Befinden des Kindes sehr verändert war, konnte bei leicht erhöhter Zellzahl im Liquor ein Rezidiv der Meningitis nicht ausgeschlossen werden. Wir begannen mit der neuerlichen i. l. und i. m. Str.-Behandlung, um ja nicht kostbare Zeit zu verlieren. Der Temperaturrückgang in den folgenden vier Tagen, das ganz besonders rasche Schwinden der meningealen Symptome und das überraschend gute Allgemeinbefinden zeigten uns bald, daß der meningeale Reizzustand durch einen interkurrenten Infekt vorgetäuscht worden war. In den folgenden Tagen wurde die Str.-Medikation rasch abgebaut und dann abgesetzt.

In solchen Zweifelsfällen, in denen es auch nach einigen Tagen noch nicht klar ist, ob es sich bei den zunehmenden Symptomen um einen banalen Infekt oder um ein echtes Rezidiv der tuberkulösen Hirnhauterkrankung handelt, ist es sicher richtiger, wieder mit der Str.-Behandlung zu beginnen, um nicht mehr gut zu machende Veränderungen am zentralen Nervensystem zu vermeiden. Stellt sich dann heraus. daß es eine Fehldiagnose war. kann die Str.-Behandlung jederzeit wieder abgesetzt werden.

Während einer Grippewelle Ende 1948 konnten wir fast gleichzeitig bei zwei Kindern, die noch in Str.-Behandlung standen und bei einem dritten, bei dem die Behandlung schon abgesetzt worden war, einen plötzlichen Fieberanstieg über 39° beobachten. Die Zellzahl im Liquor war um ein Vielfaches gestiegen und das Befinden der Kinder hatte sich wesentlich verschlechtert. Nach wenigen Tagen war der Infekt abgeklungen und das Allgemeinbefinden besserte sich wieder rasch. Es scheint, daß diese Kinder auf einen interkurrenten Infekt mit besonders heftiger meningealer Reaktion antworteten. Es bleibt abzuwarten, ob nicht durch die Schädigung der natürlichen Abwehrkräfte des Organismus, als Folge eines solchen grippalen Infektes oder anderer interkurrenter Krankheiten, neue Komplikationen von Seiten de Meningitis und des zentralen Nervensystems auftreten werden.

Nach der Entlassung haben wir bisher keinen Rückfall gesehen. Die Kinder sind bis zu zehn Monaten ohne Str. und bis zu sechs Monaten entlassen.

o) Ursachen der Mißerfolge.

Wenn im folgenden der Versuch gemacht werden soll, die Ursachen der Mißerfolge zu schildern, wie sie auf Grund der Angaben in der Literatur und auf Grund der eigenen Beobachtungen auftreten, dann müssen sie wegen der besseren Übersicht einzeln gebracht werden. Beim Patienten wird man in den meisten Fällen nicht bloß eine Ursache finden, es werden öfters mehrere gemeinsam die Schuld am Versagen der Behandlung tragen. Von Fall zu Fall wird es aber sehr schwer sein, die einzelnen Faktoren zu trennen und gegen einander abzugrenzen.

Aus allen bisherigen Beobachtungen geht es eindeutig hervor, daß die hauptsächlichste Ursache der Mißerfolge in einer zu späten Diagnose und in einem zu späten Behandlungsbeginn zu suchen ist. Wenn die Erkrankung zu weit fortgeschritten ist und wenn die tuberkulösen Veränderungen schon zu ausgedehnt und irreversibel sind, dann kann man vom Str. auch keine Heilung mehr erwarten. Gewebszerstörungen können durch das Str. nicht rückgängig gemacht werden. Diese Kinder sind eben zu spät zur Behandlung gekommen. Es kann im besten Fall der Zustand, wie er zu Beginn der Behandlung bestand, erhalten bleiben oder die Schnelligkeit, mit der sich der destruktive Prozeß entwickeln würde, verzögert werden. Wenn daher früher die Frühdiagnose einer tuberkulösen Meningitis nicht besonders wichtig erschien, da dadurch kein Einfluß auf den unabänderlichen Verlauf der Erkrankung zu gewinnen war, steht sie heute bei der Möglichkeit einer Str.-Behandlung als unumgängliche Notwendigkeit im Vordergrund des ärztlichen Interesses.

Ein Teil der Mißerfolge ist durch das Alter der behandelten Patienten bedingt. So konnte von verschiedenen Seiten gezeigt werden, daß die Prognose der Erkrankung bei Säuglingen und bei Kindern bis zu drei und fünf Jahren besonders ungünstig ist. Auch bei unseren Patienten war es der Fall. Von 18 gestorbenen Kindern waren sechs bis zu einem Jahr alt und acht weitere im Alter bis zu vier Jahren. Nur vier Kinder waren über vier Jahre alt. Die schlechte Prognose mag von der geringen Abwehrkraft diese Kinder und von einer besonderen Anfälligkeit des Zentralnervensystems in diesem Alter abhängen. Damit ist die Tatsache zu vergleichen, daß jede Meningitis im Säuglingsalter schwerer verläuft. So haben die Meningokokken-Meningitiden bei Säuglingen eine schlechtere Prognose, während sie bei älteren Kindern fast mit Sicherheit zu beherrschen sind und besonders die Pneumokokken-Meningitis nimmt in diesem Alter trotz aller moderner Behandlung noch oft. einen ungünstigen Verlauf.

Vielleicht wird es möglich sein, die Ergebnisse der Str.-Behandlung bei Meningitis tuberculosa bei Säuglingen durch Erhöhung der i. l. Str.-Mengen zu verbessern, wie dies von *Dolivo* und *Rossi* (129) vorgeschlagen wird.

Ob ein sicherer Zusammenhang der Todesfälle mit anamnestischen Angaben über schwere tuberkulöse Erkrankung oder Todesfälle in der nächsten Verwandtschaft besteht, ist bei der geringen Anzahl unserer Fälle nicht sicher zu entscheiden. Es ist aber auffallend, daß sechs Kinder gestorben sind, in deren Anamnese diese

Angaben gemacht wurden, während nur drei mit einer gleich ungünstigen Anamnese nach Abschluß der Behandlung entlassen werden konnten.

Eine besondere Schwierigkeit, die sich im Verlauf der Str.-Behandlung der tuberkulösen Meningitis ergibt und zu Mißerfolgen führt, besteht im Auftreten von Verklebungen und Verwachsungen an der Hirnbasis und im Wirbelkanal. Das Auftreten dieser Veränderungen ist jedoch nicht durch die Str.-Behandlung bedingt, sondern der tuberkulösen Hirnhautentzündung selbst zuzuschreiben. Da diese Komplikationen im Wirbelkanal nicht bei allen Patienten und auch nicht im gleichen Ausmaß auftreten, handelt es sich dabei wohl um eine besondere Disposition. Bei unserem klinischen Material sind diese Verwachsungen bei Kleinkindern häufiger aufgetreten als bei älteren Kindern. Durch die Behinderung des Liquorkreislaufs wird die gleichmäßige Verteilung des Str. unmöglich. Bei spinalem Block muß man neben energischen Versuchen ihn zu lösen auch s. o. punktieren und Str. injizieren. Bei Verwachsungen an der Hirnbasis ist die Situation viel schwieriger zu meistern. Es werden Ventrikelpunktionen empfohlen. Sollte der tuberkulöse Prozeß irgendwo vom Str. nicht erreicht werden und sich ungehindert weiter entwickeln können, besteht die große Gefahr eines Rezidivs. Von englischer Seite (46, 113) wurde daher versucht, die Entstehung dieser Verklebungen durch Heparininjektionen in den Lumbalsack zu verhindern oder wenigstens zu verzögern. Wenn sie schon aufgetreten sind, wurden neurochirurgische Operationen vorgeschlagen und mit wechselndem Erfolg durchgeführt (28, 108). Über diese beiden Möglichkeiten wurde schon an anderer Stelle ausführlich berichtet. Wir haben damit bisher keine eigenen Erfahrungen.

Es ist besonders schwierig zu entscheiden, bei welchen Patienten die entsprechenden Operationen durchgeführt werden sollen. Zahlreiche Patienten werden nach Meningitis bereits als klinisch geheilt betrachtet. Sie haben keine Erscheinungen, die Verwachsungen an der Hirnbasis annehmen ließen und die den Schluß rechtfertigen würden, man hätte früher operieren müssen. Selbst wenn in einigen dieser Fälle kleine Verwachsungen bestehen sollten, dann sind sie so gering, daß sie keine Symptome machen und mit den üblichen klinischen Untersuchungsmethoden nicht nachgewiesen werden können. Bei diesen symptomlosen Patienten ist also nach unserem heutigen Wissen eine Operation nicht notwendig gewesen. Welche Patienten soll man also operieren? Von welchen klinischen Erscheinungen soll man sich bei dieser schwerwiegenden Entscheidung führen lassen? Solange keine Symptome auftreten, denkt man nicht an eine Operation. Kann aber durch einen chirur-gischen Eingriff noch geholfen werden, wenn Symptome aufge-treten sind? *Smith, Vollum* und *Cairns* (28) berichten, daß von fünf operierten Patienten einmal die Cysterna chiasmatica schon völlig obliteriert war. Abgesehen von der schwierigen Indikationsstellung, muß man mit der Operation auch zurückhaltend sein, weil es sich durchwegs um schwer kranke und körperlich heruntergekommene Kinder handelt, für die diese Operation eine weitere große Belastung bedeutet. So wird es erklärlich, daß die operativen Eingriffe bisher nicht immer mit gutem Erfolg durchgeführt wurden.

Auch das Auftreten eines Hydrocephalus internus vor Beginn der Str.-Behandlung oder in deren Verlauf ist prognostisch ungünstig zu werten. Durch die Reduzierung der Hirnmasse und den Ausfall wichtiger Hirnzentren kommt es nach verschieden langer Zeit zum Tode. Alle Kinder, die wir verloren haben, wiesen einen ausgedehn-ten Hydrocephalus internus auf. Nur ein Mädchen, bei dem die Zeichen einer intrakraniellen Drucksteigerung besonders akut auf-getreten waren und nach wenigen Tagen wieder schwanden, konnte später ohne Beschwerden entlassen werden.

Bei Patienten, die schon mit Bewußtseinsstörungen und Läh-mungen sehr spät zur Behandlung kommen, kann sich während der Str.-Behandlung aus der akuten Meningitis eine chronische ent-wickeln. Gewöhnlich ist dieser Krankheitszustand noch mit einem Hydrocephalus internus und mit schweren Veränderungen an den Hirngefäßen verbunden. Infolge der Kreislaufbehinderung kann es dann zu enzephalomalazischen und myelomalazischen Herden und zu Höhlenbildung verschiedener Größe kommen. Klinisch sieht man in solchen Fällen enzephalitische Zustandsbilder mit verschiedenen Ausfallserscheinungen. Das tödliche Ende ist nach wechselnd lan-gem Krankheitsverlauf wohl immer unvermeidlich.

In der Literatur wird häufig über Rückfälle während und nach Abschluß der Str.-Behandlung berichtet. Trotz Wiederaufnahme der Behandlung kann der Tod oft nicht mehr verhindert werden. Dabei scheinen chronische Krankheitsprozesse im Zentralnervensystem eine größere Rolle zu spielen als eine Resistenzsteigerung der Tu-berkelbazillen. Über unsere beiden echten Rückfälle wurde an an-derer Stelle ausführlich berichtet.

Eine weitere Ursache der Mißerfolge bilden verkäsende Herde in der Lunge und anderen Organen, sowie tuberkulöse Knochener-krankungen, von denen immer wieder neue Streuungen ausgehen können. Die Tuberkelbazillen liegen in diesen Herden, ebenso wie in größeren Exsudatmassen eingebettet und das Str. kann wegen ihrer Gefäßarmut an die Keime nicht herangebracht werden. Selbst wenn dies der Fall wäre, wird es durch die saure Reaktion der verkäsenden Massen in seiner Wirkung gehemmt, da mit Zunahme der sauren Reaktion die Wirksamkeit des basischen Str. abnimmt. So kommt es, daß trotz einer genügenden Str.-Konzentration in den Körperflüssigkeiten an diesen wichtigen Stellen eine ungenügende Str.-Konzentration besteht. Die Tuberkelbazillen können sich ungehindert vermehren und jederzeit wieder in den Kreislauf übertreten. Eventuell schon erzielte Erfolge werden dadurch in Frage gestellt. Ob es möglich sein wird, verkäsende Herde dem Str. zugänglich zu machen oder in anderen Fällen ganz zu beseitigen, bleibt abzuwarten.

Auch wenn es sich um eine generalisierte miliare Streuung handelt und wenn neben der tuberkulösen Hirnhautentzündung eine miliare Lungentuberkulose festzustellen ist, muß die Prognose vorsichtig gestellt werden. Dies ist aus dem größeren amerikanischen (36) und englischen (90) Statistiken ersichtlich und unter unseren 18 Todesfällen befanden sich 13 Kinder mit einer generalisierten Streuung. Von den fünf restlichen Kindern hatten vier neben der Meningitis noch andere aktive tuberkulose Prozesse. *Damade* (94) berichtet allerdings, er habe keinen Unterschied im Endergebnis gesehen, ob es sich um eine isolierte Meningitis handelte oder ob noch eine miliare Lungentuberkulose vorlag.

Hughes (130) ist der Ansicht, daß es mehr als eine Art von Meningitis tuberculosa gibt und daß die Fälle mit einer miliaren Lungentuberkulose im Rahmen einer generalisierten Streuung besser auf die Str.-Behandlung ansprechen als solche, die auf eine Ruptur eines Tuberkuloms zurückzuführen sind. *Cocchi* (89) verlor von seinen 13 Patienten mit Meningitis und miliarer Lungentuberkulose nur drei. Er glaubt daher, daß bei Auftreten beider Formen die Prognose günstiger ist, als bei einer bloßen Meningitis tuberculosa.

In zwei Fällen hatten wir den Eindruck, daß das völlige Darniederliegen der Abwehrkräfte den ungünstigen Krankheitsverlauf herbeiführte. Die Kinder kamen in kachektischem Zustand zur Aufnahme und trotz ausreichender Str.-Behandlung, trotz Bluttransfusionen, sowie der üblichen roborierenden Maßnahmen, nahm das Körpergewicht weiter ab und sie verfielen langsam immer mehr. Sie waren aber bis kurz vor ihrem Tode bei klarem Bewußtsein.

Bei chronischen Tuberkuloseformen wurden wiederholt Tuberkelbazillenstämme gefunden, die während der Str.-Behandlung so resistent wurden, daß der notwendige Str.-Spiegel nicht mehr erreicht werden konnte. Bei Meningitis tuberculosa und miliarer Lungentuberkulose ist diese Gefahr aber gering. Str.-resistente Bazillen sind in solchen Fällen erst dreimal festgestellt worden. Wenn jedoch sonst im Körper neben einer akuten miliaren Streuung chronische, verkäsende, tuberkulöse Prozesse oder Knochenherde vorhanden sind, die durch das Str. unbeeinflußt bleiben, wäre es durchaus denkbar, daß eine Resistenzsteigerung auch in solchen Fällen auftreten kann. Bei ungünstigem Verlauf akuter Streuungen empfiehlt es sich daher, nach Möglichkeit wiederholte Resistenzbestimmungen durchzuführen, um eine eventuelle Resistenzsteigerung als Ursache des Mißerfolges zu erkennen. Dabei ist es sicher, daß man Ergebnisse, die im Reagenzglas gewonnen wurden, nicht vorbehaltlos auf den Menschen mit seinen Abwehrkräften übertragen kann.

Auch fehlerhafte Str.-Dosierung kann zu Mißerfolgen führen. Soweit aus der Literatur ersichtlich ist, hat in den ersten Zeiten der Str.-Behandlung in manchen Fällen neben anderen Faktoren eine Str.-Über- oder Unterdosierung auf den Verlauf einer Meningitis tuberculosa einen ungünstigen Einfluß gehabt. Schon bei der i. m. Dosierung wurden pro Kilogramm Körpergewicht und Tag extreme Werte von 0,02 bis 0,1 g Str. gegeben, von anderen Autoren wurden bei Kindern ohne Rücksicht auf das Alter halbe Erwachsenendosen empfohlen. Der schädigende Einfluß machte sich aber besonders bei zu hoher und zu häufiger i. l. Str.-Applikation bemerkbar. Nach den Literaturangaben wurden in der ersten Behandlungszeit auch bei Kindern täglich bis zu 0,5 g Str. und darüber i. l. gegeben. Die St. Louis-Konferenz 1947 (36) bestimmte daher, daß nur 0,001 g Str. pro Kilogramm Körpergewicht i. l. gegeben werden soll, um toxische Schäden zu vermeiden. Die optimal wirksame Str.-Dosis ist leider auch heute noch nicht bekannt. Man muß sich damit begnügen, ganz arge Schäden zu vermeiden.

Eine wesentliche Rolle, sowohl in Bezug auf das Endergebnis, als auch auf die Häufigkeit von Rückfällen, spielt die Dauer der Behandlung. Die Angaben in der Literatur schwanken zwischen zwei Wochen, einem Jahr und darüber. *Debré* (104) gibt das Str. zunächst wie das Insulin den Diabetikern. Auch die Anzahl der täglichen i. m. Injektionen steht noch nicht eindeutig fest. Es wurden Versuche unternommen, statt der üblichen vier bis acht Injektionen pro Tag mit einer oder mit zwei Injektionen oder gar mit einer Injektion in zwei Tagen auszukommen. Die Berichte über die Ergebnisse dieser Untersuchungen stehen noch aus. Möglicherweise sinkt aber dadurch der Str.-Spiegel im Blut und in den Geweben für zu lange Zeit unter die wirksame Konzentration.

Theoretisch wäre es noch denkbar, daß für Mißerfolge Unterschiede in der Wirksamkeit der einzelnen Str.-Präparate verantwortlich wären. Anfangs wurde auch beobachtet, daß einige Str.-Packungen besonders toxisch wirkten *(Cocchi)* (52). Dies mag für

Präparate aus der ersten Zeit zutreffen. Heute, da gut gereinigte Präparate zur Verfügung stehen und die Wirksamkeit für reine Str.-Base angegeben wird, sind größere Unterschiede der einzelnen Fabrikate wohl kaum mehr anzunehmen. Ob es Patienten gibt, die eine geringere Str.-Toleranz aufweisen, ist nicht bekannt geworden.

p) Frühdiagnose.

Die Anfangssymptome einer Meningitis tuberculosa sind gewöhnlich so geringfügig und so unauffällig, daß nicht gleich an eine ernste Erkrankung gedacht wird. Des öfteren wird ein grippaler Infekt oder sonst eine banale Erkrankung in Erwägung gezogen. Bei den äußerst uncharakterischen Anfangsbeschwerden ist es auch sehr schwer, in den meisten Fällen sogar vollkommen unmöglich, gleich zu Beginn die richtige Diagnose zu stellen. Äußert der Arzt zu früh seine Befürchtungen, die sich später vielleicht als unbegründet herausstellen, dann nimmt man es ihm übel und verschweigt er seine Befürchtungen, will er noch etwas abwarten, dann mag ihm auch daraus manche Schwierigkeit erstehen. Früher war es auch nicht so wichtig, die Diagnose gleich in den ersten Tagen der Erkrankung zu stellen, da an dem unbeeinflußbaren Verlauf der Erkrankung auch die früheste Diagnose nichts geändert hätte. Seit der Einführung der Str.-Behandlung hat sich die Situation jedoch wesentlich geändert. Ein Teil der erkrankten Kinder kann gerettet werden und deren Anzahl hängt in erster Linie von einer möglichst frühen Diagnosestellung ab. Wenn die Veränderungen im Zentralnervensystem, die durch den Tuberkelbazillus hervorgerufen werden, noch gering sind, dann ist die Rettung der befallenen Kinder weit eher möglich als in weit fortgeschrittenen Fällen, in denen schon wichtiges Gewebe zerstört wurde. Bei geringem Str.-Verbrauch sind dann auch bessere Ergebnisse möglich. Wegen der jetzt so großen Bedeutung der Frühdiagnose möchte ich auf die Anfangssymptomatologie genauer eingehen.

Zu Lehrzwecken wird der Verlauf der Erkrankung in drei Stadien eingeteilt. Dem Prodromalstadium ohne eindeutige Symptome folgt die Periode der manifesten Meningitiszeichen, an die sich ohne Behandlung rasch das Endstadium anschließt. Im Prodromalstadium ist die Diagnose äußerst schwierig, mit zunehmenden Symptomen wird sie jedoch leicht möglich.

Das erste Stadium ist durch seinen schleichenden Anfang charakterisiert, dürfte ein bis zwei Wochen, gelegentlich auch etwas länger dauern. Oft treten nur Stimmungs- und Charakterveränderungen auf, die Kinder zeigen schlechte Laune, Teilnahmslosigkeit, verlieren die Lust zu spielen, sind geistig und körperlich nicht mehr so rege wie früher, meiden den Umgang mit anderen Kindern, möchten gerne allein sein. Der Mutter fällt gewöhnlich auf, daß die Kinder in ihrer Art verändert sind, daß sie eher die Ruhe suchen und weniger gesprächig werden. In der Schule bemerken die Lehrer oft, daß die sonst guten Schüler in ihren Leistungen nachlassen und unaufmerksam werden. Diese Perioden werden öfters von Pausen unterbrochen, in denen die Kinder sich wie früher benehmen, um dann wieder in den schon beschriebenen Zustand zurückzufallen. Die Kinder sind müde und matt, zeigen Appetitlosigkeit und Gewichtsverlust, manchmal scheinen sie sehr blaß. Nachts schlafen sie oft unruhig, manchmal wieder sehr tief und sind nur schwer zu wecken. Im Schlaf tritt häufig Zähneknirschen auf. Wenn diese einzelnen Symptome gehäuft auftreten und anhalten, anstatt wieder vorüberzugehen, und wenn sie sich langsam steigern, dann wird die Diagnose der tuberkulösen Hirnhautentzündung immer wahrscheinlicher. Nur in seltenen Fällen beginnt die Erkrankung scheinbar plötzlich aus voller Gesundheit. Die vorhergehenden, warnenden Anzeichen sind dann möglicherweise nicht beachtet worden. Zu den beschriebenen Symptomen gesellen sich langsam Erbrechen und Kopfschmerzen und damit ist der Übergang zu dem zweiten Stadium erreicht. Die Übergänge zwischen den einzelnen Stadien sind gewöhnlich fließend.

In diesem zweiten Stadium werden die Anzeichen der ersten Periode immer deutlicher, die Teilnahmslosigkeit kann sich bis zur Apathie steigern, die Müdigkeit bis zur Schläfrigkeit. Die Kinder ziehen noch mehr die Ruhe einer lärmenden Umgebung vor. Sie liegen in Seitenlage, die Beine in Hüft- und Kniegelenk gebeugt, es tritt der Kahnbauch auf. Zeitweise zupfen sie an den Lippen, an der Nase, an den Ohren und am Genitale. Auch eine besondere mimische Unruhe mit Grimassieren, sowie eine allgemeine, motorische Unruhe ist oft zu beobachten. Ferner haben wir Störungen des Atemrhythmus gesehen. Während der sonst noch ruhigen Atmung treten gelegentliche besonders tiefe Atemzüge auf, vielleicht eine erste Andeutung jener Störung, die später voll ausgebildet als Cheyne-Stokessche Atmung imponiert. Alle diese eben angeführten Symptome möchten wir als eine Enthemmung subkortikaler Mechanismen auffassen. So unscheinbar diese Symptome sein mögen und so wenig exakt sie zu fassen sind, legen wir doch darauf einen großen Wert und haben sie auch für die Diagnose anderer zerebraler Erkrankungen, besonders von Enzephalitiden, als wichtig erkannt. Die Kopfschmerzen werden immer häufiger und heftiger. sie werden in die Stirngegend lokalisiert. Die Kinder schreien oft bei Tag und Nacht schmerzvoll auf. Auch das Erbrechen kann häufiger werden und zeigt keinen Zusammenhang mit der Nahrungsaufnahme. Die Patienten sind obstipiert, Stuhl kann oft erst nach Zäpfchen oder Einlauf erzielt werden. Der Puls ist langsam und manchmal auch unregelmäßig. Bei der neurologischen Untersuchung findet man eine Nackensteifigkeit, Kernig und Brudzinski sind positiv. Bei Säuglingen dient die vorgewölbte Fontanelle als wertvolles Meningitiszeichen. Die letztgenannten Symptome treten bei allen Meningitisformen auf und sind nicht typisch für die tuberkulöse Hirnhautentzündung. Alle hier beschriebenen Symptome des zweiten Stadiums nehmen im Laufe der Tage immer mehr zu und mit Auftreten von Lähmungen kommen wir zum Endstadium der Erkrankung.

Die Lähmungen des dritten Stadiums sind verschieden schwer. Einmal treten sie nur einseitig, ein anderes Mal auf beiden Seiten auf. Es sind dies Augenmuskellähmungen, die zu Strabismus und Ptose führen, ferner Fazialisparese und Lähmungen an den Extremitäten. Die Pulsverlangsamung wird zur Pulsbeschleunigung. Aus der Teilnahmslosigkeit wird Bewußtlosigkeit mit Krämpfen und Delirien. Auch Stuhl- und Harninkontinenz werden gelegentlich beobachtet. Die oft niedrigen Temperaturen steigen unregelmäßig an und eine besonders hohe Fieberzacke deutet häufig auf das Ende der Erkrankung nach insgesamt drei bis vier Wochen Dauer hin. Die Kinder, die während ihrer Krankheit die Seitenlage bei gebeugtem Hüft- und Kniegelenk bevorzugen (Jagdhundstellung), legen sich ein bis zwei Tage vor ihrem Tode mit ausgestreckten Beinen auf den Rücken. Dies war uns in der Zeit vor der Str.-Behandlung ein sicheres Zeichen für das kurz bevorstehende Ende. Dieses prognostische Zeichen hat durch die Str.-Behandlung seine Bedeutung verloren, da die Kinder mit protrahiertem, ungünstigem Krankheitsverlauf und mit Komplikationen, wie Hydrocephalus internus und Erweichungsherden im Hirn, jetzt oft monatelang in Rückenlage daliegen.

Die Dauer der einzelnen Stadien ist oft sehr verschieden. Nicht jedes Kind mit kurzer Anamnese kommt in relativ gutem Zustand zur Aufnahme. Besonders kleine Kinder haben oft schon nach kurzer Krankheitsdauer Lähmungen und Bewußtseinsstörungen. Andererseits kommen gelegentlich Kinder mit auffallend langer Vorgeschichte zur Behandlung, die noch einen recht frischen Eindruck machen.

Die Tatsache, daß Kleinkinder, besonders solche bis zu einem Jahr, schon nach einer Krankheitsdauer von wenigen Tagen in weit vorgeschrittenem Zustand zur Behandlung kommen, dürfte durch mehrere Ursachen bedingt sein. Die Anfangssymptome sind in diesem Alter sehr uncharakteristisch und treten wohl spät auf, da die intrakranielle Drucksteigerung, die die meisten Krankheitssymptome verursacht, infolge der Nachgiebigkeit der Schädelnähte erst später einsetzt als bei Patienten mit festem Hirnschädel. Ferner können die Kinder noch nicht sprechen und Angaben über ihre Beschwerden machen. In diesem Alter sind die Kinder oft auch schwerer zu untersuchen und die einzelnen uncharakteristischen Symptome manchmal nicht leicht zu deuten. Wahrscheinlich nimmt die tuberkulöse Hirnhautentzündung bei diesen Kindern auch aus altersbedingten Gründen einen besonders raschen Verlauf.

An den 50 Kindern mit Meningitis tuberculosa konnten wir eine Beobachtung bestätigen, die schon in früheren Jahren öfters gemacht wurde. Die Meningitis befällt mit Vorliebe Kinder von einem bestimmten Konstitutionstypus. Die einzelnen Zeichen sind also schon vor der Erkrankung vorhanden. Die Haut ist zart, dünn, durchscheinend und hell, die Venenzeichnung an den Schläfen, an der Stirne und am Nasenrücken tritt auffallend hervor. Die Haare sind von heller Farbe, strohähnlich, mit seidigem Glanz und eher trocken, die Wimpern lang, gebogen und häufig dunkler als die Haare. Die Augen erscheinen groß und strahlend. Die Gesichtszüge sind besonders fein, haben nicht das kindlich-schwellende und un-

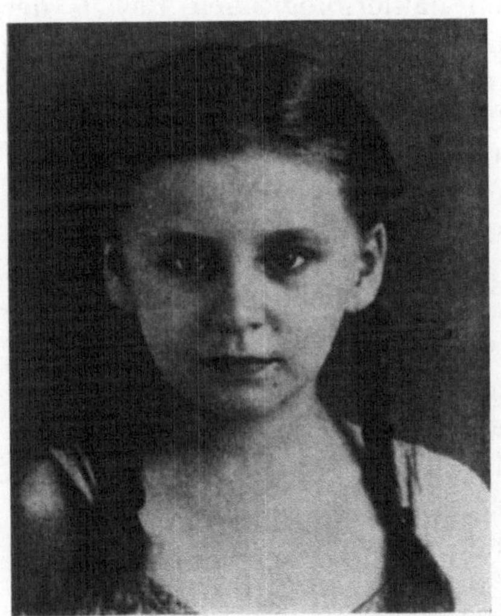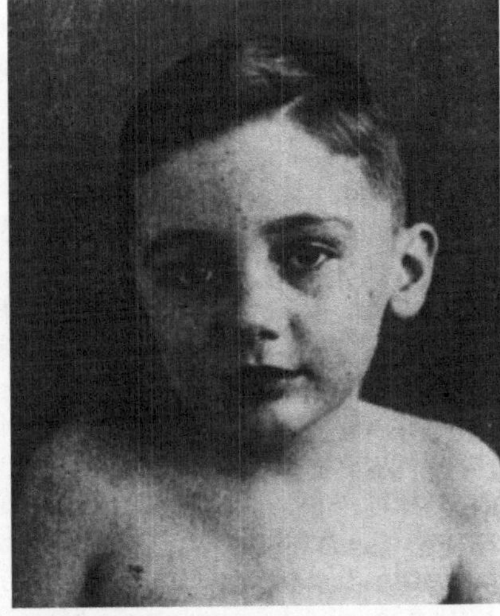

Abb. 19 und 20. Für Meningitis tuberculosa besonders anfällige Konstitutionstypen.

differenzierte, das der entsprechenden Altersstufe eigen ist, sondern sind schon sehr „geprägt" (Abb. 19 und 20). Diesem äußeren Bild

11*

entspricht auch der Intelligenz- und Charakterzustand: es handelt sich gewöhnlich um geistig sehr rege Kinder, die sehr gut lernen und einen überdurchschnittlichen Schulfortgang aufweisen. Sie sind auch seelisch besonders differenziert und weit über das Alter hinaus reif. Öfters haben uns früher die Eltern spontan gesagt, die Kinder wären zu gut für diese Welt, darum mußten sie sterben. An dieser Feststellung der Eltern war sicher etwas Wahres. Vereinzelt freilich haben wir die tuberkulöse Hirnhautentzündung auch bei Kindern von ganz anderem Typus gesehen. Es handelte sich um kräftig entwickelte Patienten, mit derbem Knochenbau, dunkler Haut- und Haarfarbe und um andere ähnliche Typen. Zwei Kinder waren debil. Vielleicht bestand gerade auch bei diesen infolge ihrer zerebralen Störung ein *locus minoris resistentiae*.

q) Tuberkelbazillennachweis.

Wenn eine typische Anamnese für Meningitis tuberculosa vorliegt und auch die klinischen Symptome eindeutig sind, dann ist für den Beginn der Str.-Behandlung der Nachweis der Tuberkelbazillen im Liquor nicht unbedingt notwendig. Es würde in solchen Fällen sogar einen schweren Fehler bedeuten, wenn man mit dem Beginn der Behandlung bis zur bakteriologischen Bestätigung der Diagnose warten würde. In der Folge ist es jedoch aus wissenschaftlichen Gründen unbedingt notwendig, den bakteriologischen Beweis der Diagnose zu erbringen, da immerhin Irrtümer und Verwechslungen mit anderen meningealen Erkrankungen denkbar wären.

Der Nachweis der Tuberkelbazillen im Liquor ist auf drei Wegen möglich. Durch direkte Färbemethode, durch Züchtung auf geeigneten Nährböden und im Tierversuch. Die beiden letzten Methoden können erst nach einigen Wochen den positiven Beweis erbringen. Ein einmaliger negativer Ausfall schließt nicht mit Sicherheit das Vorliegen einer tuberkulösen Hirnhautentzündung aus. Der Nachweis durch Färbemethoden ist wohl am raschesten möglich, ergibt jedoch nicht immer ein positives Resultat. Verbesserungen sind durch geeignete Färbemethoden *(Hallberg)* oder durch Anreicherung der Tuberkelbazillen im Liquor möglich. Auf Grund der Beobachtung, daß die Tuberkelbazillen ungefähr dasselbe spezifische Gewicht haben wie der Liquor und daher schwer abzuzentrifugieren sind, schlugen *Pasquinucci* und *Periti* (zit. nach *Cocchi*) (89) vor, den Liquor zwei- bis viermal zu verdünnen und so sein spezifisches Gewicht zu erniedrigen. Nach langem Zentrifugieren konnten sie mit dieser Methode die Tuberkelbazillen praktisch immer im Liquor nachweisen, auch wenn sie nur in geringer Menge vorhanden waren.

L. Silverstolpe (Stockholm) bestimmte das spezifische Gewicht von Tuberkelbazillen, die auf festen und flüssigen Nährböden gezüchtet worden waren. Es schwankte zwischen 1,07 und 0,79, die mittleren Werte lagen etwas unter 1,0. Die Tuberkelbazillen von festem Nährboden zeigten durchschnittlich ein höheres spezifisches Gewicht als von flüssigem Nährboden. Bei der Untersuchung über die Verteilung der Bazillen an einer Oberfläche zeigte es sich, daß nur ein kleiner Teil in der Mitte, der größere Teil an der Peripherie liegt. Je kleiner diese Oberfläche ist, desto größer ist die Ansammlung an der Peripherie.

Bei weiteren Untersuchungen ergab es sich, daß auch die Tuberkelbazillen des klinischen Materials ein niedriges spezifisches Gewicht haben können. Deshalb gab *Silverstolpe* ein Zentrifugierröhrchen an, das beiderseits eine gleich große Öffnung hat, die mit Gummistöpsel verschlossen wird. So kann beim Zentrifugieren zur gleichen Zeit die Anreicherung der leichten Tuberkelbazillen an dem einen und die der schweren und solcher, die eventuell an schweren Zellen haften, an dem andern Ende des Röhrchens erfolgen. Für die Durchführung aller weiteren Untersuchungen muß man das Material von beiden Seiten des Röhrchens nehmen, wobei ein Ende jeweils verschlossen bleibt. Den Liquor läßt man am besten beim Punktieren direkt in das Zentrifugierröhrchen laufen. Wenn zu wenig vorhanden ist, wird mit physiologischer Kochsalzlösung aufgefüllt. Mit diesen Methoden haben wir derzeit noch keine eigenen Erfahrungen.

An der Univ.-Kinderklinik wurden die Tuberkelbazillen so angereichert, daß man wartete, bis sich ein Spinnwebengerinnsel gebildet hatte. Dieses wurde dann möglichst gleichmäßig auf einem Objektträger ausgebreitet und gefärbt. Bei der Färbung nach *Ziehl-Neelsen* oder mit Nachtblau nach *Hallberg* konnten im Großteil der Fälle die Tuberkelbazillen direkt nachgewiesen werden.

Smith, Vollum und *Cairns* (28) verlangen beim direkten Nachweis der Tuberkelbazillen, daß die Befunde noch durch Kultur oder Tierversuch bestätigt werden. Sie fordern es deswegen, weil möglicherweise gelegentlich eine Verunreinigung mit saprophytischen, säurefesten Organismen vorkommen kann. Bei Vorliegen einer typischen Anamnese und des typischen Befundes einer tuberkulösen Hirnhautentzündung ist aber nicht einzusehen, warum mikroskopische Befunde von morphologisch einwandfreien Bazillen saprophytischen Erregern und nicht den Tuberkelbazillen selbst zuzuschreiben sind. Man kann in solchen Fällen natürlich durch Kultur und Tierversuch weitere Beweise suchen und in der ersten Zeit der Str.-Behandlung bei Meningitis tuberculosa ist es auch unbedingt notwendig, um jeder berechtigten Kritik standhalten zu können. Das positive Ergebnis des Tierversuches ließen wir noch durch histologische Untersuchungen von Lunge, Milz, Leber und Drüsen dieser Tiere bestätigen. Bei den drei Kindern, bei denen der direkte färberische Nachweis der Tuberkelbazillen aus dem Liquor nicht gelang, war im Frühjahr 1948 infolge Mangel an Meerschweinchen kein Tierversuch angelegt worden. Diese drei Kinder sind in der übersichtlichen Zusammenstellung besonders bezeichnet und es wird auch dargelegt, warum wir trotzdem der Meinung sind, daß es sich um eine Meningitis tuberculosa gehandelt hat.

In letzter Zeit haben *Choremis* und *Vrachnos* (131) Tuberkelbazillen im Liquor von Patienten nachgewiesen, die kaum pathologische Veränderungen der Rückenmarksflüssigkeit zeigten.

r) Pflegemaßnahmen.

Die Pflege der schwerkranken Meningitiskinder erfordert vor allem in der ersten Zeit der Behandlung und später bei den chronisch verlaufenden Fällen besondere pflegerische Maßnahmen, sehr viel Verständnis für die Situation, sowie sehr viel Sorgfalt und Liebe. Die Schwestern werden bei diesen Patienten vor ganz neue, schwierige Aufgaben gestellt. Während sie früher trotz bester pflegerischer Leistungen den Krankheitsverlauf immer nur bis zum unabwendbaren Ende verfolgen konnten, ist es ihnen jetzt möglich, durch ihre Tätigkeit und die liebevolle Fürsorge sehr viel zur günstigen Entwicklung des Krankheitsverlaufes beizutragen. Die pflegerischen Maßnahmen, die sich an der Klinik als notwendig erwiesen und bewährt haben, wurden von *Sr. Kosina* (132) beschrieben.

Die anfangs benommenen Patienten müssen häufig gereinigt und umgebettet werden, da bei dem reduzierten Allgemeinbefinden eine große Gefahr für das Auftreten eines Dekubitus besteht. Mit dem Lagewechsel muß eine sorgfältige Hautpflege mit Salicylspiritus, Massage, Talkum, eventuell auch Lebertranzinkpaste durchgeführt werden.

Die Kinder werden ziemlich flach gelagert und nach den i. l. Str.-Injektionen wird für einige Zeit das Becken oder das Fußende des Bettes leicht erhöht, um durch die Tieferlagerung des Kopfes möglicherweise eine raschere, gleichmäßigere Verteilung des Str. im Liquor zu erreichen. Da die Patienten besonders zu Beginn der Behandlung häufig erbrechen, muß auch auf eine sorgfältige Mundpflege geachtet werden.

Die Ernährung der Patienten bereitet manchmal arge Schwierigkeiten. Solange die Kinder benommen sind, können sie nicht selbst essen und auch später muß man in manchen Fällen eine länger anhaltende Appetitlosigkeit überwinden. Nur wenige Kinder haben trotz ihrer schweren Erkrankung einen wirklich guten Appetit. Auch der manchmal gehäufte Brechreiz erschwert die Ernährung sehr. Alle Nahrung soll daher sehr konzentriert und appetitanregend, jedoch nur in mäßigen Mengen angeboten werden. Das häufige Anbieten der kleinen Mahlzeiten erfordert viel Zeit und Geduld. In vereinzelten Fällen ist eine künstliche Ernährung notwendig.

Besondere Aufmerksamkeit muß auf die regelmäßige Stuhlentleerung gelegt werden, da öfters eine hartnäckige Obstipation besteht. Auch das Urinieren bereitet manche Sorge, da häufig eine Enuresis nocturna et diurna, manchmal sogar eine Inkontinenz auftritt.

Mit diesen rein pflegerischen Maßnahmen sind noch zahlreiche andere zeitraubende Arbeiten für die Schwester verbunden. Ich erwähne nur kurz die Vorbereitung und Hilfe bei den zahlreichen i. l. Punktionen und i. m. Injektionen, die Reinigung der vielen Injektions- und Punktionsnadeln (bei 20 Kindern 120 bis 150 Stück täglich), sowie der Injektionsspritzen. Auch das Zeichnen der Tabellen erfordert viel Zeit, denn neben Temperatur und Puls werden noch Appetit, eventuelles Erbrechen, Stuhl und zeitweises Bettnässen, alle Punktionen mit den genauen Liquorbefunden, wie Zellzahl, Eiweißgehalt und Bazillennachweis, ferner die Blutbefunde und die verordnete Therapie mit der genauen Angabe der i. m. und i. l. Str.-Mengen verzeichnet. So kann sich der Arzt in kürzester Zeit über alle Einzelheiten leicht orientieren.

Die genaue Beobachtung der Kinder durch die Schwester ist ebenfalls von größter Wichtigkeit. Wenn sich der Arzt nur auf die eigenen Beobachtungen während der Visite und der sonstigen Tätigkeit im Krankenzimmer beschränken müßte, würde ihm manches entgehen. Die Schwester kann bei ihrem intensiven Kontakt mit den Kindern viel sehen und hören, was in Gegenwart des Arztes entweder bewußt unterbleibt oder sich eben in seiner Abwesenheit abspielt. Alle Einzelheiten, besonders alle psychischen Veränderungen, richtig zu erfassen und in entsprechender Form zu berichten, gehört zu den wichtigen Aufgaben der Schwester. So können Änderungen im Krankheitsverlauf, sei es im günstigen oder ungünstigen Sinn, oft viel rascher erkannt und die entsprechenden Maßnahmen getroffen werden.

Wichtig ist es auch, daß die Schwester durch ihre ruhige und freundliche Art die kleinen und schwerkranken Patienten über manche schwierige Stunde hinwegbringt, daß sie ihnen immer wieder Mut und Kraft zur Ausdauer gibt, daß sie es durch kleine, unauffällige, aber um so wichtigere Bemerkungen versteht, dem kindlichen Herzen neue Hoffnung zu geben. Besonders bei den wiederholten Lumbalpunktionen ist zur Beruhigung der Patienten die richtige Mitarbeit der Schwester notwendig.

Zu den zahlreichen neuen Aufgaben und Problemen, die sich durch die Pflege dieser Kinder ergeben, kommt allerdings für die Schwester die freudige Erkenntnis, daß sie besonders bei der tuberkulösen Hirnhautentzündung erstmalig erfolgreich mitarbeiten kann.

s) *Streptomycin-Wirkung bei akuten und chronischen Tuberkuloseformen.*

Durch die bisherigen Ergebnisse ist es klar geworden, daß das Str. nicht bei allen Tuberkuloseformen gleichmäßig wirkt. Es ist vielleicht sonderbar, daß bei akuten miliaren Streuungen eher ein Erfolg zu erreichen ist, als bei chronischen, zirrhotischen und kavernösen Prozessen. Dieser Unterschied in der Wirkung läßt sich durch verschiedene bisherige Beobachtungen erklären.

Es scheint ziemlich sicher, daß das Str. auf Tuberkelbazillen mit lebhaftem Metabolismus, die sich rasch teilen und vermehren, besser wirkt, als auf ruhende Bazillen, deren Metabolismus nur gering ist.

Bei akuten Formen befinden sich die Tuberkelbazillen entweder direkt im Blut oder in den Organen an Stellen, wo das Str. in genügender Konzentration hingebracht werden kann, während die Tuberkelbazillen bei den chronischen Formen in gefäßarmen oder verkäsenden Gewebsteilen eingebettet liegen, die trotz genügender Konzentration im Blute nicht ausreichend mit Str. versorgt werden können. Auch reichliches Sputum dürfte eine hemmende Wirkung ausüben.

Auf Grund der bisherigen Untersuchungen hat sich gezeigt, daß mit zunehmender saurer Reaktion die Wirkung des Str. herabgemindert wird. Da verkäsende Massen immer eine stärkere saure Reaktion zeigen, ist es naheliegend, daß das Str. in solchem Milieu — selbst wenn es an die Tuberkelbazillen herangebracht würde — nicht voll zur Wirkung gelangen kann.

Es ist auch wahrscheinlich, daß sich die Abwehrkräfte des Organismus bei akuten Streuungen nach vorübergehender Schädigung leichter wieder erholen und ihre volle Wirksamkeit erlangen. Bei chronischen Tuberkulosen mit darniederliegenden Abwehrkräften dürfte ein Wiederansteigen dieser Abwehrvorgänge und damit eine Unterstützung der Str.-Wirkung nicht mehr so leicht möglich sein.

So weit es die Entwicklung einer Str.-Resistenz der Tuberkelbazillen betrifft, dürfte diese fast nur bei chronischen Formen vorkommen. Für die akuten miliaren Formen ist sie bisher nur in drei Fällen mit Sicherheit nachgewiesen worden (90).

Lies sind die wichtigsten Erkenntnisse, die bisher gewonnen wurden und die die unterschiedliche Wirkung des Str. bei akuten und chronischen Tuberkuloseformen erklären. Möglicherweise werden weitere Untersuchungen neue Erklärungen bringen.

3. Miliare Peritoneal-Tuberkulose.

Bei einem siebenjährigen Mädchen war die Lungenprobe im zweiten Lebensjahr positiv gewesen, eine Röntgenaufnahme zeigte damals einen Hilusdrüsenprozeß. In der Folgezeit war es immer blaß und zart, hatte jedoch keine besonderen Beschwerden. Seit Ende Mai 1948 traten Temperaturen bis 38,5° und Schmerzen in der Blinddarmgegend auf, jedoch kein Erbrechen. Am 14. Juni 1948 wurde eine Appendektomie durchgeführt, in der Bauchhöhle befand sich zirka ein Viertelliter leicht getrübte Flüssigkeit. Die Darmserosa war diffus leicht gerötet und besonders in der Appendixgegend mit zahlreichen kleinen Knötchen besetzt. Die Leber war vergrößert und zeigte an der Oberfläche zahlreiche Knötchen vom gleichen Aussehen. Bei der histologischen Untersuchung der Appendix ergab sich eine chronische Appendizitis und in der Serosa typische epitheloidzellige Tuberkel mit einzelnen Riesenzellen vom Langhansschen Typ ohne Zeichen von Verkäsung. Am 19. Juni 1948 erfolgte Klinikaufnahme zur Str.-Behandlung. Die Röntgenuntersuchung ergab einen verkalkten tuberkulösen Primärkomplex rechts, sowie Verdacht auf diskrete Streuung. Die Blutsenkungswerte waren stark erhöht, die Augenhintergrunduntersuchung o. B. Der Liquor zeigte bei mehreren Punktionen normalen Befund. Das Kind bekam durch 24 Tage 40 mg Str. pro Kilogramm Körpergewicht, dann durch zehn Tage 30 mg. Die subfebrilen Temperaturen waren nach zwei Tagen Str.-Behandlung normal und blieben es bis zur Entlassung. Die erhöhte Blutsenkung erreichte in der achten Woche des Klinikaufenthaltes normale Werte. Nach anfänglichem Gewichtsrückgang in den ersten zehn Behandlungstagen trat eine Gewichtszunahme von $2^{1}/_{2}$ kg ein. Es wurden 25 g Str. verbraucht. Die Behandlungsdauer betrug 34 Tage, Entlassung am 17. August 1948. Bei Kontrolluntersuchungen hatte Patientin keine Beschwerden, das Abdomen war ohne pathologischen Befund.

Auch ein zweites Mädchen von 14 Jahren mit schwerer Peritonitis tuberculosa hat auf die Str.-Behandlung gut angesprochen. Im September 1947 stand sie wegen eines spezifischen Infiltrates im rechten Oberlappen in klinischer Behandlung, dann wurde sie in eine Lungenheilstätte überstellt. Im Sommer 1948 trat dort bei dem

Kinde eine Peritonitis tuberculosa auf. Patientin erhielt vier Wochen Str., die Temperaturen gingen zurück, ebenso der Bauchumfang. Im Oktober 1948 war eine neuerliche Zunahme des Bauchumfanges zu verzeichnen und am 14. Oktober erfolgte die Klinikaufnahme. Die Röntgenaufnahme der Lunge ergab eine zarte Schwiele im lateralen rechten Oberfeld und eine Hilusfibrose beiderseits ohne röntgenologische Aktivitätszeichen. Die Patientin erhielt aus konstitutionsbedingten Gründen 26 Tage je 40 mg Str. pro Kilogramm Körpergewicht, dann 24 Tage 30 mg, zusammen 57 g Str. Die Temperaturen wurden nach fünf Tagen subfebril, nach weiteren vier Wochen normal. In den ersten 14 Behandlungstagen hat der Bauchumfang ohne Punktion um 8,5 cm und das Gewicht um 4 kg abgenommen. Die hohe Senkungsgeschwindigkeit ist etwas zurückgegangen. Anfangs Dezember wurde die Str.-Behandlung abgesetzt. Der Patientin geht es sehr gut, sie steht vor der Entlassung.

V. Schluß.

Wenn man die Einstellung der verschiedenen Autoren zur Frage der Str.-Behandlung bei der tuberkulösen Meningitis zusammenfassen will, sieht man auf der einen Seite deutlich Pessimismus, auf der anderen Seite freudigen Optimismus. Dazwischen liegt wohl der größte Teil der Meinungen, der in einer vorsichtigen Beurteilung der zu erzielenden Ergebnisse beruht.

Die jetzige Behandlungsart stellt mit ihren zahlreichen i. m. Injektionen und Punktionen den Patienten, den Arzt und die Schwester vor manche harte Probe. Der Weg bis zur klinischen Heilung ist lang und schwierig, erfordert viel Geduld und Ausdauer. Man wird noch viel Erfahrung sammeln und die Behandlungsmethode verbessern und vertiefen müssen. Die Erfolge aus der Literatur und die eigenen sprechen aber dafür, daß dieser Weg, der erstmalig in der Behandlung dieser Erkrankung in einem Teil der Fälle zur klinischen Heilung geführt hat, weiter genau untersucht und die Behandlungsmethode ausgebaut werden muß.

Durch das Str. können wir vielfach die akute hämatogene Streuung bei der Meningitis tuberculosa beherrschen. Leider setzen in einigen Fällen während der Behandlung und nach scheinbarer klinischer Heilung Rezidive und Komplikationen ein, wie der akute Hydrocephalus internus, Malazien u. a. Abgesehen von den diagnostischen Schwierigkeiten, sind wir dann nicht immer in der Lage, eine gegebene Situation zu meistern.

Die Umstände, die sich bei jedem Patienten während der Behandlung dauernd ändern, erfordern von dem behandelnden Arzt ein besonderes Einfühlungsvermögen. Er muß vorläufig mit großem Fingerspitzengefühl die ersten Anzeichen neuer Situationen und Komplikationen erkennen, auch wenn sie anfangs schwer faßbar sind. Er muß ihre weitere Entwicklung vorausahnen, ohne daß sichere Anhaltspunkte für diesen weitern Verlauf gegeben wären und ohne daß man auf Analogiefälle zurückblicken könnte. Unter diesen schwierigen Bedingungen in einer möglichst großen Anzahl von Fällen, bei zunächst unklarer Situation, die richtige Entscheidung zu treffen, das Str. zeitlich und mengenmäßig richtig zu dosieren, ist zunächst eine große Kunst und wird es wohl solange bleiben, bis unsere Erfahrungen wesentlich größer geworden sind und sich daraus bestimmtere Regeln ableiten lassen. Von der Summe

der kleinen und großen Fehler, die in ungeklärter Situation gemacht
werden und von der Summe der richtigen Entscheidungen, die
unter den gleichen Umständen getroffen werden, hängt vielfach
das Endergebnis ab. Bedenken wir doch, daß das Str. dem zentralen Nervensystem gegenüber ein nicht indifferentes Mittel darstellt
und daß es leicht zu Schäden infolge Überdosierung kommen kann.
Andererseits kann es immer wieder zu einer neuen Streuung kommen, so daß die Gefahr einer zu kurzen Behandlung und einer
Unterdosierung des Str. ebenfalls groß ist. Die wirksamste und am
wenigsten toxische Str.-Dosierung ist noch nicht bekannt. Die Bazillen sollen mit Erfolg bekämpft werden, der Organismus selbst
soll dabei nicht geschädigt werden. Die Gefahr, daß bei zu langer
Str.-Behandlung die Tuberkelbazillen Str.-resistent werden, scheint
nach den bisherigen Erfahrungen bei reinen miliaren Tuberkuloseformen nur gering zu sein.

Obwohl in den einzelnen Fällen ganz gleichmäßig behandelt
wurde, nahmen diese doch oft einen ganz verschiedenen Verlauf,
selbst wenn die Patienten zu Beginn der Behandlung in annähernd
gleichem Allgemeinzustand waren. Das Alter und eine Reihe be-
kannter, sowie unbekannter Faktoren, spielen dabei eine große
Rolle. Wenn Schäden von Seiten des zentralen Nervensystems auftreten, ist durchaus noch nicht geklärt, was durch das Str. und
was durch die Grundkrankheit bedingt ist. Die pathologisch-anatomischen Befunde sprechen aber dafür, daß der größte Teil der Veränderungen und der dadurch verursachten Symptome auf die
Grundkrankheit zurückzuführen ist. Die pathologisch-anatomischen Befunde haben uns auch bewiesen, daß eine Heilung der
miliaren Veränderungen möglich ist.

Auf die Wichtigkeit der Frühdiagnose und des frühen Behand-
lungsbeginnes kann nicht oft und nicht nachdrücklich genug hingewiesen werden.

Die Prognose der miliaren Lungentuberkulose ist wesentlich
günstiger als die der tuberkulösen Hirnhautentzündung.

Das Str. kann im Körper des Menschen nicht alle Tuberkelbazillen vernichten, es läßt ihm aber Zeit, seine Abwehrkräfte zu mobili-
sieren und einzusetzen. So können wir vorläufig noch nicht von
einem idealen Mittel sprechen. Es ist aber derzeit das beste, das wir
besitzen und da es das erste wirksame Mittel dieser Reihe ist, besteht
die Hoffnung, daß bald bessere folgen werden.

Trotz aller Schwierigkeiten und trotz aller Unklarheiten wissen
wir aber eines: wir stehen an einem Wendepunkt in der Behandlung der akuten hämatogenen Tuberkulose. Sie ist in vielen Fällen
heilbar geworden. Möge sich die Behandlungsweise recht bald ver-

bessern und vereinfachen, mögen die Erfolge besonders durch Fortschritte in der Frühdiagnose günstiger werden. Hoffen wir, daß sich unsere jetzigen kurzfristigen Ergebnisse im Laufe der Jahre zu Dauererfolgen entwickeln.

An den Ergebnissen, über die berichtet wurde, hängt ein ungeheures Maß von Arbeit. Diese Arbeit konnte nur durch beste Zusammenarbeit aller Beteiligten geleistet werden. Die Voraussetzungen hiefür waren an der Klinik in idealer Weise gegeben.

VI. Literaturverzeichnis.

1. *Schatz, A., E. Bugie* und *S. A. Waksman,* Proc. Soc. Exper. Biol. & Med., 1944, 55, 66.
2. *Heilman, F. R.,* Proc. Staff Meet., Mayo Clin., 1944, 19, 553.
3. *Heilman, F. R.,* Proc. Staff Meet., Mayo Clin., 1945, 20, 33.
4. *Heilman, F. R.,* Proc. Staff Meet., Mayo Clin., 1945, 20, 169.
5. *Reimann, H. A, W. F. Elias* and *A. H. Price,* J. A. M. A., 1945, 128, 175.
6. *Herrell, W. E.* und *D. R. Nichols,* Proc. Staff Meet., Mayo Clin., 1945, 20, 449.
7. *Schatz, A.* und *S. A. Waksman,* Proc. Soc. Exper. Biol. & Med., 1944, 57, 244.
8. *Feldman, W. H.* und *H. C. Hinshaw,* Proc. Staff Meet., Mayo Clin., 1944, 19, 593.
9. *Hinshaw, H. C.* und *W. H. Feldman,* Proc. Staff Meet., Mayo Clin., 1945, 20, 313.
10. *Keefer, C. S.,* J. A. M. A., 1946, 132, 70.
11. *Hinshaw, H. C., W. H. Feldman* und *K. H. Pfuetze,* J. A. M. A., 1946, 132, 778.
12. Antibiotics from Streptomyces. Brit. med. J., 1948, 2, 1112.
13. Chloromycetin, Lancet 1947, 2, 952.
14. Chloromycetin, Brit. med. J. 1948, 2, 428.
15. *Bryer, M. S., E. B. Schoenbach, C. A. Chandler, E. A. Bliss* und *P. H. Long,* J. A. M. A. 1948, 138, 117.
16. *Cooke, C.,* J. A. M. A. 1948, 138, 885.
17. *Finland, M., H. S. Collins* und *T. F. Paine,* J. A. M. A. 1948, 138, 946.
18. *Ross, S., E. B. Schoenbach, F. G. Burke, M. S. Bryer, E. C. Rice* und *J. A. Washington,* J. A. M. A. 1948, 138, 1213.
19. Aureomycin, Lancet 1948, 2, 618.
20. *Fischer, H.* aus Streptomycin und Tuberkulose von *Fanconi, G.* und *W. Löffler,* Benno Schwabe-Verlag, Basel, 1948.
21. *Kolmer, J. A.,* Penicillin Therapy including Streptomycin, Tyrothricin and other Antibiotic Therapy, New York und London.
22. *Ainsworth, G. C., A. M. Brown, P. S. S. F. Marsden, P. A. Smith* und *J. F. Spilsbury,* J. Gen. Microbiol. 1947, 1, 335.
23. *Woodthorpe, T. J.* und *D. M. Ireland,* J. Gen. Microbiol. 1947, 1, 344.
24. *Miller, J.* und *D. Rowley,* Lancet 1948, 1, 404.
25. Streptomycin Supplies in the USA., Lancet 1948, 1, 270.
26. Spurious Streptomycin, Lancet 1948, 2, 315.
27. *Martin, R., B. Sureau* und *Y. Chabbert,* Presse méd. 1948, 11, 122.
28. *Smith, H. V., R. L. Vollum* und *Sir H. Cairns,* Lancet 1948, 1, 627.
29. *Watson, E.* und *R. Stow,* J. A. M. A. 1948, 137, 1599.
30. *Oakley, W. G.,* Brit. med. J. 1948, 2, 832.
31. *Wood, E. A.,* Brit. med. J. 1948, 2, 572.
32. *Keefer, C. S.,* J. A. M. A. 1946, 132, 4.

33. *Nichols, D. R.* und *W. E. Herrell,* J. A. M. A. 1946, 132, 200.

34. Council on Pharmacy and Chemistry, J. A. M. A. 1947, 135, 839.

35. Council on Pharmacy and Chemistry, J. A. M. A. 1948, 138, 584.

36. Council on Pharmacy and Chemistry, J. A. M. A. 1947, 135, 634.

37. *Brownlee, K. A., C. S. Delves, M. Dorman, C. A. Green, E. Grenfell, J. D. A. Johnson* und *N. Smith,* J. Gen. Microbiol. 1948, 2, 40.

38. *May, J. R., A. E. Voureka* und *A. Fleming,* Brit. med. J. 1947, 1, 627.

39. Specific Laboratory Tests in Streptomycin Therapy of Tuberculosis, Lancet 1948, 2, 862.

40. *Brown, A. M.* und *P. A. Young,* J. Gen. Microbiol. 1947, 1, 353.

41. *Sykes, G.* und *M. Lumb,* Nature 1946, 158, 271.

42. *Feldman, W. H.* und *H. C. Hinshaw,* Brit. med. J. 1948, 1, 87.

43. *Feldman, W. H., H. C. Hinshaw* und *F. C. Mann,* Amer. Rev. Tbc. 1945, 52, 269.

44. *Feldman, W. H., A. G. Karlson* und *H. C. Hinshaw,* Amer. Rev. Tbc. 1947, 56, 346.

45. *Garrod, L. P.,* Brit. med. J. 1948, 1, 382.

46. *Madigan, D. G., P. N. Swift, G. Brownlee* und *G. P. Wright,* Lancet 1947, 2, 897.

47. *Waksman, S. A., E. Bugie* und *A. Schatz,* Proc. Staff Meet., Mayo Clin. 1944, 19, 537.

48. *Abraham, E. P.* und *E. S. Duthie,* Lancet 1946, 1, 455.

49. *Martischnig, E.* und *O. Ruziczka,* im Druck.

50. *Frühbrodt, E.* und *H. Ruska,* Arch. Mikrobiol. 1940, 11, 137.

51. *Madigan, D. G., P. N. Swift* und *G. Brownlee,* Lancet 1947, 1, 9.

52. *Cocchi, C.* und *G. Pasquinucci,* Riv. Clin. pediatr. 1947, 4, 193.

53. *Modasini, E.,* Schweiz. med. Wschr. 1948, 25, 605.

54. *Cairns, H., E. S. Duthie* und *H. V. Smith,* Lancet 1946, 2, 153.

55. *Rauchwerger, S. M., F. A. Erskine* und *W. L. Nalls,* J. A. M. A. 1948, 136, 614.

56. *Peck, S. M., S. Siegal* und *R. Bergamini,* J. A. M. A. 1947, 134, 1546.

57. *Crofton, J.* und *H. M. Foreman,* Brit. med. J. 1948, 2, 71.

58. *Stringfellow, C.,* Brit. med. J. 1948, 2, 387.

59. *Strauss, M. J.* und *F. C. Warring,* J. Invest. Dermat. 1947, 9, 3.

60. *Cathala, J.* und *R. Bastin,* Presse méd. 1948, 11, 118.

61. *Decourt, J.,* Presse méd. 1948, 11, 128.

62. *Verrey, F.,* aus Streptomycin und Tuberkulose von *Fanconi, G.* und *W. Löffler,* Benno Schwabe-Verlag, Basel, 1948.

63. *Goldman, L.* und *M. Feldman,* J. A. M. A. 1948, 138, 640.

64. *Feldman, W. H., H. C. Hinshaw* und *H. E. Moses,* Proc. Staff Meet., Mayo Clin. 1940, 15, 695.

65. *Feldman, W. H., H. C. Hinshaw* und *H. E. Moses,* Amer. Rev. Tbc. 1942, 45, 303.

66. *Feldman, W. H.* und *H. C. Hinshaw,* Proc. Staff Meet., Mayo Clin., 1944, 19, 593.

67. *Youmans, G. P.* und *J. C. McCarter,* Amer. Rev. Tbc. 1945, 52, 432.

68. *Dickinson, L.,* Brit. J. Pharmacol. 1947, 2, 23.

69. *Smith, M. I.* und *W. T. McClosky,* Public. Health Rep. Wash. 1945, 60, 1129.

70. *Callomon, F. T., J. A. Kolmer, A. M. Rule* und *A. J. Paul,* Proc. Soc. exp. Biol., N. Y., 1946, 63, 237.

71. *Brownlee, G.* und *C. R. Kennedy,* Brit. J. Pharmacol. 1948, 3, 37.

72. *Moeschlin, S., G. Jaccard* und *M. Bosshard,* Experientia 1948, 4, 158.
73. *Klein, M.* und *L. J. Kimmelman,* zit. nach *Paine, T. F., R. Murray, A. O. Seeler* und *M. Finland,* Ann. Int. Med. 1947, 4, 494.
74. *Alexander, H. E.* und *G. Leidy,* Am. Jr. Med. 1947, 2, 457.
75. *Miller, C. Ph.* und *M. Bohnhoff,* J. A. M. A. 1946, 130, 485.
76. *Buggs, C. W., B. Bronstein, J. W. Hirshfeld* und *M. A. Pilling,* J. A. M. A. 1946, 130, 64.
77. *Finland, M., R. Murray, W. Harris, L. Kilham* und *M. Meads,* J. A. M. A. 1946, 132, 16.
78. *Miller, C. Ph.* und *M. Bohnhoff,* Science 1947, 105, 620.
79. *Miller, C. Ph.,* J. A. M. A. 1947, 135, 749.
80. *Hall, W. H.* und *W. W. Spink,* Proc. Soc. Exper. Biol. & Med. 1947, 64, 403.
81. *Paine, T. F.* und *M. Finland,* Science 1948, 107, 143.
82. *Youmans, G. P., E. Williston, W. H. Feldman* und *H. C. Hinshaw,* Proc. Staff Meet., Mayo Clin., 1946, 21, 126.
83. Surface-active Compounds in the Chemotherapy of Tuberculosis, Lancet 1948, 2, 1019.
84. *Pyle, M. M.,* Proc. Staff Meet., Mayo Clin., 1947, 22, 465.
85. *Youmans, G. P.* und *E. Williston,* Proc. Soc. Exper. Biol. & Med. 1946, 63, 131.
86. *Feldman, W. H., A. G. Karlson* und *H. C. Hinshaw,* Amer. Rev. Tbc. 1948, 57, 162.
87. Medical Research Council Investigation, Brit. Med. J. 1948, 2, 769.
88. *Crofton, J.* und *D. A. Mitchison,* Brit. med. J. 1948, 2, 1009.
89. *Cocchi, C.,* Riv. Clin. pediatr. 1948, 4, 1.
90. Medical Research Council, Lancet 1948, 1, 582.
91. *Spendlove, G. A., M. M. Cummings, W. B. Fackler* jun. und *M. Michael* jun., Publ. Hlth. Rep., Wash., 1948, 63, 1177.
92. *Bernard, E., B. Kreis* und *A. Lotte,* Presse méd. 1948, 11, 117.
93. *Debré, R., S. Thieffry* und *H. E. Brissaud,* Presse méd. 1948, 11, 121.
94. *Damade, R.,* Presse méd. 1948, 11, 127.
95. *Fouquet, J.,* Presse méd. 1948, 11, 131.
96. *Lavergne de, V.,* Presse méd. 1948, 11, 132.
97. *Mattei, Ch.,* Presse méd. 1948, 11, 134.
98. *Mouriquand, G.,* Presse méd. 1948, 11, 135.
99. *Sédallian, P., M. Vialtel, J. Moinecourt, R. Maral* und *J. de L'Hermuzière,* Presse méd. 1948, 11, 137.
100. *Marshall, G.,* Brit. med. J. 1948, 1, 802.
101. *Cooke, R. E., D. L. Dunphy* und *F. G. Blake,* Yale, J. Biol. & Med. 1946, 18, 221.
102. *Krafchik, L. L.,* J. A. M. A. 1946, 132, 375.
103. *Glanzmann, E.,* Ärztl. Monatshefte 1947, 8, 877.
104. *Debré, R., S. Thieffry, E. Brissaud* und *H. Noufflard,* Brit. med. J. 1947 2, 897.
105. *Mollaret, P.,* Presse méd. 1948, 11, 124.
106. *Dubois, R., R. Linz, H. Leschanowski, R. Schlesser* und *R. Wattiez,* Acta Paed. Belg. 1947, 1, 193.
107. *Fanconi, G.,* Schweiz. med. Wschr. 1948, 6, 121.
108. *Feld, M.,* Bull. méd. 1948, 3, zit. nach Wien. med. Wschr. 1948, 27/28, 303.

109. *Löffler, W.* und *A. Piotti,* aus Streptomycin und Tuberkulose von *Fanconi,* G. und *W. Löffler,* Benno Schwabe-Verlag, Basel, 1948.
110. *Choremis, K., N. Zervos, V. Constantinides* und *S. Pantazis,* Lancet 1948, 2, 595.
111. *Mordasini, E.,* Tubercle 1948, 29, 49.
112. *Lincoln, E. M., T. W. Kirmse* und *E. De Vito,* J. A. M. A. 1948, 136, 593.
113. *Hill, Ch. A. St., C. Riley* und *J. H. Gifford,* J. Clin. Pathology 1948, 3, 157.
114. *Debré, R., A. Monbrun, S. Thieffry, H. E. Brissaud* und *J. Lavat,* Arch. d'ophtalm. 1948, 2, 129.
115. *Illingworth, R. S.* und *T. Wright,* Brit. med. J. 1948, 2, 365.
116. *Crawford, R. A. D.,* Brit. med. J. 1948, 2, 497.
117. *Verrey, F.* und *J. Barth,* aus Streptomycin und Tuberkulose von *Fanconi,* G. und *W. Löffler,* Benno Schwabe-Verlag, Basel, 1948.
118. *Baggenstoss, A. H., W. H. Feldman* und *H. C. Hinshaw,* Proc. Staff Meet., Mayo Clin. 1947, 22, 265.
119. *Bulgarelli, R.* und *A. Giampalmo,* Policlin. infant. 1948, 2, 49.
120. *Zollinger, H. U., aus* Streptomycin und Tuberkulose von *Fanconi,* G. und *W. Löffler,* Benno Schwabe-Verlag, Basel, 1948.
121. *Lüthy, F.* und *H. U. Zollinger, aus* Streptomycin und Tuberkulose von *Fanconi,* G. und *W. Löffler,* Benno Schwabe-Verlag, Basel, 1948.
122. *Chiari, H.,* Wien. klin. Wschr. 1948, 52, 837.
123. *Mehas, C. P.* und *W. E. Truax,* J. A. M. A. 1947, 135, 155.
124. *Stracker, O. A.,* Klin. Medizin 1946, 7, 348.
125. *Asperger, H.,* Wien. med. Wschr. 1948, 45/46, 501.
126. *Asperger, H.,* Wien. klin. Wschr. 1948, 52, 845.
127. *Mejer, F.,* Wien. klin. Wschr. 1948, 52, 842.
128. *Majer, E. H.,* Wien. klin. Wschr. 1948, 52, 844.
129. *Dolivo, G.* und *E. Rossi,* aus Streptomycin und Tuberkulose von *Fanconi,* G. und *W. Löffler,* Benno Schwabe-Verlag, Basel, 1948.
130. *Hughes, R.,* Brit. med. J. 1948, 1, 747.
131. *Choremis, K.* und *G. Vrachnos,* Lancet 1948, 2, 408 und 513.
132. *Kosina, H.,* Krankenschwester 1948, 2, 23.

Eingesehen und berücksichtigt wurden:

133. A New Source of Streptomycin, Lancet 1948, 1, 414.
134. Acquired Resistance to Antibiotics, Lancet 1948, 1, 219.
135. *Alperin, L.* und *J. Toomey,* J. Pediatrics 1948, 33, 74.
136. *Anderson, T.* und *S. J. Strachan,* Lancet 1948, 2, 135.
137. *Appelbaum, E.* und *C. Halkin,* J. A. M. A. 1946, 135, 153.
138. *Benhamou, E., F. Destaing* und *A. Cholal,* Presse méd. 1948, 43, 517.
139. *Bickel, W., H. Young, K. Pfuetze* und *T. Norley,* J. A. M. A 1948, 137, 682.
140. *Brownlee, G.,* Lancet 1948, 2, 131.
141. *Brock, B. L.,* J. A. M. A. 1947, 135, 147.
142. *Scowen, E. F.* und *L. P. Garrod,* Brit. med. J. 1948, 2, 1099.
143. *Chauvet, M., Y. Gobat* und *H. Sulzer,* Schweiz. med. Wschr. 1947, 37/38, 989.
144. *Clay, M. G.* und *A. C. Clay,* Lancet 1948, 2, 180.
145. Conference on Streptomycin, Brit. med. J. 1948, 2, 756.
146. *Corper, H. J.* und *M. L. Cohn,* J. A. M. A. 1948, 137, 357.
147. *Craig, W. S.,* Brit. med. J. 1948, 2, 374.
148. *Edlinger, E.,* Wien. klin. Wschr. 1948, 6, 91.

149. *Erdei, A.* und *W. E. Snell,* Lancet 1948, 1, 791.

150. *Erdei, A.,* Lancet 1948, 2, 118.

151. *Farrington, R. F., H. Hull-Smith, P. A. Bunn* und *W. McDermott,* J. A. M. A. 1947, 134, 679.

152. *Figi, F. A., H. C. Hinshaw* und *W. H. Feldman,* Proc. Staff Meet., Mayo Clin. 1946, 21, 127.

153. *Fisher, O. D.* und *E. A. Malkin,* Lancet 1948, 2, 689.

154. *Fleming, A.,* Brit. med. J. 1948, 2, 831.

155. *Fleming, G. B.,* Lancet 1948, 1, 347.

156. *Fowler, E. P.* und *E. Seligman,* J. A. M. A. 1947, 133, 87.

157. *Gabler, E.,* Wien. med. Wschr. 1948, 47/48, 528.

158. *Giles, C.,* Lancet 1948, 2, 706.

159. Habituation to Streptomycin, Brit. med. J. 1948, 1, 20.

160. *Hesse, E.,* Med. Klin. 1948, 1/2, 7.

161. *James, U., I. R. H. Kramer* und *P. Armitage,* Lancet 1948, 2, 555.

162. *Keers, R. Y.,* Lancet 1948, 2, 449.

163. *Leitner, St. J.,* Therap. Umschau 1947, 2, 17.

164. *Madigan, D. G.,* Lancet 1948, 2, 174.

165. *Markoff, N.,* Schweiz. med. Wschr. 1948, 14, 329.

166. *Marshall, G.,* Brit. med. J. 1948, 2, 831.

167. *McDougall, J. B.,* Brit. med. J. 1948, 1, 74.

168. *Nesbit, R. M.* und *A. W. Bohne,* J. A. M. A. 1948, 138, 937.

169. *Paine, T. F., R. Murray, A. O. Seeler* und *M. Finland,* Ann. Int. Med. 1947, 4, 494.

170. Penicillin and Streptomycin, Lancet 1947, 2, 397.

171. Production of Streptomycin, Brit. med. J. 1947, 2, 918.

172. *Puntigam, F.,* Wien. klin. Wschr. 1948, 23 und 27, 440.

173. *Riches, E. W.,* Brit. med. J. 1948, 2, 831.

174. *Rubie, J.,* Brit. med. J. 1948, 2, 831.

175. *Ruziczka, O.,* Wien. med. Wschr. 1948, 27/28, 294.

176. *Ruziczka, O.,* Wien. klin. Wschr. 1948, 52, 840.

177. *Sanford, H. N.* und *D. E. O'Brien,* J. A. M. A. 1947, 133, 691.

178. Streptomycin, J. A. M. A. 1946, 130, 939.

179. Streptomycin, Lancet 1946, 2, 99.

180. Streptomycin, Lancet 1947, 2, 93.

181. Streptomycin and T. B. Meningitis, Brit. med. J. 1947, 1, 814.

182. Streptomycin Bactericidal, Brit. med. J. 1948, 1, 399.

183. Streptomycin in Pulmonary Tuberculosis, Brit. med. J. 1948, 2, 790.

184. Streptomycin in Pulmonary Tuberculosis, Lancet 1948, 2, 733.

185. Streptomycin in Tuberculosis, Lancet 1947, 1, 144.

186. Streptomycin in Tuberculosis, Brit. med. J. 1947, 2, 136.

187. Streptomycin in Tuberculosis, Brit. med. J. 1948, 1, 105.

188. Streptomycin in Tuberculous Meningitis, Brit. med. J. 1947, 2, 913.

189. Streptomycin in Use, Brit. med. J. 1948, 2, 391.

190. Streptomycin Needs, Lancet 1948, 1, 291.

191. Streptomycin on Trial, Lancet 1948, 1, 642.

192. Streptomycin Resistance and Dependence, Lancet 1948, 2, 697.

193. Streptomycin Sensitisation in Nurses, Lancet 1948, 1, 526.

194. Streptomycin Supplies to Hospitals, Lancet 1948, 2, 200.

195. Streptomycin Treatment of Tuberculosis, Brit. med. J. 1948, 2, 527.

196. Streptomycin Trials, Lancet 1948, 1, 378.

197. *Suter, E.,* Schweiz. med. Wschr. 1948, 14, 324.

198. *Tanner, E., E. Balsiger, P. Ochsner* und *O. Stamm,* Schweiz. med. Wschr. 1948, 10, 220.
199. *Thomson, W. A. R.,* Practitioner 1947, 158, 139.
200. Three Drugs against Tuberculosis, Lancet 1947, 2, 950.
201. *Waksman, S. A.,* J. A. M. A. 1947, 135, 478.
202. *Wagner, W. H.,* Med. Klin. 1948, 11/12.
203. *Wilson, C.,* Brit. med. J. 1948, 2, 552.
204. *Wissler, H.* und *M. Streit,* Praxis 1947, 25, 445.